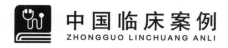

中国临床案例
ZHONGGUO LINCHUANG ANLI

临床实践与教学丛书

消化系统疑难病例
——非肝硬化门静脉高压整合诊治集

主　编　汤善宏　吴　浩　吴　东

上海科学技术文献出版社
Shanghai Scientific and Technological Literature Press

图书在版编目（CIP）数据

消化系统疑难病例：非肝硬化门静脉高压整合诊治
集 / 汤善宏，吴浩，吴东主编 . -- 上海：上海科学技
术文献出版社，2024. --（中国临床案例）. -- ISBN
978-7-5439-9103-3

Ⅰ. R657.3

中国国家版本馆 CIP 数据核字第 2024UJ9884 号

策划编辑：张　树
责任编辑：应丽春
封面设计：李　楠

消化系统疑难病例：非肝硬化门静脉高压整合诊治集
XIAOHUA XITONG YINAN BINGLI: FEI GANYINGHUA MENJINGMAI
GAOYA ZHENGHE ZHENZHIJI
主　　编：汤善宏　吴　浩　吴　东
出版发行：上海科学技术文献出版社
地　　址：上海市淮海中路 1329 号 4 楼
邮政编码：200031
经　　销：全国新华书店
印　　刷：河北朗祥印刷有限公司
开　　本：787mm×1092mm　1/16
印　　张：14.25
版　　次：2024 年 7 月第 1 版　2024 年 7 月第 1 次印刷
书　　号：ISBN 978-7-5439-9103-3
定　　价：198.00 元
http : //www. sstlp. com

《消化系统疑难病例
——非肝硬化门静脉高压整合诊治集》

编委会

主　编

汤善宏　中国人民解放军西部战区总医院

吴　浩　四川大学华西医院

吴　东　中国医学科学院北京协和医院

副主编

（按姓氏拼音排序）

杜　超　中国人民解放军西部战区总医院

付祥胜　成都医学院第一附属医院

吉　清　陆军军医大学第一附属医院

靳海峰　联勤保障部队第九八〇医院

李　东　中国人民解放军西部战区总医院

向军英　成都大学附属医院

徐征国　陆军军医大学第二附属医院

杨国栋　川北医学院附属医院

编　委

刘小燕　中国人民解放军西部战区总医院

龙　军　中国人民解放军西部战区总医院

罗薛峰　四川大学华西医院

吕一品　中国人民解放军西部战区总医院

蒲　柯　川北医学院附属医院

任　静　中国人民解放军西部战区总医院

任　娟　中国人民解放军西部战区总医院

宋　锴　中国医学科学院北京协和医院

宋金儒　绵阳市第三人民医院

孙颖昊　中国医学科学院北京协和医院

汤　宇　成都大学附属医院

童　欢　四川大学华西医院

涂　颖　成都市龙泉驿区第一人民医院

汪　洋　温江区人民医院

王海琼　中国人民解放军西部战区总医院

王澜静　中国人民解放军西部战区总医院

王群茹　中国人民解放军西部战区总医院

王显红　中国人民解放军西部战区总医院

翁　敏　中国人民解放军西部战区总医院

鲜美玲　中国人民解放军西部战区总医院

谢　丽　成都市龙泉驿区第一人民医院

徐华谦　中国人民解放军西部战区总医院

杨　明　中国人民解放军西部战区总医院

杨　苏　中国人民解放军西部战区总医院

杨　晓　成都市龙泉驿区第一人民医院

杨德会　中国人民解放军西部战区总医院

姚　欣　中国人民解放军西部战区总医院

易　波　中国人民解放军西部战区总医院

俞慧宏　重庆医科大学附属第二医院

张　丹　联勤保障部队第九四〇医院

张　亮　中国人民解放军西部战区总医院

张林昊　四川大学华西医院

周　慧　南京市第二人民医院

周晓蕾　中国人民解放军西部战区总医院

卓　越　中国人民解放军西部战区总医院

秘　书

陈洪超　中国人民解放军西部战区总医院

李春燕　中国人民解放军西部战区总医院

柏承志　中国人民解放军西部战区总医院

张　雪　中国人民解放军西部战区总医院

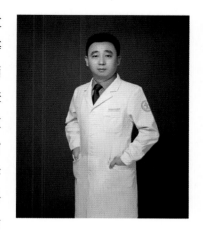

汤善宏，男，1982 年生，中共党员，医学博士，教授，西南医科大学、西南交通大学、成都中医药大学等五所高校硕士生导师，中国人民解放军西部战区总医院消化内科主任、党支部书记、全军肝病诊治中心主任。兼任西部战区总医院内科基地主任，首批联勤保障部队重点学科带头人，四川省学术技术带头人后备人选，四川省医学会消化病学专业委员会候任主任委员，四川省医学会肝病专业委员会副主任委员，四川省卫健委消化内科质控中心业务副主任，四川省医创会消化与消化内镜分会副会长，中华医学会消化分会青年委员，中国医师协会整合医学分会整合消化分会委员，中华医学会肝病学分会肝病相关消化系疾病协作组委员。历任：四川省医学会消化专业委员会第一届青年委员会副主任委员，海峡两岸医药协会消化分会青年委员，*Heliyon*、*BMC Gastroenterology*、*Bio Research Inter*、*AMJ*、《中华肝脏病杂志》《临床肝胆病杂志》《实用肝脏病杂志》《世界华人消化杂志》《四川医学杂志》等杂志审稿专家及编委。

负责国家自然科学基金、国家博士后基金等项目多项，四川省医学会科技进步二等奖、四川省科技进步三等奖、军队科技进步和医疗成果三等奖各 1 项；在 *Hepatology*、*Gastrointest Endosc*、*J Adv Res*、*J Clin Med*、*Front Med*（*Lausanne*）、《中华消化杂志》《中华肝病杂志》《解放军医学杂志》《临床肝胆病杂志》等国内外期刊发表学术论文 150 余篇；主编专著 2 部，参编专著 7 部。长期从事消化内科与消化内镜临床、教学及科研工作，擅长消化系统疑难重症尤其是肝病的诊治，对门脉高压病因学评估、个体化诊治有独到见解，建立包括肝再生在内多维度肝功能评估模型在肝衰竭中应用；在国内外期刊杂志报道疑难病例 30 余例，国内多个知名微信公众号开设科普文章及疑难病例专栏。获得 2017 年"西南临床思维训练营"比赛冠军，2018 年全国青年肝病知识竞赛西部冠军、全国亚军，获得包括 2023 年全国疑难危重症肝病大会、2019 年四川省医学会消化病年会论文评比一等奖等多项荣誉。2023 年入选四川省医学会肝病学发展有突出贡献专家库。

第二主编简介

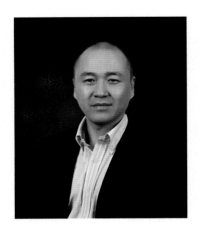

吴浩，男，1971年生，中共党员，医学博士，主任医师，教授，硕士研究生导师，四川大学华西医院消化内科副主任，四川省学术技术带头人。兼任中华医学会消化病学分会委员，四川省消化病学会主任委员，中国研究型医院学会肝病专业委员会常务委员、门静脉高压学组副组长，中华医学会消化病分会肝胆疾病学组委员，中华医学会消化内镜学会小肠学组委员，中华医学会疑难危重病协作组委员，四川省消化内科质量控制中心专家，成都市医学会消化分会副主任委员。

在华西医院消化内科长期从事临床工作，擅长消化系统疑难重症的诊治，特别对肝、胆、胰疾病诊治有丰富临床经验，肝硬化门脉高压及并发症诊治处于国内领先水平，发展并创新门脉高压的微创治疗手术，提高了TIPS手术疗效，降低了TIPS术后并发症的发生，在治疗复杂的肝脏血管性疾病如区域性门脉高压、门静脉海绵样变、门体分流性肝性脑病等方面进行了开拓性工作，引领开展了多项高难度的微创手术，取得良好疗效，带领消化介入团队完成了全球最小年龄门静脉海绵样变患者TIPS手术，研究成果获得云南省科技进步及及四川省科技进步一等奖，作为执笔者及主要专家组成员参与了《经颈静脉肝内门体静脉分流术治疗肝硬化门静脉高压共识意见》《肝硬化门静脉高压食管胃静脉曲张出血的防治指南》等15部国内高水平指南的制定。参编《内科学》《临床医学系统整合课程》等多部高校教材及专著，在 *Gastroentology*、*AJR*、*J Pediatr*、*Pancreas*、*Peptide*、*J Gastrointestinal Surg*、*JDD* 等国际高水平杂志及国内核心期刊发表论文90余篇，其中SCI论文40多篇，作为课题负责及主研承担国家及省部级重点课题10项，作为研究生导师培养了10多名研究生及多名专科住院医师，为地方医院培养了多名肝病介入专科人才。

第三主编简介

吴东，主任医师，教授，博士生导师，内科学系副主任，中国医学科学院北京协和医院副院长、西藏自治区人民医院院长（中组部第十批援藏干部）。兼任中华医学会消化病学分会科普与人文协作组组长，中华医学会消化内镜学分会结肠镜学组委员。连年被评为北京协和医院"优秀住院医师""优秀总住院医师""优秀主治医师""优秀共产党员""优秀党支部书记""优秀中层干部"，首届"北京协和医院杰出青年"。先后被授予"全国卫生系统青年岗位能手""北京协和医学院优秀教师""北京高校青年教学名师""国家住院医师规培优秀指导医师"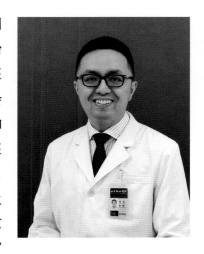
和"中国好医生（抗疫特别人物）"等荣誉称号。是中华全国青年联合会第 12 届委员。

主持国自然科学基金等国家及省部级科研项目 8 项，以第一或通信作者发表文章 180 余篇，包括在 *Gastroenterology* 等权威期刊 SCI 论文 39 篇，总影响因子 245.6，H 指数 24。临床经验丰富，擅长疑难危重及罕见病诊疗，发表病例报告 70 余篇，构建了具有协和特色的诊疗思维体系并在全国推广。主编专著 3 部（曾获 2013 年全国卫生行业优秀畅销书），主译 3 部，参编 20 余部，授权发明及实用新型专利 40 项。担任国自然基金委会评专家，科技部和北京市科委评审专家，2021 年获中国研究型医院协会医学研究创新一等奖。2022 年获评"中国消化领域十佳临床研究"。

内科基本功扎实，知识结构全面，擅长教学，在内科临床思维和疑难病例诊治方面有深厚的造诣。主要研究方向：胰腺病学、消化内镜、临床流行病学。

门静脉（portal vein）主干是一短而粗的静脉干，长约 6cm，直径约 1.5cm，由肠系膜上静脉和脾静脉以直角汇成，肠系膜下静脉可汇入脾静脉、肠系膜上静脉也可直接汇至肝门静脉。入肝后门静脉分左、右两支，并在肝内反复分支，最后形成小叶间静脉与肝动脉分支小叶间动脉共同汇入肝窦，经物质交换后再汇入中央静脉、小叶下静脉，最后汇合成肝静脉经下腔静脉回右心房。门静脉系统很似长江水系，经岷江与金沙江在四川宜宾汇合为长江主干，犹如胃肠道静脉毛细血管经肠系膜上静脉与脾静脉汇合为门静脉主干；四川宜宾至宜昌段长江主干有多条支流汇入，包括北岸沱江、嘉陵江，南岸乌江、赤水河等，恰同人体胃冠状静脉、胃短胃后静脉等具重要临床意义的分支汇入到门静脉。湖北宜昌的三峡大坝又很似肝窦，宜昌至湖口为中游犹如肝窦后中央静脉至肝静脉段；湖口以下为下游，恰同肝静脉回流下腔静脉，在长江终入东海真像右心房进入体循环。

门静脉系统极为复杂，肝前、肝内、肝外主干及分支病变都可引起门脉高压，犹如长江主干、支流发生狭窄堵塞，狭窄部位上游会洪水泛滥，下游则风平浪静甚或缺水干旱。长期门脉高压导致入肝血流受阻，机体便自作主张在"自主生成力"影响下，生成大量侧支循环四通八达导致消化道、腹腔等多部位静脉曲张。这种"自主生成力"同样利弊参半，虽能分流部分入肝血流降低门脉压力，但同时破坏了门脉系统与邻近血管网间的动态平衡，来自肠道的大量血管活性多肽促使肝外门静脉属支增殖扩张，其内血容量增加，促使多处门腔侧支循环曲张静脉形成甚至破裂出血，又可引起脾脏淤血性肿大及脾功能亢进等病理生理变化。机体血容量大量瘀滞于门脉属支，减少多个重要脏器的有效灌注致多器官功能障碍。真是大自然中长江治理难，而人体中门脉高压治疗更难，故治理与治疗都需整合思维。

非肝硬化门静脉高压（noncirrhotic portal hypertension，NCPH）病种复杂，异质性强，血流动力学、临床表现、治疗方法及预后等差异较大。根据病变发生部位可分为肝前性、肝性和肝后性，不同部位的 NCPH，机制和疾病谱不尽相同，常需整合医学思想的指引和实践，常需临床表现、实验室检查、影像学与肝组织学检查及多学科整合诊断 MDT to HIM。这类疾病临床治疗策略也有别于肝硬化性门静脉高压症，还需介入科、外科及其他学科参与实施整合治疗。

目前多数临床医务工作者对这类疾病尚认识不足，基于此，由中国人民解放军西部战区总医院消化内科汤善宏教授等在以往工作基础上，组织国内十余家医院临床经验丰富的各科医师整理出他们在临床诊治的 30 例非肝硬化门静脉高压的宝贵病例，汇成《消化系统疑难病例——非肝硬化门静脉高压整合诊治集》。内容以门脉血流方向病变部位为主线，以"整合医学"思想指导病例临床资料为切入点，并认真总结该病相关知识及新进展，临床实用性强，可培养临床工作者对整合医学思想的理解，并提高对门静脉高压的诊疗水平。

2023 年 10 月 1 日

序言专家简介

樊代明，男，汉族，1953 年生，重庆市人，中共党员，博士生导师，中国工程院院士，美国医学科学院外籍院士，法国医学科学院外籍院士，亚太消化病联合学会会长，世界整合医学会终身名誉主席。

先后承担国家 863 计划、973 计划、国家攻关、国家重大支撑、国家自然科学基金等课题，是首批国家优秀中青年人才专项基金及国家杰出青年基金的获得者，首批创新研究群体学术带头人。以第一作者或通讯作者发表论文 260 余篇，其中在国外杂志发表论文 163 篇，包括 *Nature Clinical Practical Oncology*、*Lancet*、*Faseb Journal* 等期刊。

前　言

　　来自于胃肠道的血液为人体最"脏"血流，需经门静脉流入肝脏"去污处理后"进入体循环。门静脉作为消化道等腹腔脏器流向肝脏的一个非常重要且复杂的血管网络系统，其相关疾病必然与全身各系统、器官的功能和疾病密切相关。在临床工作中，提及门静脉高压症时临床医师第一考虑病因为肝硬化，但近年来随着对疾病诊断手段的丰富和进步，在临床工作中遇到门脉高压的疑难重症患者也逐渐增加，其中有一部分门静脉高压由其他非肝硬化疾病引起，其临床表现为上消化曲张静脉破裂出血、脾大、腹水、侧支循环丰富等与肝硬化门脉高压相似，但该类患者中相当部分经及时合理化治疗后预后优于肝硬化患者，甚至可达到临床治愈。如对该类疾病认识不够深入，容易导致误诊、漏诊，影响患者的预后。

　　肝硬化是门静脉高压最常见原因，但临床中仍有 15% ~ 20% 的门静脉高压是由非肝硬化疾病所引起，称之为非肝硬化性门静脉高压（non-cirrhotic portal hypertension-NCPH）。根据门静脉高压产生部位，可将非肝硬化性门静脉高压分为肝前性、肝性和肝后性。导致肝前性门静脉高压的疾病包括门脉系统及各级分支受到外源性压迫致分支阻塞、门静脉及分支血栓、动脉－门脉系统瘘、门脉及分支先天发育异常等。肝性又可以分为窦前性、窦性及窦后性。窦前性的病因可为发育异常（如成人多囊病遗传性出血性疾病、动－门静脉瘘、特发性非肝硬化性门静脉高压症、先天性肝纤维化、遗传性出血性毛细血管扩张症、占位对肝内门脉系统压迫等）。肝内窦性 NCPH 见于各种疾病导致肝窦被挤压、破坏、塌陷、淀粉样蛋白沉积、纤维化时。肝后及窦后性病因主要包括：肝小静脉阻塞综合征（hepatic sinusoidal obstruction syndrome，HSOS）、布加综合征（Budd-Chiari syndrome）、肝静脉硬化（如由慢性放射性损伤、维生素 A 过多症等导致）、肉芽肿性静脉炎（如由结节病、分枝杆菌感染导致）、血栓形成、心脏病（如缩窄性心包炎、心包填塞）等。

　　非肝硬化门静脉高压病因繁多、临床表现缺乏特异性、治疗方式常异于肝硬化门静脉高压，临床工作中对该类疾病的认识尚不足。因此本病例集依据门脉血流方向分类，将临床工作中遇到的非肝硬化门静脉高压的病例按肝前性、肝性及肝后性进行总结、分析、文献复习，希望为临床工作者提供借鉴。最后，衷心地感谢中国工程院院士樊代明教授为本书作序。

编 者

2023 年 10 月

目　录

原发性血小板增多症致胃底静脉曲张破裂出血

一、病历摘要

（一）病史简介

患者男性，19岁，主因"黑便2周"入院。

现病史：2019年5月患者无明显诱因排黑便，呈糊状，量不详，1～2次/日，伴恶心、呕吐、乏力，呕吐物为胃内容物，为咖啡色液体，量不详，无腹胀、腹痛、畏寒、食欲缺乏、消瘦等不适。患者遂于当地医院住院治疗。2019年6月6日外院胃镜提示："胃底静脉曲张，慢性非萎缩性胃炎"。2019年6月6日血常规：红细胞1.86×10^{12}/L、血红蛋白57g/L。外院给予抑酸、止血、输血4.5U纠正贫血等治疗。2019年6月8日患者为求进一步治疗，遂至我院门诊就诊，门诊以"黑便2周"收住我院消化内科三病区。自发病以来，患者既往无慢性基础病、无手术史、无过敏史，无有毒物质接触史。

（二）体格检查

体温36.6℃，脉搏94次/分，呼吸19次/分，血压121/84mmHg。神清，精神差，贫血貌，皮肤巩膜无黄染，未见蜘蛛痣及肝掌。腹平坦，未见腹部静脉曲张，全腹软，无压痛、反跳痛及肌紧张，肝肋缘下未触及，脾肋缘下2横指可触及。肠鸣音活跃4～5次/分。双下肢无明显水肿。

（三）辅助检查

血常规：白细胞3.46×10^9/L，红细胞2.89×10^{12}/L，血红蛋白84g/L，血小板298×10^9/L；D-二聚体0.68mg/L。

生化、传播九项、肝炎病原学、自身免疫抗体均未见异常。

入院后行胃镜检查提示胃底静脉曲张（IGV1，中度，RC+++）（病例1图1）。

腹部CT提示：脾大；门静脉稍粗。

行320排门静脉造影提示：脾静脉近脾门段造影剂充盈差且显示不清，其远端逐渐变细且显影浅淡（病例1图2、病例1图3）。

骨髓穿刺活检，提示：骨髓组织增生活跃，粒系细胞增生较著。送检JAK2/V617F

基因阳性，BCR/ABL 融合基因阴性。

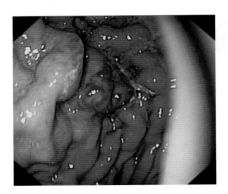

病例1图1　胃镜提示胃底静脉曲张

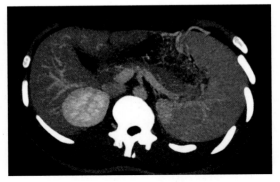

病例1图2　门脉造影提示脾脏血管至
胃底静脉分流

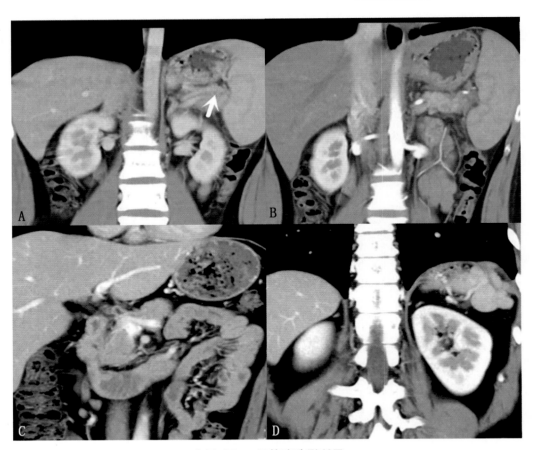

病例1图3　门静脉造影所见

A：脾静脉近脾门段显示不清，其远端逐渐变细；B：脾大；C、D：脾脏栓塞术后。

二、诊治过程

结合患者上述病史、体征和实验室检查，临床诊断考虑为：区域性门脉高压、原发性血小板增多症可能。根据 2016 年世界卫生组织诊断标准[1]，除血小板绝对计数外，均符合原发性血小板增多症诊断标准。该患者脾功能亢进明显情况下，血小板仍达到 298×10^9/L，接近正常上限水平，考虑脾功能亢进造成外周血小板破坏过多，拮抗原发疾病所致血小板增多，故仍考虑诊断原发性血小板增多症。拟予以脾脏切除术解除区域性门脉高压所致消化道出血，但患者表示拒绝并于 2019 年 6 月 25 日自动离院。

患者离院后 1 个月，再次出现消化道大出血，于外院行脾栓塞术，并给予阿司匹林及羟氯喹治疗原发病，随访至今，未再次出血。2023 年 4 月 27 日复查血常规：白细胞 9.62×10^9/L、红细胞 5.30×10^{12}/L、血红蛋白 163g/L、血小板 431×10^9/L；D- 二聚体：0.03mg/L；凝血功能未见明显异常。复查腹部 CT 提示："脾栓塞术后"；肝内钙化灶；胃底静脉曲张；腹腔及腹膜后多发淋巴结，部分稍大（病例 1 图 3C、病例 1 图 3D）。

三、病例讨论

原发性血小板增多症（essential thrombocythemia，ET）是一种造血干细胞克隆性疾病，以血小板增多、白细胞增多、异常染色体核型、脾大、血栓生成为主要临床表现，同时还伴有头痛、视力障碍、头晕、触痛等症状。其主要特征为血管栓塞及出血，其中门静脉系统血栓形成比较隐蔽，很多患者就诊发现时已存在严重门脉高压、陈旧性血栓，治疗困难，平均随访 10 年后，43% 死亡，4% 转化为白血病，13% 转化为骨髓纤维化，21% 发生血栓[2]。美国 ET 的发病率为 1.2/10 万 ~ 3.0/10 万人，男女比例约为 1 ： 2[3]。

根据目前研究，基因突变对 ET 发病具有重大影响。JAK2V617F 突变约占所有 ET 患者的 60%，作为导致 ET 发病最主要的基因突变，其于 2005 年首次报道[4, 5]。JAK2 基因位于染色体 9p24，包括 25 个外显子。当发生突变时，JH2 对 JH1 的抑制作用消失，使得 JAK2 蛋白激酶持续激活，导致疾病状态的发生[6]。2014 年，Cazzola M[7] 等报道，钙网蛋白（calreticulin，CALR，位于 19p13.2 号染色体上）作为引发 ET 的另一重要基因突变，存在于 20% ET 患者中。骨髓增生白血病（myeloproliferative leukemia，MPL）病毒癌基因（位于染色体 1p34 上）的突变于 2006 年首次报道，存在该突变的患者血小板生成素（thrombopoietin，TPO）受体存在缺陷，约占 ET 患者的 3%。10% ~ 20% 的 ET 患者这三种直接突变均为阴性[8]。

ET 临床表现现涵盖多系统相关症状，缺乏特异性，多为头晕、头痛、胸痛等不典型症状。本例患者因消化道出血与我科住院治疗，血小板绝对计数不高，结合病史，考虑患者脾功能亢进，但患者血小板绝对计数并未下降，考虑 ET 可能，后经基因检测明确诊断。本例患者以门静脉高压为首发症状，在 ET 患者中相对少见。目前对于 ET 引起门静脉高压的机制并不明确，主要存在以下 3 种推测：①脾大导致门静脉系统血液循环量增加，是形成高循环动力的主要因素；②髓外造血、肝窦状隙纤维化改变引起肝内阻塞，导致门静脉系统阻力升高；③ JAK2 基因加重血管内皮损伤，导致门静脉、脾静脉血栓形成，引起门静脉高压[9, 10]。

本例患者诊断过程相对曲折，发病时血小板数量正常，若不加以仔细考虑患者脾功能亢进状态，极易造成漏诊。影像学提示患者脾脏极大，结合患者侧支分流情况，可以明确患者脾亢状态明显，但患者血小板正常，考虑为脾功能亢进状态拮抗原发病对血小板所造成影响，由此反推出患者在脾脏因病理状态增大前，患者血小板因高于正常值，由此可得出本病诊断。

相对其他骨髓增殖性肿瘤来说，ET 的预期寿命相对较长。ET 根据改良 IPSET 血栓生成模型分为不同危险分层，根据不同危险分层施行不同治疗方案，总体治疗目标是预防血管事件的发生[11-12]。在没有心血管危险因素的情况下，低风险患者可以单独观察来处理；中度风险患者建议使用低剂量阿司匹林治疗；对于高风险患者，尤其是具有 JAK2 V617F 突变的人，羟基脲和低剂量阿司匹林（81mg/d）相结合是治疗的标准[13]。本例患者经过脾脏切除后，未再出血，目前基于阿司匹林及羟基脲长期治疗。脾脏切除可降低门脉压力，但切除后可能造成继发性血小板增高，从而加重 ET 病情，所以脾脏切除术针对一般 ET 患者为禁忌证；但针对急性消化道出血患者，在无条件进行脾静脉支架植入术再通脾静脉的患者，可考虑作为紧急抢救措施，后续再针对 ET 进行全身性治疗。所以，针对具体患者，选择不同治疗方式，使每一位患者获益最大，尽量追求精准化的治疗方式。

综上所述，对于合并区域性门脉高压的 ET 患者，主要治疗目标是预防血管事件的发生、降低血栓生成，从而减低门静脉压力，降低出血发生的风险。对 ET 患者以脾静脉血栓发生导致区域性门脉高压为首发症状的机制仍然不明，需要进一步研究。

四、病例点评

血小板增多症的诊断有四项主要标准：①持续性血小板 ≥ 450 × 10⁹/L；②骨髓活检示巨核细胞高度增生，胞体大、核过分叶的成熟巨核细胞数量增多，粒系、红系无显著增生或左移，且网状纤维轻度（1级）增多；③不能满足真性红细胞增多症、慢性粒细胞白血病（BCR-ABL 融合基因阴性）、慢性特发性骨髓纤维化、骨髓增生异常综合征（无粒系和红系病态造血）或其他髓系肿瘤的 WHO 诊断标准；④有 JAK2、CALR 或 MPL 基因突变。次要标准：有克隆性标志或无反应性血小板增多的证据（如铁缺乏、脾切除术后、外科手术、感染、炎症、结缔组织病、转移瘤、淋巴细胞增生性疾病等）。符合 4 项主要标准或三项主要标准和次要标准即可诊断 ET。

　　本例患者首发症状为消化道出血，虽然血小板绝对计数不高，但通过仔细分析我们可以发现，患者脾大，结合病史，考虑患者脾功能亢进，正常情况下患者血小板绝对计数应下降，然而本例患者血小板绝对计数并未下降。可以猜测患者原本有血小板升高，但是由于脾功能亢进，两方面因素共同作用下，血小板绝对计数保持正常。综上，故考虑 ET 可能，后经基因检测明确诊断。ET 患者病情缓慢，患者早期可能无任何临床症状，不易早期诊断，中后期可有出血、血栓形成、疲劳、乏力、脾大等表现。临床工作时，切忌盲目相信实验室指标，在发现患者血小板不高时，不能立刻排除 ET 的可能，应结合实际情况，从多方面分析病史，合理假设，再完善相关检查，最终进行诊断和治疗。

（病例提供者：景　丹　邓　博　中国人民解放军西部战区总医院）

（点评专家：汤善宏　中国人民解放军西部战区总医院）

参考文献

[1]Arber DA，Orazi A，Hasserjian R，et al.The 2016 revision to the World Health Organization classification of myeloid neoplasms and acute leukemia[J].Blood，2016，127（20）：2391.

[2]Szuber N，Mudireddy M，Nicolosi M，et al.3023 Mayo Clinic Patients With Myeloproliferative Neoplasms：Risk-Stratified Comparison of Survival and Outcomes Data Among Disease Subgroups[J].Mayo Clinic Proceedings，2019，94（4）：599-610.

[3]Girodon F，Bonicelli G，Schaeffer C，et al.Significant increase in the apparent incidence of essential thrombocythemia related to new WHO diagnostic criteria：a population-based study[J]. Haematologica，2009，94（6）：865-869.

[4]Kralovics R，Passamonti F，Buser AS，et al.A gain-of-function mutation of JAK2 in myeloproliferative disorders[J].New England Journal of Medicine，2005，352（17）：1779-1790.

[5]Levine R.Activating mutation in the tyrosine kinase JAK 2 in polycythemia vera，essential

thrombocythemia, and myeloid metaplasia with myelofibrosis[J].Cancer Cell, 2005, 7（4）: 387-397.

[6]Klaus L, Thomas L, Liedl KR, et al.Prediction of the structure of human Janus kinase 2 （JAK2）comprising the two carboxy-terminal domains reveals a mechanism for autoregulation[J]. Protein Engineering, 2001, 14（1）: 27.

[7]Cazzola M, Kralovics R.From Janus kinase 2 to calreticulin: The clinically relevant genomic landscape of myeloproliferative neoplasms[J].Blood the Journal of the American Society of Hematology, 2014, 123（24）: 3714-3719.

[8]Par Da Nani AD, Levine RL, Lasho T, et al.MPL515 mutations in myeloproliferative and other myeloid disorders: a study of 1182 patients[J].Blood, 2006, 108（10）: 3472.

[9]Gang Z, Zhi YW, Zhang B, et al.Diagnosis and treatment of portal hypertension secondary to myeloproliferative disorders: A report of three cases[J].Journal of Digestive Diseases, 2011, 12 （4）: 312-316.

[10]Sarah Chuzi, Brady L, Stein.Essential thrombocythemia: a review of the clinical features, diagnostic challenges, and treatment modalities in the era of molecular discovery[J].Leukemia & Lymphoma, 2017, 58（12）: 2786-2798.

[11]Barbui T, Thiele J, Passamonti F, et al.Survival and disease progression in essential thrombocythemia are significantly influenced by accurate morphologic diagnosis: an international study[J].Journal of Clinical Oncology, 2011, 29（23）: 3179-3184.

[12]Hultcrantz M, Kristinsson SY, Andersson ML, et al.Patterns of Survival Among Patients With Myeloproliferative Neoplasms Diagnosed in Sweden From 1973 to 2008: A Population-Based[J]. J Clin Oncol, 2012, 30（24）: 2995-3001.

[13]Barbui T, Vannucchi AM, Buxhofer-Ausch V, et al.Practice-relevant revision of IPSET-thrombosis based on 1019 patients with WHO-defined essential thrombocythemia[J].Blood Cancer Journal, 2015, 5（11）: e369.

原发性血小板增多症致门脉主干血栓相关肝前性门脉高压

一、病历摘要

（一）病史简介

患者男性，30岁，主因"发现血小板增多1年，间断呕血、黑便10天"入院。

现病史：患者于1年前外院体格检查发现外周血血小板增多；骨髓涂片提示骨髓增生活跃，成簇、成堆血小板易见；骨髓活组织检查提示骨髓造血细胞增生明显活跃，以粒系和巨核细胞系统为主，巨核细胞系统增生更甚；未定期复诊。10天前出现呕血，为咖啡色胃液，随后解柏油样便。外院就诊，腹部CT检查和多普勒超声检查均提示肝硬化、门静脉高压、腹水形成；胃镜检查提示食管、胃底静脉曲张，予抑酸、降门静脉压等治疗，出血停止。患者为求进一步诊治入我院。

既往史：无特殊。

（二）体格检查

体温36.5℃，脉搏82次/分，呼吸19次/分，血压126/70mmHg。神清，精神尚可，贫血貌，无蜘蛛痣及肝掌。腹平软，肝肋下未及，巨脾，左肋下10cm，正中线右侧3cm，表面光滑，质韧，无压痛。

（三）辅助检查

血常规：白细胞 11.49×10^9/L，血红蛋白84g/L，血小板 502×10^9/L。

肝功能：前白蛋白为285.6mg/L，白蛋白为44.2g/L。肝炎病毒学、铜蓝蛋白和自身免疫性肝炎相关抗体均未见异常。

腹部CT检查（病例2图1）显示：肝脏形态轮廓正常，包膜光滑，肝裂不宽，肝左叶略缩小，右叶大小正常；脾大、门静脉高压，门静脉左支显示不清，肝门区、食管下段静脉曲张；腹腔少量积液，肠系膜及大网膜稍肿胀。

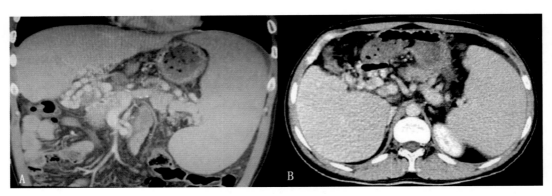

病例2图1　腹部CT检查

A：腹部计算机断层扫描检查冠状面显示脾脏显著增大，肝右叶形态大小正常；B：腹部计算机断层扫描检查水平面显示门静脉期肝门区静脉曲张，门静脉高压。

　　腹部多普勒超声检查显示：肝脏形态、轮廓正常，包膜光滑，内未见确切占位回声，肝左叶略缩小，右叶大小正常，门静脉左支未见显示，门静脉左支走形区可见"蜂窝"状管道回声，考虑海绵样变性。胃镜检查显示：重度食管静脉曲张（红色征阴性），胃底静脉曲张 2 型，门静脉高压性胃病，胃溃疡（A1 期）伴胆汁反流。

　　骨髓活组织检查（病例 2 图 2A）显示：骨髓组织增生活跃，巨核细胞增生显著。骨髓免疫组织化学检查显示：血型糖蛋白 A（GlycophorinA）、髓过氧化物酶（myeloperoxidase，MPO）、CD61（病例 2 图 2B）、CD20、配对盒基因 5（paired-box gene 5，PAX-5）、CD3、CD5、细胞周期因子 D1（Cyclin D1）、CD34 均阳性。

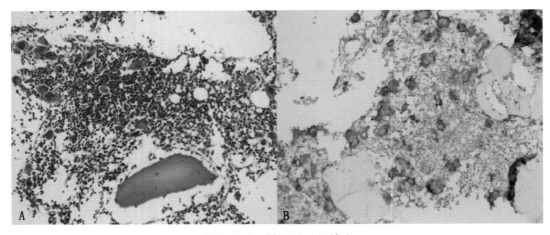

病例2图2　骨髓活组织检查

A：骨髓组织学检查提示增生活跃，巨核细胞增生显著，苏木精 - 伊红染色，低倍放大；B：骨髓免疫组织化学染色显示巨核细胞 CD61 阳性，低倍放大。

肝组织病理学检查（病例 2 图 3）显示：部分肝细胞水肿，汇管区淋巴细胞浸润，小叶结构正常，未见假小叶结构形成。

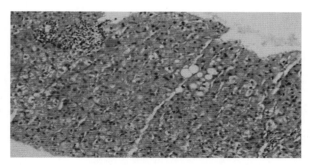

病例2图3　肝组织穿刺病理检查提示部分肝细胞水肿，
小叶结构正常，苏木精-伊红染色低倍放大

二、诊治过程

患者门静脉高压诊断明确，但既往无急、慢性肝病史，肝穿刺病理活检排除了肝硬化的诊断。肝脏血管多普勒超声检查未见肝静脉狭窄，亦可排除肝后性门静脉高压，结合血常规及骨髓检查，考虑门静脉高压为原发性血小板增多症（essential thrombocythemia，ET）致门脉血栓并发门静脉海绵样变性所致。治疗主要以抗血小板及降低门静脉压为主，口服阿司匹林 100mg/d，普萘洛尔 10mg/ 次（3 次 / 日），以及 PPI 进行抑酸治疗。随访 1 年，血小板控制在（361 ～ 505）×10⁹/L，无新发血栓形成，未再出现消化道出血。因患者门脉完全堵塞，无法行 TIPS 门体分流术，进一步治疗可考虑外科开腹行门 – 体分流术来减轻为代偿而形成的侧支循环的血流量从而缓解食管静脉曲张及出血，必要时可行脾栓塞术、脾部分切除术甚至脾切除术治疗。

三、病例讨论

ET 是骨髓增殖性肿瘤（myeloproliterative neoplasms，MPN）的一种类型，MPN 还包括真性红细胞增多症、原发性骨髓纤维化、嗜酸性细胞增多症等多种类型。关于 MPN 的发病率，国内目前尚鲜见相关的流行病学资料。Moulard 等[1] 报道，MPN 在全世界的年发病率为 0.44/10 万 ～ 5.87/10 万，以日本和以色列的发病率最低，欧洲地区的年发病率为 0.38/10 万 ～ 1.7/10 万。PT 的发病与遗传因素相关。迄今，已发现多个与 MPN 相关的分子生物学标志，包括酪氨酸激酶 2 基因片段 V617F（janus tyrosine kinase 2V617F，JAK2V617F）、血小板生成素受体（myeloproliferative leukemia，MPL）、小 B 淋巴瘤原癌基因（Casitas B-lineage lymphoma proto-oncogene，CBL）、甲基双加氧酶 2（ten-eleven translocation 2，TET2）、异柠檬酸脱氢酶（isocitrate dehydrogenase，IDH）等分子[2]，其中 Baxter 等[3] 于 2005 年发现的 JAK2V617F 是 MPN 最具特征性的遗传学突变体，在 ET 中的阳性率约为 59.6%[4]。此外，少数 PT 患者的发病与 MPL 突变有关，当 MPL 分子第 515 位色氨酸突变为亮氨酸、赖氨酸或丙氨酸后，MPL 将不依赖于血小板生成素而自行活化，导致血小板增多。Beer 等[5] 对 776 例 PT 患者的基因进行检测发现，8.5% 的 JAK2V617F 阴性 PT 患者有 MPL 第 515 位色氨酸突变。以上研究结果提示，遗传因素与 PT 的发病密切相关。

关于 ET 的诊断，目前普遍采用 WHO 的诊断标准：符合 4 项主要标准或前 3 项主要标准和次要标准，即可诊断为 ET[6]。主要标准：①血小板 ≥ 450×10^9/L；②骨髓活组织检查显示巨核细胞高度增生，胞体大、核过度分叶，粒系、红系无显著增生或左移，且网状纤维极少增多；③不能满足断裂点簇集区 - 艾贝尔逊白血病病毒融合基因（breakpoint cluster region-abelson leukemia virus，BCR-ABL）阳性慢性髓性白血病、真性红细胞增多症、原发性骨髓纤维化、骨髓增生异常综合征和其他髓系肿瘤的 WHO 诊断标准；④有酪氨酸激酶 2（Janus kinase 2，JAK2）、钙网蛋白（calreticulin，CALR）或 MPL 基因突变。次要标准：有克隆性标志或无反应性血小板增多的证据。此例患者满足 3 项主要标准及次要标准，故 ET 诊断明确。

ET 致门静脉血栓形成及门静脉高压属于一种相对罕见的疾病，患者肝脏功能相对正常，门静脉高压的形成机制可能与以下因素有关：一方面，脾大导致脾脏及脾静脉的血流量增加，形成高动力循环，从而导致肝前性门静脉高压；另一方面，血小板增高后血液黏滞度增高，易导致门静脉系血栓形成、门静脉海绵样变性，最终导致门静脉及其属支血管内静脉压升高并发侧支循环形成。关于 ET 血栓形成的机制，Karakantza 等[7] 的研究认为，其与血小板和血管内皮细胞的异常激活有关。Barbui 和 Finazzi[8] 的研究发现，部分 ET 患者以腹腔内血管，如肝静脉、门静脉系、肠系膜静脉血栓形成为主要表现。Patel 等[9] 报道的 11 例 ET 患者中，8 例起始表现为肝静脉血栓，肝静脉回流受阻，进而导致门静脉高压形成。并发门静脉高压的 ET 患者常以腹胀、呕血和黑便等消化道症状为突出表现，掩盖了其血液系统的异常，故极易被误诊为肝硬化并发门静脉高压。ET 与肝硬化门静脉高压的鉴别主要依靠病因、肝功能、血常规、骨髓检查和肝组织学。①病因：ET 的发病常与遗传学异常有关，而肝硬化常与病毒感染、寄生虫感染、长期大量饮酒、代谢异常、自身免疫等因素有关；②肝功能：ET 并发门静脉高压患者的肝功能基本正常，而肝硬化门静脉高压患者病程中会出现不同程度的肝功能减退表现；③

血常规：ET 并发门静脉高压患者血常规可表现为血小板增高，而肝硬化门静脉高压患者常因脾功能亢进而血常规检查表现为三系降低，尤以血小板为著；④骨髓象：ET 患者骨髓穿刺及活组织检查可见有核细胞增生活跃或明显活跃，巨核细胞增生尤为明显；而肝硬化伴脾功能亢进患者的骨髓象呈多样性，以增生活跃为主，亦有少数骨髓增生低下[10-12]；⑤肝组织学：ET 患者肝组织学无肝纤维化表现，而肝硬化门静脉高压患者肝活组织检查常有假小叶、纤维间隔形成等。故血小板异常升高、骨髓巨核系增生活跃，以及肝组织无肝纤维化是 ET 并发门静脉高压与肝硬化门静脉高压的主要鉴别点。

ET 并发门静脉高压的治疗目标是防治血栓合并症，并对门静脉高压予以个体化治疗。结合 WHO 及中国 2016 年 ET 诊治专家共识建议，其治疗主要依据患者血栓风险分组加以选择，血小板应控制在 $< 600 \times 10^9/L$，理想目标值为 $400 \times 10^9/L$[6, 13]，此与肝硬化门静脉高压的治疗不同。门静脉高压的治疗依据食管、胃底静脉曲张程度，可选择药物或（和）内镜下套扎或组织胶注射治疗。对于肿大脾脏的处理，尚存在争议，一方面，ET 有进展为骨髓纤维化的可能，脾脏为髓外造血器官，切除后可能因造血功能障碍而引起相关并发症；此外，脾脏切除术后可能会引起继发性血小板过高而增加血栓形成的风险。另一方面，肿大的脾脏可导致高动力循环状态，使得门静脉高压难以纠正。因此，脾切除术应视患者的具体情况而定，若肿大的脾脏引起明显的腹胀等压迫症状，或并发难以纠正的消化道大出血时，需考虑脾切除术后的获益与风险。

总之，ET 属于骨髓增生性疾病，其并发门静脉高压时，与肝硬化门静脉高压不易区分，故鉴别诊断尤为重要。又因两者病因及发病机制不同，其治疗方案的选择也有所区别，ET 的治疗以防治血栓和控制门静脉高压为主，且应遵循个体化的治疗原则。

四、病例点评

骨髓增殖性肿瘤（myeloproliterative neoplasms，MPN）是一组造血系统克隆增殖紊乱的异质性疾病，常伴有一系或多系造血细胞异常增多，包括真性红细胞增多症（polycythemia vera，PE）、原发性血小板增多症（essential thrombocythemia，ET）和原发性骨髓纤维化（primary myelofibrosis，PMF）三种临床亚型。这类疾病往往合并易栓症，由于门脉系统解剖与血流动力学的特殊性，门脉血栓导致肝前性门静脉高压是 MPN 的一种相对少见并发症。MPN 导致的门静脉高压有以下特点：无肝功能受累，转氨酶、胆管酶、白蛋白及凝血功能通常在正常范围，影像学无明显肝硬化表现，门脉高压合并脾大及曲张静脉的程度与肝功能、肝脏影像学病变程度明显不一致。

门静脉高压（portal hypertension，PH），是指门脉系统血流受阻 / 血流量增加，导致门脉系统压力持续病理性升高。临床上通过测定肝静脉压力梯度（HVPG）间接反映门静脉压力。正常 HVPG 为 3～5mmHg，HVPG 大于 10mmHg 考虑为有临床意义的门静脉高压。任何干扰门静脉系统血流或血管阻力的疾病都可能导致门静脉高压。肝硬化仍然是西方国家最常见的病因，所有其他病因占病例的不到 10%。门静脉高压的病因可根据其解剖位置进行分类：肝前、肝内或肝后。虽然肝硬化和门静脉高压是门静脉血栓形成（PVT）的最常见原因，但单纯性 PVT 可能由于门静脉系统血流受损而导致肝前门静脉高压。在没有肝硬化的情况下，PVT 通常是血栓前疾病（先天性或获得性）、局部并发症（如新生儿脐炎、胰腺炎、腹部创伤、手术）或两者兼而有之的结果。肝内型，我国最常见，占 95% 以上，多因肝硬化引起，按病例形态的不同又可分为窦前阻塞型、肝窦/混合型和窦后阻塞型：①窦前性门脉高压：常见于血吸虫病、骨质增生性疾病、肝转移性癌、肝豆状核变性等；②窦性/混合性门脉高压：常见于肝炎后肝硬化、酒精性肝硬化、特发性门静脉高压症、脂肪肝、晚期血吸虫病等；③窦后性门脉高压：常见于肝内小静脉栓塞病（VOD）、肝内静脉血栓形成等。肝后门静脉高压通常由静脉流出道损伤引起，导致血管对肝血流的阻力增加。最常见的病因是布加综合征和右心衰竭，由缩窄性心包炎、限制性心肌病、复杂先天性心脏病等疾病引起。

当患者发生 ET 时，致门静脉血栓形成及门静脉高压属于一种相对罕见的疾病。本例 ET 患者以门静脉高压为主要临床表现，易掩盖 ET 疾病本身，因为门静脉高压引起脾大、脾功能亢进而导致血小板破坏增加，外周血血小板正常或轻度增高。血栓是 ET 的常见并发症，同时也是门静脉高压形成的危险因素。预防门静脉血栓形成是降低门静脉压力的有效方法之一。该患者治疗主要以抗血小板及降低门静脉压为主。若合并消化道大出血时，可采用内镜下治疗及静脉给药达到治疗目的。脾脏切除也可降低门静脉压力，但长期随访观察发现，部分患者仍然会再次出现门静脉血栓的情况。总之，对于 ET 致门静脉血栓形成及门静脉高压的患者主要治疗目标是降低血小板治疗、降低门静脉压力，减少出血并发症的风险。该患者因上消化道出血入院，后考虑肝硬化失代偿，但无法解释患者血小板增多，后复查腹部 CT 提示肝脏形态轮廓正常，肝穿刺活检未见明显假小叶形成，进一步完善骨髓穿刺活检、免疫组化明确诊断原发性血小板增多导致门静脉血栓引起肝前性门静脉高压。临床工作中我们需谨慎，抽丝剥茧，希望该病例为临床工作提供借鉴。

（病例提供者：王海琼 陈雨琪 中国人民解放军西部战区总医院）

（点评专家：杜 超 中国人民解放军西部战区总医院）

参考文献

[1]Moulard O，Mehta J，Fryzek J，et al.Epidemiology of myelofibrosis，essential thrombocythemia，and polycythemia vera in the European Union[J].Eur J Haematol，2014，92（4）：289-297.

[2]Tefferi A.Novel mutations and their functional and clinical relevance in myeloproliferative neoplasms：JAK2，MPL，TET2，ASXL1，CBL，IDH，and IKZF1[J].Leukemia，2010，24（6）：1128-1138.

[3]Baxter EJ，Scot t LM，Campell PJ，et al.Aquired mutation of the tyrosine kinase JAK2 in human myeloproliferative disorders[J].Lancet，2005，365（9464）：1054-1061.

[4]晁红颖，沈益民，张日，等.135例骨髓增殖性肿瘤患者JAK2基因突变的定量研究[J].中华血液学杂志，2009，30（5）：321-325.

[5]Beer PA，Campbell PJ，Scott LM，et al.MPL mutations in myeloproliferative disorders：analysis of the PT-1 cohort[J].Blood，2008，112（1）：141-149.

[6]Vannucchi AM，Barbui T，Cervantes F，et al.Philadelphia chromosome-negative chronic myeloproliferative neoplasms：ESMO Clinical Practice Guidelines for diagnosis，treatment and follow-up[J].Ann Oncol，2015，26（Suppl 5）：85-99.

[7]Karakantza M，Giannakoulas N，Zikos P，et al.Markers of endothelial and in vivo platelet activation in patients with essential thrombocythemia and polycythemia vera[J].Int J Hematol，2004，79（3）：253-259.

[8]Barbui T，Finazzi G.Myeloproliferative disease in pregnancy and other management issues[J].Hematol Am Soc Hematol Educ Program，2006，2006（1）：246-252.

[9]Patel RK，Lea NC，Heneghan MA，et al.Prevalence of the activating JAK2 tyrosine kinase mutation V617F in the Budd-Chiari syndrome[J].Gastroenterology，2006，130（7）：2031-2038.

[10]Lu YF，Li XQ，Han XY，et al.Peripheral blood cell variations in cirrhotic portal hypertension patients with hypersplenism[J].Asian Pac J Trop Med，2013，6（8）：663-666.

[11]向治纬，谢会忠，余丽君，等.失代偿期肝硬化患者60例骨髓细胞学分析[J].实用医学杂志，2012，28（1）：98-101.

[12]符火，林尤仕.失代偿期肝硬化患者全血细胞减少的临床病因与血象、骨髓象分析[J].中国卫生检验杂，2016，26（1）：90-93.

[13]中华医学会血液学分会白血病淋巴瘤学组.原发性血小板增多症诊断与治疗中国专家共识（2016年版）[J].中华血液学杂志，2016，37（10）：833-836.

胰腺癌压迫脾静脉相关区域性门脉高压

例1：

一、病历摘要

（一）病史简介

患者女性，53岁，主因"皮肤巩膜黄染2周"于2021年1月22日入院。

现病史：入院前2周，患者无明显诱因出现皮肤巩膜黄染，无腹痛、腹胀，无恶心、呕吐，无反酸、嗳气，无畏寒、发热，无腰背部放射痛，遂至外院就诊，行MRCP（2021年1月19日）检查提示：胆总管胰段截断显示不清，肝内外胆管扩张，考虑占位性病变、梗阻性黄疸。外院建议患者到上级医院进一步就诊，患者为求进一步诊治来我院就诊，急诊以"梗阻性黄疸"收治入胃肠外科。患者精神尚可，体力下降，食欲一般，睡眠一般，体重无明显变化，二便正常。

（二）体格检查

体温36.2℃，脉搏86次/分，呼吸20次/分，血压114/76mmHg。全身皮肤巩膜重度黄染，腹部平坦，未见腹壁静脉曲张，未见肠型及蠕动波；腹部柔软，全腹无压痛、反跳痛，肝脾未触及，墨菲征（−），全腹未触及包块，肝肾区无叩痛，移动性浊音（−）；肠鸣音减弱，2～3次/分，双下肢无水肿。

（三）辅助检查

血型：B型Rh（＋）。

血脂七项：载脂蛋白A 0.27g/L，低密度脂蛋白5.68mmol/L，总胆固醇7.15mmol/L。

肝功能：总胆汁酸86.9μmol/L，碱性磷酸酶924.7U/L，γ-谷氨酰转肽酶947.4U/L，谷丙转氨酶420U/L，谷草转氨酶288.3U/L，间接胆红素98.4μmol/L，直接胆红素498.8μmol/L，总胆红素597.2μmol/L，总蛋白59.5g/L，白蛋白37.5g/L。

血常规：血红蛋白109g/L，红细胞比容32.4%，血小板91×10⁹/L。

尿常规：胆红素＋＋＋。肿瘤标志物：糖类抗原199（CA199）704.9U/ml，余检验未见明显异常。

腹部增强 CT：①胰头增大，实质内片状稍低密度影，边界不清，大致范围 2.7cm×2.4cm；梗阻性胆胰管扩张、胰腺实质萎缩，不除外肿瘤性病变（胰头癌）可能；②脾大。门静脉造影：①胰源性门静脉高压，门静脉主干增粗，约 1.6cm；脾静脉迂曲、增粗改变；②肠系膜上静脉充盈可，上端边缘稍模糊，局部受侵暂不除外，必要时复查。

腹部 MRI 检查（2021 年 1 月 29 日）提示：①胰头占位伴梗阻性胆胰管扩张、胰腺实质萎缩，周围脂肪间隙模糊，考虑肿瘤性病变不除外；②脾大；③肝内小胆管结石（病例 3 图 1）。胃镜检查未见明显异常。

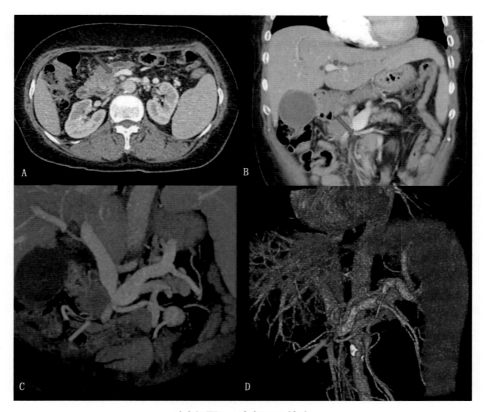

病例3图1 腹部MRI检查

A、B：患者增强 CT 静脉期图像，箭头指示部位为胰头占位性病变压迫血管；C、D：门静脉造影及重建，箭头指示部位占位性病变压迫致血管狭窄。

二、诊治过程

患者无肝炎、自身免疫性肝病、药物性损伤、酒精性肝病、非酒精性脂肪性肝病及肝豆状核变性等疾病史，无高血压、糖尿病病史，排除禁忌后于 2021 年 2 月 7 日行胰十二指肠切除＋胆囊切除术，术后病理活检提示：（胰－十二指肠）胰腺中分化导管腺癌，肿瘤最大直径约 3.0cm；癌组织浸润胆总管壁及十二指肠壁，神经束侵犯（++），脉管侵犯（+）；切缘未见癌组织；慢性胆囊炎；（胃）黏膜慢性浅表性炎。癌细胞免疫组化：CA19-9（+）、CDX-2（+）、CEA（+）、CK19（+）、CK20（-）、CK7（+）、CK8/18（+）、Ki-67（+，30%）、S-100（-）、Syn（-）。患者胰腺癌诊断明确。术后复查血常规：红细胞 2.74×10^{12}/L，血红蛋白 81g/L，血小板 120×10^9/L，中性粒细胞计数 10.85×10^9/L，患者血红蛋白较低，加之术前黄疸较久，凝血功能异常，分别于术后第 2 天、第 3 天补充 B 型红细胞悬液共 4U，血浆共 740ml，复查血常规血红蛋白升高至 89g/L。术后予以利尿、补充白蛋白、抗感染、化痰、抑酸护胃等营养对症支持治疗，复查凝血功能、肝功能、电解质明显好转后于术后 19 天出院，出院前复查肝功能：总胆红素降至 113.3μmol/L，谷丙转氨酶降至 23.2U/L，谷草转氨酶降至 28.6U/L，提示患者肝功能损害系胰腺癌压迫，胆道梗阻所致。

例2：

一、病历摘要

（一）病史简介

患者男性，68 岁，主因"左上腹疼痛 1 年余"于 2020 年 11 月 20 日入院。

现病史：患者 1 年前无明显诱因出现左上腹隐痛不适，无恶心、呕吐，无便秘、腹泻，无皮肤巩膜黄染，二便正常，后腹痛逐渐加重，遂于外院就诊，腹部 CT 提示：胰尾肿块伴肝内多发结节影。自服中药治疗（具体不详）无效后疼痛进一步加剧，为求进一步诊治收入我院肿瘤科。患者精神可，体力下降，大小便正常，体重无明显变化。

（二）体格检查

体温 36.4℃，脉搏 72 次/分，呼吸 20 次/分，血压 132/91mmHg。全身皮肤巩膜无黄染，气管居中，双飞呼吸音清晰，未闻及干湿啰音。腹部平坦，未见静脉曲张、蠕动波。腹软无压痛、反跳痛及肌紧张，肝脾未触及，双下肢无水肿。

（三）辅助检查

血常规：白细胞 7.40×10^9/L，血红蛋白 120g/L，血小板 71×10^9/L。

肝功能：谷丙转氨酶 76.0U/L，谷草转氨酶 48.1U/L。

腹部增强 CT 提示：①胰尾部－胰脾间隙内团片状占位，较大层面范围约 4.8cm×4.7cm×3.8cm，病灶边界不清，形态欠均匀，增强后呈不均匀强化，低于胰腺实质强化程度，考虑肿瘤性病变（胰腺癌？）可能。脾静脉近端增粗，较宽处内径约1.5cm，临近脾动脉管壁毛糙、管腔变窄，门静脉主干增粗，较宽处内径约1.6cm，食管下段-胃底、肝胃间隙多发迂曲扩张血管影；②肝内多发结节状稍低/低密度影，部分病灶环形强化，考虑转移灶可能；③脾脏实质密度不均匀，其内斑片状低密度影，轻度强化，考虑脾梗死可能；④腹腔、腹膜后、腹主动脉旁淋巴结肿大（病例3图2）。

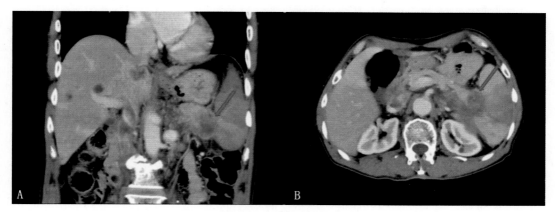

病例3图2　腹部增强CT

A、B：患者增强CT静脉期图像，箭头所指为胰尾部占位性病变压迫脾静脉处。

肝包块穿刺病理活检提示：肝组织中查见少许中分化管状腺癌浸润；癌周肝细胞淤胆明显。免疫组化：CA19-9（-）、CD10（-）、CDX-2（+）、CK19（+）、CK20（散在+）、CK7（+）、TTF-1（-）、Villin（+）。

二、诊治过程

患者入院后完善相关检查，结合病史，患者胰腺癌伴肝转移诊断明确，无手术指征，根据CSCO指南选择替吉奥单药方案（第1～第28天，6周重复）。

三、病例讨论

1. 胰源性门静脉高压病因及发病机制　胰源性门静脉高压常见病因有胰腺良恶性肿瘤、急慢性胰腺炎及其并发症。其中胰腺肿瘤占比为34.40%，高于慢性胰腺炎（29.67%）及胰腺假性囊肿（16.28%）[1]。门静脉由脾静脉与肠系膜上静脉在胰颈后方约第2腰椎高度汇成，脾静脉长约12cm，直径约0.5cm，由脾门处的2～6条（常见3条）属支组成。其管径比脾动脉大，走行较直，与脾动脉的弯曲形成鲜明对照。脾静脉的行程较恒定，位于脾动脉的后下方，走在胰后面的横沟中。脾静脉沿途收纳胃短静脉、胃网膜左静脉、胃后静脉、肠系膜下静脉及来自胰的一些小静脉，向右达胰颈处与肠系膜上静脉汇合成肝门静脉。因此，胰体、胰尾发生占位性病变时可直接压迫脾静脉及周围组织，脾静脉回流受阻引起脾脏淤血肿大，脾动脉增粗，脾进入高代谢动力循环的恶性循环。同时脾静脉内的血液会经胃短、胃后静脉逆流入胃底，最终经胃冠状静脉回流至门脉主干。此异常回流途径也会造成胃底静脉曲张、腹痛、消化道出血等并发症。

胰腺恶性肿瘤除压迫外，还可以直接浸润侵蚀脾静脉导致其阻塞，发生类似的病理过程。此外，急性重症胰腺炎时大量胰液释放、胰周炎症可使脾静脉血管内膜损伤、血管痉挛，炎性因子释放入血、体内的高凝状态等因素可导致脾静脉闭塞或血栓形成，临床上约23%的重症胰腺炎患者并发脾静脉血栓形成[2]。上述原因均可导致静脉压力升高、侧支循环形成、脾大、脾功能亢进等一系列门静脉高压症表现。

2. 临床表现　腹痛腹胀、脾大、脾功能亢进、黄疸、消化道出血为胰源性门静脉高压患者主要临床表现。根据占位性病变大小、形态、位置不同也可产生不同的临床表现。

（1）腹痛：良恶性肿瘤的局部侵犯与压迫、慢性胰腺炎胰腺腺泡萎缩、破坏间质纤维化及假性囊肿等直接压迫均可引起腹痛。血栓形成也是腹痛重要原因之一，动脉血栓可因肿瘤局部压迫或侵犯肠系膜动脉或脾动脉而形成，而脾静脉血栓形成较少引起腹痛。相比于肝硬化性门静脉高压，胰源性门静脉高压患者腹痛更常见而腹水少见。

（2）脾大、脾功能亢进：据报道，约71%的胰源性门静脉高压患者有脾大与脾功能亢进，但大多数患者无明显症状，仅少数表现为脾区疼痛及三系细胞降低[3]。此症状与脾静脉血栓形成、占位性病变局部压迫及有直接关联。

（3）黄疸：胆总管长7～8cm，直径0.6～0.8cm，直径超过1cm时可视为病理状态。胆总管胰腺段起初行于胰头后方，继而表面覆以胰腺被膜或薄层腺组织，位于胆总管沟内。因此，胰头癌或其他占位性病变压迫常导致梗阻性黄疸。

（4）消化道出血：静脉曲张破裂出血是胰源性门静脉高压最严重的并发症之一。由于缺乏系统性、多中心、大样本研究，其发生率尚存在争议。在胰源性门静脉高压患者中，孤立的胃静脉曲张是胃肠道出血的最重要来源，而食管静脉曲张在肝硬化患者中更为常见[4]。相关出血极少危及生命，治疗原发病后极少复发。肠系膜下静脉较少汇入脾静脉，因而此病导致的直肠下静脉丛曲张破裂出血发生率较低。

3. 诊断及鉴别诊断　胰源性门静脉高压的诊断需结合病史、临床表现、影像学检查及实验室检查，在排除肝硬化及其他因素导致的门静脉高压基础上方进行。常见检查为：腹部增强CT及血管造影、胃镜、腹部超声、MRI等。腹部增强CT＋血管造影是诊断胰源性门静脉高压的金标准，可明确胰周是否存在占位及其大小、血供、与毗邻脏器关系，有助于明确病因；也可了解门静脉系统扩张情况、有无脾大、肝硬化等。对于有上消化道出血病史的患者建议完善胃镜检查，胃镜下胰源性门静脉高压可表现为孤立的胃底静脉曲张，部分融合成团块状。磁共振成像具有无创、无辐射、无造影剂等优点，且对于评估门静脉系统有重要意义，已逐渐被广泛接受并使用。

4. 治疗　胰源性门静脉高压是唯一可以治愈的门静脉高压，其治疗主要包括静脉系统高压的处理和原发疾病的治疗两个方面。其中，原发疾病的治疗是关键。对于占位性病变手术为首选治疗方式，如胰腺肿瘤的切除、局部粘连松解、假性囊肿穿刺引流等。对于门静脉系统高压引起的脾大与脾功能亢进，脾切除术为首选治疗方式，可阻断脾胃区静脉血经侧支循环回流，缓解胃底静脉曲张症状，也可降低潜在的出血风险。对于身体状况无法耐受手术或胰腺肿瘤已有转移的患者，可采取脾动脉栓塞、内镜下静脉曲张套扎联合注射硬化剂治疗，可达到减轻脾胃区静脉侧支回流、控制消化道出血的目的。但脾动脉栓塞要注意避免脾脓肿、败血症、脾破裂等相关并发症，栓塞面积以70%左右为宜[5]。内镜下套扎联合硬化剂或组织胶注射（氰基丙烯酸酯）治疗具有止血效果好、创伤小等特点，已逐渐被接受并使用[6]。但是单纯胃底静脉曲张内镜下治疗会阻断静脉回流通路及增加侧支循环压力，不推荐单独使用[7]。另外抗凝治疗对预防脾静脉血栓有重要意义，但可加重胃底静脉曲张出血风险，目前对于胰源性门静脉高压患者是否需要抗凝治疗无统一结论，需结合临床具体分析。

胰源性门静脉高压的预后主要取决于胰腺原发疾病的性质及胃肠道出血的严重程度。胰腺癌患者5年生存期仅为10%，接受外科手术患者可提升至20%[8]。相比之下胰腺炎患者预后较好，但重症胰腺炎及胰腺假性囊肿、腹水等并发症不利于患者预后。

例1患者无肝炎肝硬化病史，以黄疸为主要症状，腹部增强CT及门静脉造影提示胰头占位性病变、脾大、侧支循环形成。术后病理回报胰腺腺癌，且解除梗阻后肝酶、胆红素迅速下降，因此该患者胰源性门静脉高压诊断明确，胰头部肿瘤为主要病因。例2患者以腹痛为主要表现，诊断为胰腺肿瘤肝转移，无手术指征，根据CSCO指南选择替吉奥单药方案治疗（第1～第28天，6周重复）。

综上，对于无肝炎肝硬化病史的患者出现脾大、上消化道出血、腹痛与胆道梗阻症状的患者应警惕此病。胰源性门静脉高压的治疗应充分针对原发疾病，根据患者情况制订个体化治疗方案。

四、病例点评

胰源性门静脉高压症（pancreatic sinistral portal hyperten，PSPH）是一种特殊类型的门静脉高压。门静脉高压主要可以分为肝前性、肝性、肝后性门静脉高压，不同类型的门静脉高压由不同的病因引起，PSPH 就是特殊类型的一类肝前性门静脉高压，也称为"左侧门静脉高压症"或"局限性门静脉高压症"，约占肝外型门静脉高压症的 5%。常见病因有胰腺良恶性肿瘤、急慢性胰腺炎及其并发症。以上两个病例中，胰源性门静脉高压都是因胰腺肿瘤引起门静脉压迫而导致的高压。患者预后主要与其胰腺原发病类型相关，不同原发病的类型患者预后不同。在治疗上，包括胰腺原发疾病与区域性门静脉高压症的两步治疗。以上两个病例中，都积极治疗原发病：手术、替吉奥单药方案。对于胰源性门静脉高压症的诊治上，主要是需要明确原发疾病，针对原发疾病进行治疗，同时处理区域性门静脉高压症。

（病例提供者：刘 铮 中国人民解放军西部战区总医院）

（点评专家：李 东 中国人民解放军西部战区总医院）

参考文献

[1]唐亮，邱秋，徐福民，等.3576例区域性门脉高压症患者临床特征的系统分析[J].第三军医大学学报，2019，41（22）：2217-2222.

[2]Butler JR，Eckert GJ，Zyromski NJ，et al.Natural history of pancreatitis-induced splenic vein thrombosis：A systematic review and meta-analysis of its incidence and rate of gastrointestinal bleeding[J].HPB：the official journal of the International Hepato Pancreato Biliary Association，2011，13（12）：839-845.

[3]Pereira P，Peixoto AJGPJoG.Left-Sided Portal Hypertension：A Clinical Challenge[J].GE Port J Gastroenterol，2015，22（6）：231-233.

[4]Rahimi RS，Rockey DCJCOiG.Complications and outcomes in chronic liver disease[J].Curr Opin Gastroenterol，2011，27（3）：204-209.

[5]Wang Q，Xiong B，Zheng CS，et al.Splenic Arterial Embolization in the Treatment of Severe Portal Hypertension Due to Pancreatic Diseases：The Primary Experience in 14 Patients[J].Cardiovasc Intervent Radiol，2016，39（3）：353-358.

[6]Kozieł S，Pawlak K，Błaszczyk Ł，et al.Endoscopic Ultrasound-Guided Treatment of Gastric

Varices Using Coils and Cyanoacrylate Glue Injections：Results after 1 Year of Experience[J]. Journal of Clinical Medicine，2019，8（11）：1786.

[7]Spaander M，Murad SD，Buuren H，et al.Iconography：Endoscopic treatment of esophagogastric variceal bleeding in patients with noncirrhotic extrahepatic portal vein thrombosis：a long-term follow-up study[J].Gastrointest Endosc，2008，67（6）：821-827.

[8]Mizrahi JD，Surana R，Valle JW，et al.Pancreatic cancer[J].The Lancet，2020，395（10242）：2008-2020.

胰腺炎后并发假性动脉瘤及区域性门脉高压报告

一、病历摘要

（一）病史简介

患者男性，63岁，主因"上腹痛半天"入院。

现病史：患者4年前因胰腺占位性病变于外院行开腹探查手术，因考虑胰腺"囊性腺瘤"未做进一步切除。近几年患者因胰腺炎反复住院治疗，经治疗好转后出院。此次入院半天前患者因饮食油腻出现上腹部疼痛，呈持续性痛，无肩背部及腰部放射样疼痛，无转移性疼痛，无恶心、呕吐等不适。

（二）体格检查

神清，精神差，皮肤及眼睑无苍白，皮肤巩膜无黄染。腹部饱满，未见胃肠型及蠕动波，无腹壁静脉曲张，腹软，上腹部压痛，无反跳痛及肌紧张，肝脾肋下未及，墨菲征阴性，移动性浊音阴性，肠鸣音3次/分。双下肢未见水肿。

（三）辅助检查

入院后实验室检查血常规：血红蛋白124g/L，红细胞4.20×10^{12}/L，血小板105×10^9/L，白细胞8.71×10^9/L，中性粒细胞计数6.40×10^9/L，中性粒细胞百分比73.5%。

血生化：淀粉酶900U/L，脂肪酶1117U/L，丙氨酸氨基转移酶95U/L，胆碱酯酶174U/L，白蛋白41.9g/L，碱性磷酸酶63U/L，尿素8.24mmol/L，天门冬氨酸氨基转移酶40U/L，总胆固醇4.23mmol/L，甘油三脂1.11mmol/L。

查电解质、凝血功能未见异常。

上腹部CT平扫提示：与上次出院CT对比：胰腺显示模糊，密度不均匀，体尾部体积缩小，主胰管稍扩张，胰周脂肪间隙模糊，累及小网膜囊区及双侧肾前筋膜，较前稍进展；胰腺颈－体部区域可疑小团片状环形稍高密度，中央稍低密度影，边界欠清，性质？胃周多发迂曲血管影像。

上腹部MRI提示：胰腺体尾部局限性增大，增强扫描胰腺实质内及胰周团片状、条片状稍低强化影，考虑胰腺炎可能性大，胰周脂肪间隙模糊。胰腺体部后方区域团块状异常信号灶，大小约 2.8cm×2.3cm，增强扫描动脉期灶内明显较均匀动脉样高强化，静脉期延迟期强化持续，病灶与后方脾动脉关系密切；该区域后方主胰管明显迂曲、扩张；上述改变，可疑假性动脉瘤形成。脾静脉局部显示不清，胃周、胃底区域多发迂曲血管影显示，侧支血管开放？

二、诊治过程

入院后予以抑酸护胃，抑制胰液分泌和胰酶活性、通便、补液维持水、电解质平衡，营养支持等治疗。住院期间出现解黑便，消化道出血，复查血常规：血红蛋白 65g/L，红细胞 $1.96×10^{12}$/L，白细胞 $3.34×10^9$/L，平均红细胞体积 101.5fl，红细胞压积 19.9%，血小板 $175×10^9$/L，中性粒细胞计数 $2.23×10^9$/L。血生化：白蛋白 33.3g/L，丙氨酸氨基转移酶 141U/L，天门冬氨酸氨基转移酶 100U/L，胆碱酯酶 134U/L，总蛋白 57.1g/L，前白蛋白 121mg/L，C 反应蛋白 7.0mg/L，脂肪酶 95U/L，碱性磷酸酶 100U/L，淀粉酶 116U/L。完善胃镜检查：胃底静脉曲张。腹部增强 CT：胰腺体部异常强化灶，大小约 3.0cm×2.6cm，病灶与后方脾静脉分界不清，后方脾静脉断续显影，提示脾静脉损伤并周围血肿形成，血肿边缘部分血栓化；邻近胰腺实质受压，远端主胰管明显扩张，胃周、胃底区域多发迂曲血管影显示，侧支血管开放？（病例 4 图 1）。

患者此次出血原因考虑胰腺假性动脉瘤、区域性门脉高压所致，故予以脾主动脉介入栓塞治疗。治疗后患者大便转黄，消化道出血逐渐停止，术后随访 1 年无消化道出血，血液分析恢复正常。综合以上资料分析，患者急性胰腺炎后发生假性动脉瘤致脾静脉受压迂曲，形成局限性门脉高压，选择动脉介入治疗胰腺炎相关性假性动脉瘤出血成功率高，同时明显减少脾动脉血流量，降低门脉压力，减轻静脉曲张，同时还保存了脾脏功能，治疗方法得当。

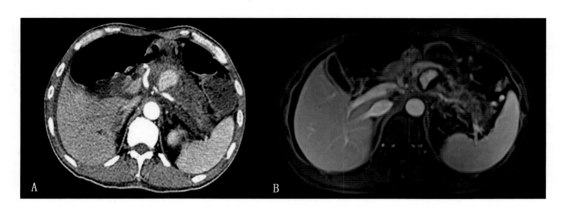

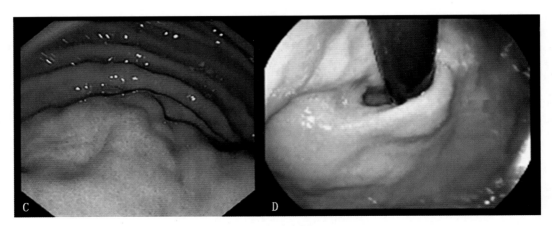

病例4图1　腹部增强CT

A：胰腺体部异常强化灶，大小约3.0cm×2.6cm，病灶与后方脾静脉分界不清，后方脾静脉断续显影，提示脾静脉损伤并周围血肿形成；B：胰腺体部后方区域团块状异常信号灶，大小约2.8cm×2.3cm，可见假性动脉形成，脾静脉局部显示不清，胃周、胃底区域多发迂曲血管影显示，侧支血管开放；C：局部胃壁黏膜下层可见广泛分布迂曲血管；D：血管介入栓塞治疗后1年复查结果，未见静脉曲张。

三、病例讨论

该患者因胰腺炎后形成假性动脉瘤，进而压迫、侵蚀脾静脉，导致脾静脉血流回门静脉不畅，从而形成门静脉高压，进一步导致侧支循环开放，该诊断明确，治疗有效。胰腺假性动脉瘤通常由胰腺胰酶的液体侵蚀胰腺内部或胰周动脉与假性囊肿永久性相通形成[1]。胰源性门脉高压症是指胰腺疾病及其并发症导致门静脉系统的属支（主要是脾静脉）阻塞、血液回流障碍而引起的区域性门脉系统压力升高[2]。在某些胰腺炎患者并发假性动脉瘤时可压迫脾静脉，导致脾静脉迂曲，血液回流受阻，进而导致区域性门脉高压。

1. 胰腺炎后假性动脉瘤　其形成是由于无论急性和慢性胰腺炎均会因蛋白水解酶导致血管壁的破坏，发生动脉炎，甚至动脉发生管壁部分破裂，进而在破口周围会形成血肿，血肿外层由已经机化纤维组织所包裹，故当动脉破口处持续同血肿腔相通时，就会形成假性动脉瘤。约14%的胰腺炎患者（多为慢性胰腺炎）可有动脉血管并发症。经导管动脉造影提高了胰腺炎血管相关性并发症的诊断率。最常受累动脉包括：胃十二指肠动脉、脾动脉、胰十二指肠动脉。胰腺相关假性动脉瘤约有45%累及脾动脉，其次为胃十二指肠动脉和胰十二指肠动脉的分支[3]。由于脾动脉邻近胰腺实质，所以在发生胰腺炎时，炎症最易累及脾动脉，导致脾动脉炎，血管壁破口，进而假性动脉瘤形成。脾动脉同胰腺实质的解剖学位置解释了在全部内脏动脉中脾动脉最易发展为假性动脉瘤的原因[4]。胰腺相关性假性动脉瘤最常见临床表现为腹痛、消化道出血、失血性休克。假性动脉瘤并非胰腺炎的常见并发症，但发生后致死率高。假性动脉瘤内由足够压力时，假性动脉瘤会不断增大，破裂出血后可流入腹膜、腹膜后、消化道或临近的假性囊肿内。当假性动脉瘤内出血经胆管并通过 Oddi 括约肌进入十二指肠时，临床则表现为呕血或黑便等消化道出血征象。死亡原因除出血本身外，还包括多器官功能衰竭和败血症。胰腺假性动脉瘤侵及胆管或胰管时，出血经胰管或胆管逆行进入胆管树并形成血栓，导致部分胆管梗阻，此时患者表现为梗阻性黄疸，梗阻状态持续会引起感染，甚至败血症，从而危及生命。

对于假性动脉瘤的检查有以下几种：①假性动脉瘤首选方法为腹部 B 超，临床应用广泛，简单易行，可以鉴别出真、假性动脉瘤、夹层动脉瘤和动脉旁血肿，并可协助判断假性动脉瘤是否破裂等严重并发症。当临床怀疑假性动脉瘤已破裂时，可急诊床旁进行腹部及腹腔彩色超声检查，筛查假性动脉瘤并估测腹腔内积液量，必要时可以超声引导下针对性穿刺明确。该检查无辐射且快速准确性较高。但超声诊断容易受肠气干扰，且诊断准确性依赖于操作者临床业务水平，故有一定局限性；②术前评估的首选检查时增强 CT，它对假性动脉瘤的诊断灵敏度在 70% 左右，假性动脉瘤破裂入胃腔或胰管可表现为消化道出血的症状，与曲张静脉破裂出血易混淆。增强 CT 可以准确地显示假性动脉瘤。但对于高龄、心肾功能差、造影剂过敏等患者有一定禁忌，同时对于小病灶的检查及检查同时干预治疗有一定局限性[5]。无创性 CT 血管造影检查已在很大程度上取代数字减影血管造影（DSA）成为诊断血管性疾病的首选检查方法，其灵敏度高达 94.7%，特异度为 90%；③ DSA 是假性动脉瘤诊断的金标准，DSA 检查出血的直接征象为造影剂外溢，间接征象主要有假性动脉瘤形成、血管壁毛糙、可疑区域动脉中断等；④磁共振血管成像（MRA）：MRA 适用于稳定型假性动脉瘤检查，其能充分评估血管，对于软组织有极高的分辨率，但在假性动脉瘤已经破裂的危急患者而言，RA 扫描时间长，不宜选用，此外，MRA 成本高，对于体内有金属植入患者禁忌完善磁共振检查，故该项检查实用性有限。

目前，胰腺相关假性动脉瘤的治疗，主要包括血管介入栓塞治疗、超声内镜引导下治疗、经皮超声引导下凝血酶注射和手术。血管介入栓塞治疗是胰腺相关假性动脉瘤治疗首选方式，治疗成功率达到 80% 以上，患者创伤及风险小、易耐受，应用范围广[6, 7]。但血管介入栓塞治疗复发率高，值得临床重视，一旦反复栓塞失败或者出现复发出血情况，应立即选择手术治疗。

2. 区域性门脉高压（RPH） 是指由多种原因引起的单纯性脾静脉阻塞导致脾胃区血管压力升高的一种门脉高压性疾病。其为肝外门脉高压的一种特殊类型，仅占肝外门脉高压的5%，被认为是唯一可治愈的门脉高压症。区域性门脉高压主要分为：胰源性门脉高压、脾源性门脉高压和腹膜后门脉高压。其中胰源性门脉高压最为常见[8]。胰源性区域性门脉高压作为胰腺炎另一并发症，也同假性动脉瘤有相同的特点：不常见但发生出血可危及生命。其常见病因分为：①胰腺炎导致大量含胰酶渗出液腐蚀脾静脉导致脾静脉炎，或胰酶入血引起高凝状态进一步诱发脾静脉栓塞进而导致回流障碍引起门脉高压；②胰腺良恶性肿瘤压迫脾静脉导致脾静脉阻塞引起门脉高压。胰源性门脉高压其临床表现往往没有特异性，部分患者仅表现为反复出现的脾区疼痛，少部分患者出现呕血及黑便。脾大及脾功能亢进常为其最常见临床表现，但因其无明显临床症状而未被及时发现。大部分胰源性门脉高压往往于内镜检查或影像学等检查中被发现。

目前胰源性门脉高压的诊断主要依靠内镜及影像学检查。其中影像学主要包括：①肠系膜血管造影：肠系膜造影为诊断区域性门脉高压的金标准，无创影像学手段无法确诊时可选用；②超声：腹部超声操作简单且无创，临床上常作为首选的检查方法，用于判断肝脏及脾脏大小及有无病变；③上腹部增强CT及MRI：可用于判断胰腺、肝脏、脾脏等脏器及其周边有无实质性病变及局部并发症，同时可判断血流受阻情况。增强CT可显示胰腺疾病、胃底静脉曲张和脾静脉血栓。MRI或MRCP有利于胰腺疾病及并发症诊断；④门静脉血管成像：可显示门静脉及分支血管成像，明确静脉血栓情况，同时可见曲张的静脉血管，可用于评估治疗效果；⑤胃镜及超声胃镜：可良好的显示食管及胃底的静脉曲张。通常认为，无肝脏疾病的孤立的食管及胃底静脉曲张是胰源性门脉高压的最具特征的临床表现。超声胃镜诊断胃底静脉曲张的准确率要高于胃镜，同时可鉴别胃壁内曲张静脉与胃黏膜下肿物，可发现胰腺、脾胃区的原发病变。胰源性门脉高压的诊断除依靠影像及内镜检查外还需注意与其他门脉高压的鉴别。

胰源性门脉高压的治疗主要强调原发疾病及曲张静脉本身的治疗。如针对胰腺肿瘤的放化疗，或针对胰管结石的体外冲击波碎石及ERCP。当患者脾静脉血栓未完全堵塞时，可予抗凝或溶栓等对症治疗，可防止血栓加重或实施血管再通。当患者未出现消化道出血及明显脾功能亢进时，或消化道出血量较少时，可考虑内科保守治疗。如使用生长抑素及其类似物等收缩血管相关药物，或内镜下治疗曲张静脉降低出血风险。值得注意的是，内镜下组织胶治疗对于该类患者不能作为首选，因为区域性门脉压导致的胃底静脉曲张破裂出血的患者如果选用组织胶注射注射，只是达到暂时止血目的，但短时间内大多会再次发生出血，且恶化较快[9]。当患者出现消化道出血及脾功能亢进时，外科手术是治疗胰源性门脉高压的主要办法，外科手术的原则为切除胰腺病灶＋脾脏切除术。目前介入治疗的地位在胰源性门脉高压治疗中的地位逐步增高。对于慢性胰腺炎，脾脏与腹腔组织粘连严重无法分离、切除的患者及脾动脉瘤破裂导致脾动静脉瘘形成的患者，血管介入均有较好疗效[10]。

四、病例点评

该例患者有反复胰腺炎病史，此次入院出现消化道出血，胃镜检查发现胃底静脉曲张。增强 CT 考虑胰腺体尾部假性动脉。根据患者病例资料不支持肝硬化门静脉高压，结合患者辅助检查考虑反复胰腺炎后假性动脉瘤导致区域性门静脉高压。治疗选择脾动脉介入栓塞治疗，在治疗假性动脉瘤的同时，减少脾动脉血液，减轻区域性门静脉高压，术后患者病情好转，术后 1 年随访未再出血。假性动脉瘤压迫脾静脉可导致区域性门静脉高压，临床遇到此类患者应警惕消化道出血及失血性休克风险，选择合适的治疗方式，避免严重后果出现。

（病例提供者：汪　洋　温江区人民医院）

（点评专家：付祥胜　成都医学院第一附属医院）

参考文献

[1]Larrey Ruiz L，Luján Sanchis M，Peo Muoz L，et al.Pseudoaneurysm associated with complicated pancreatic pseu-docysts[J].Rev Esp Enferm Dig，2016，108（9）：583-585.

[2]Bojal SA，Leung KF，Meshikhes AW.Raumatic pancreatic fistula with sinistral portal hypertension：Surgical management[J].World J Gastrointest Surg，2010，2（7）：251-254.

[3]Lupa cu C，Ursulescu C，Andronic D.Emergency pancreaticoduodenectomy for bleeding pancreatic pseudoaneurysm in patient with common mesentery and replaced right hepatic artery[J].Chirurgia（Bucur），2013，108（6）：910-914.

[4]Zarin M，Ali S，Majid A，et al.Gastroduodenal artery aneurysm-Post traumatic pancreatic pseudocyst drainage-An interesting case[J].Int J Surg Case Rep，2018，42（C）：82-84.

[5]廖铃，周静，李明星.超声造影诊断胰腺假性动脉瘤1例[J].中国超声医学杂志，2018，34（9）：835.

[6]Pilleul F，Beuf O.Diagnosis of splanchnic artery aneurysms and pseudoaneurysms，with special reference to contrast enhanced 3D magnetic resonance angiography：A review[J]Acta Radiol，

2004，45（7）：702-708.

[7]Won Y，Lee SL，Kim Y，et al.Clinical efficacy of transcatheter embolization of visceral artery pseudoaneurysms using N-butyl cyanoacrylate（NBCA）[J].Diagn Interv Imaging，2015，96（6）：563-569.

[8]Koklus S，Yuksel O，Arhan M，et al.Report of 24 Ieft-sided Portal hypertension cases：a single-center prospective cohort study[J].Dig Dis Sci，2005，50（5）：976-982.

[9]汤善宏，曾维政，陈虹彬，等.内镜下组织胶注射治疗区域性门静脉高压致胃底静脉曲张出血的疗效分析[J].临床肝胆病杂志，2015，31（8）：1283-1286.

[10]Kökl ü S，Köksal A，Yolcu OF，et al.Isolated splenic vein thrombosis：an unusual cause and review of the literature[J].Can J Gastroenterol，2004，18（3）：173-174.

胰腺炎后部分脾静脉血栓导致区域性门静脉高压

一、病历摘要

（一）病史简介

患者男性，31岁，主因"反复解黑便1个月，复发伴呕血4天"入院。

现病史：患者于1个月前无明显诱因出现解黑便，质稀，3～4次/日，每次量30～50g，无恶心、呕吐、呕血、畏寒、发热，无头晕、头痛、心慌、乏力，未予重视，未诊治。平素仍反复黑便，质稀，3～4次/日，每次具体量不详。4天前，患者无明显诱因出现呕吐，呕吐物为咖啡色胃内容物，共1次，具体量不详，仍伴有黑便，性质同前。至某医院住院治疗，住院期间反复解血便，未再呕血，予以积极治疗，患者自诉1天前大便颜色由黑转黄，现为求进一步治疗，遂至我院，急诊以"急性上消化道出血"收入我科住院治疗。

既往史：13年前曾患有"肺结核"，自诉已治愈；2年前患者在当地医院发现"贫血"，建议行骨髓穿刺，但患者拒绝，未行进一步诊治；既往有"慢性胃炎"病史1年余，未治疗。1年前患者因腹痛至某三甲医院住院治疗，诊断考虑"急性胰腺炎"，自诉已治愈。

（二）体格检查

体温37.5℃，脉搏101次/分，呼吸19次/分，血压103/45mmHg。神志清楚，精神差，全身皮肤黏膜无黄染，未见肝掌及蜘蛛痣，各浅表淋巴结无肿大。面色、睑结膜苍白，球结膜无充血水肿，巩膜无黄染，右侧颈根部可见1深静脉置管。心肺听诊无明显异常。腹部丰满，未见腹壁静脉曲张，无压痛、反跳痛及肌紧张，肝脾肋下未触及，肝区无叩痛，双肾区无叩痛，移动性浊音阴性，肠鸣音4～5次/分，无气过水声。双下肢未见水肿。

（三）辅助检查

血常规：中性粒细胞百分比80.6%、红细胞2.91×10^{12}/L、血红蛋白58g/L、红细胞比容21.9%、血小板220×10^9/L，其余未见明显异常。

肝功能：谷草转氨酶208U/L，谷丙转氨酶247U/L，谷氨酰转肽酶529U/L，其余未见明显异常。

血清淀粉酶、脂肪酶正常；肝炎标志物全套、自身抗体谱均阴性；大便隐血阳性。

中上腹 MRI：①门静脉血栓形成致门静脉、脾静脉闭塞伴门静脉海绵样变；②胰腺炎可能，腹膜炎，双肾小囊肿，腹腔少许积液，肝门部、肠系膜及腹膜后多发淋巴结显示；③扫描范围内骨质信号异常，多系造血功能活跃所致。

胸部平扫 CT 及中、上腹部增强 CT：①门静脉海绵样变性，门静脉栓子形成可能，脾静脉未见明显显示；②食管胃底静脉曲张；腹腔积液；脾脏体积增大，局部脾脏梗死；③胆总管壁稍增厚，炎症，肝内胆管稍扩张；④腹腔、腹膜后淋巴结显示；⑤双肺下叶炎症；双肺散在纤维索条；左肺下叶钙化灶；双侧少量胸腔积液。

心电图：窦性心律，正常心电图；胃镜：食管 – 胃底 – 胃体静脉曲张（重度，G0V1&G0V2），门脉高压性胃病。

二、诊治过程

结合患者上述现病史、体征和实验室检查，临床诊断考虑为：①区域性门脉高压；急性上消化道出血；重度贫血；食管 – 胃底 – 胃体静脉曲张（重度）；门静脉血栓形成门静脉；脾静脉闭塞伴门静脉海绵样变；门脉高压性胃病；②双肺肺炎；③急性胰腺炎。予以生长抑素止血、抑酸护胃、输血等治疗。后患者大便隐血阴性。复查血常规：血红蛋白 78g/L。患者病情好转。住院期间拔除颈内静脉置管后 2 天，患者右侧颈部见一大小约 4cm×5cm 大小包块，无红肿、破溃，质硬，触痛，皮温不高，查体表包块彩超：右侧颈内静脉血栓形成：右侧颈内静脉近心段管径增宽，最大管径约 19.1mm，其内可见条状稍强回声及弱回声充填，CDFI：其内及周边未见明显血流信号。结合患者有颈内静脉置管史，考虑为右侧颈内静脉血栓形成。急诊行上腔静脉造影＋滤器置入术，并予以华法林抗凝等治疗。并最终转入肝胆外科行腹腔镜脾脏切除术。术后随访至今，患者未再出现黑便及呕血等症状。

三、病例讨论

患者为青年男性，因"反复解黑便 1 个月，复发伴呕血 4 天"入院，既往有"急性胰腺炎"病史。中、上腹部增强 CT：①门静脉海绵样变性，门静脉栓子形成可能，脾静脉未见明显显示；②食管胃底静脉曲张；腹腔积液；脾脏体积增大，局部脾脏梗死。腹部 MRI 提示：门静脉血栓形成致门静脉、脾静脉闭塞伴门静脉海绵样变。患者主要表现为胃底或兼有食管下端静脉曲张，伴上消化道出血史。其致病机制为门静脉血栓及脾静脉闭塞→脾静脉血液回流受阻→区域性门脉高压→胃底静脉曲张→上消化道出血。该患者既往有胰腺炎病史，很可能是静脉形成血栓的原因。但患者既往有贫血病史；腹部 MRI：骨质信号异常，多系造血功能活跃所致；虽患者目前血小板未见明显异常，但患者有脾大，不排除有脾功能亢进，导致血小板相对性正常可能，仍需进一步完善检查，以排除血液增殖性疾病如原发性血小板增多症、红细胞（嗜酸性粒细胞）等增多症、骨髓纤维化、阵发性血红蛋白尿；纤溶能力降低的先天性或后天性因素等。

区域性门脉高压症（regional portal hypertension，RPH）临床较少见，属于肝外型门静脉高压症的特殊类型，约占肝外型门静脉高压症 5%。RPH 按病因分为胰源性（急慢性胰腺炎、胰腺假性囊肿及脓肿、胰腺肿瘤、胰腺结核、假性动脉瘤、胰腺动静脉瘘等）、脾源性（脾脏血管性病变所致，包括脾静脉纤维化、脾动脉瘤、脾静脉海绵样变、先天性脾静脉狭窄或闭塞、脾脓肿、脾内动静脉瘘、副脾等）和腹膜后源性［主要由腹膜后炎症、肿瘤等引起，包括腹腔内非胰腺肿瘤（淋巴瘤、肉瘤）、腹腔内淋巴结结核、腹膜后纤维化、腹部外伤等］，其中胰源性门脉高压症（pancreatic portal hypertension，PPH）占大多数[1]。

胰源性门脉高压症，是由胰腺的多种疾病导致的门静脉分支（如脾静脉）狭窄、闭塞以及血栓形成，继而发生脾静脉血液回流受阻产生区域性门脉高压[2]。发病基础是脾静脉走行于胰腺后方，相对于肠系膜上静脉与胰腺位置更为紧密。当胰腺发生急慢性炎症、肿瘤、创伤等并发胰腺周围病变时，脾静脉壁受压、管腔变窄；或炎症、肿瘤的侵蚀造成血管痉挛、内膜损害和血流淤滞，进而引起脾静脉血栓形成，导致脾胃区门静脉系统压力升高。为了代偿从而会出现侧支循环，常见的侧支循环包括：①胃短静脉→胃冠状静脉→门静脉，这是孤立性胃底静脉曲张的基础；②胃短静脉→胃网膜左静脉→胃网膜右静脉→肠系膜上静脉；③胃短静脉→冠状静脉→食管下静脉→奇静脉[3]。

胰源性区域性门静脉高压的临床表现主要包括引起脾静脉回流受阻的胰腺本身疾病临床表现以及门静脉脾胃区静脉压力增高的临床表现，并且无肝硬化临床表现及体征，肝功能多基本正常。诊断要点：①原发性疾病的特点；②孤立性胃底静脉曲张或合并食管下段静脉曲张，部分患者合并上消化道出血，贫血；③脾脏肿大，部分患者有脾亢进；④肝功能正常，无肝硬化[4]。治疗上主要包括治疗胰腺原发疾病、解除门脉高压、处理并发症三个部分。具体方式主要包括内科药物治疗、内镜下治疗、介入治疗及手术治疗，其中手术治疗被认为是最有效的治疗方式。当脾静脉受压或阻塞引起的门静脉高压是可行脾切除手术，已减少脾动脉血供而减轻静脉曲张和减轻侧支的血流量。而对于不能耐受手术、原发疾病不能去除而不宜手术或出现重度胃底静脉曲张及中重度脾功能亢进需要处理者可行介入治疗（比如有选择性脾动脉栓塞术、内镜下曲张静脉套扎术和硬化剂注射）。

四、病例点评

区域性门脉高压症（regional portal hypertension，RPH）在是由脾静脉狭窄或闭塞引起的一种临床综合征，是一种罕见的、危及生命的上消化道出血疾病，却是门静脉高压症中唯一可以治愈的类型。RPH 的临床表现主要有两方面的临床综合征：一是引起脾静脉回流受阻的基础疾病的临床表现，如胰腺肿瘤常出现腹痛、腰背部疼痛、消瘦；慢性胰腺炎常出现慢性不规则腹痛、恶心、呕吐等；二是门静脉脾胃区静脉压力增高的临床症状，如脾脏淤血性肿大、胃底静脉曲张，少数情况下出现食管下段静脉曲张，严重者可能发生静脉曲张破裂出血。RPH 缺乏统一的诊断标准，由于缺乏特异性临床表现，胃镜下发现孤立性胃底静脉曲张是 RPH 区别于一般门脉高压症的重要特征之一，因此无慢性肝病基础的患者出现上消化道出血和不明原因脾大，特别是胃镜发现孤立性胃底静脉曲张时应考虑 RPH，血管造影是诊断 RPH 的金标准。治疗上应针对原发疾病，对于并发静脉曲张破裂出血的患者行脾切除手术是首选治疗方法。本病例考虑胰腺炎后脾静脉血栓引起区域性门静脉高压，提供了有关病史、影像学等资料，描述了 RPH 相关血流动力学特征，疾病的发病基础、临床特点和治疗方法。希望能为类似患者的临床诊断和治疗提供参考。

（病例提供者：汤　宇　成都大学附属医院）

（点评专家：李春燕　中国人民解放军西部战区总医院）

参考文献

[1]施宝民，王秀艳，王亚力，等.区域性门静脉高压症的诊断与治疗[J].中华肝胆外科杂志，1999，5（1）：53-54.

[2]曾仲，董家鸿，王曙光，等.脾胃区门静脉高压症的病因探讨及治疗对策[J].中华普通外科杂志，2006，21（5）：324-326.

[3]张桂英，王烁.区域性门静脉高压症的诊断和治疗[J].中国现代医学杂志，2021，31（24）：1-6.

[4]唐亮.中国3576例区域性门脉高压症患者临床特征分析[D].陆军军医大学，2019.

脾切除治疗慢性胰腺炎致脾静脉血栓相关区域性门脉高压

一、病历摘要

（一）病史简介

患者男性，58岁，主因"反复黑便1个月余，呕血2小时"入院。

现病史：患者于1个月余前，无明显诱因出现黑便、柏油样大便，外院胃镜检查提示胃底黏膜隆起，不除外静脉曲张。经过药物保守治疗，患者黑便症状缓解。后于我院胃镜检查提示胃静脉重度曲张伴出血，给予内镜下胃底静脉曲张组织粘合剂治疗。后患者仍出现反复黑便。入院前2小时，患者再次呕血约200ml，鲜血，含血凝块。为求进一步诊治遂来我科就诊，门诊以"上消化道出血"收住消化内科。此次患病以来，患者神清，精神、饮食、睡眠欠佳，反复解黑色稀便，小便量少，近期体重未见明显增减。

既往史：自诉有30余年饮酒史，每日饮酒量至少200g，7年前开始饮酒量减少，并且反复5次患胰腺炎，每次均经住院治疗后好转。否认家族遗传病史。

（二）体格检查

体温36.5℃，脉搏112次/分，呼吸18次/分，血压108/74mmHg。神志清楚，贫血貌，全身皮肤及双侧巩膜无黄染。浅表淋巴结未触及明显肿大，未见肝掌、蜘蛛痣，双肺呼吸音清，腹部平坦，未见腹壁静脉曲张，未见胃肠型及蠕动波。腹部柔软，全腹无压痛、反跳痛及肌紧张，全腹未触及包块，未见异常搏动，无液波震颤，肝肋下未触及，脾大达肋下三横指，肝-颈静脉回流征阴性，胆囊未触及明显异常，墨菲征阴性，膀胱不胀，双肾未触及。腹部叩诊呈鼓音，移动性浊音阴性，肝上界位于右锁骨中线第5肋间，肝区叩击痛阴性，双肾叩击痛阴性。肠鸣音活跃（7~8次/分）。未闻及振水音及血管杂音。生理反射存在，病理反射未引出。双下肢无明显水肿。

（三）辅助检查

血常规：红细胞 $2.98 \times 10^{12}/L$，血红蛋白67g/L，血小板 $90 \times 10^9/L$。

肝肾功能、凝血功能、未见明显异常。传播九项均阴性。

心电图：①窦性心律，心率84次/分；②完全性右束支传导组装；③左室高电压；④心电轴左偏。

腹部彩超：门静脉主干内径约1.3cm，胆囊腔内多发点状强回声，考虑胆泥，脾大。腹部CT提示：考虑肝硬化，门脉增宽，脾大。

二、诊治过程

患者初步考虑诊断为：①酒精性肝硬化失代偿期？②门脉高压；③脾大。予以埃索奥美拉唑抑酸、生长抑素收缩内脏血管止血及纠正贫血、左氧氟沙星抗感染、补液营养支持等对症处理。急诊胃镜检查提示：胃底静脉曲张伴出血，同时进行了第二次内镜下胃底静脉曲张组织粘合剂治疗。但术后患者仍反复出现呕血症状，拟安排急诊经颈静脉肝内门体分流术（transjugular intrahepatic portosystemic shunt，TIPS）止血治疗。术中穿刺门静脉后造影提示肝内门静脉基本正常、门脉主干稍增宽，门静脉压力基本正常，但脾静脉及胃冠状静脉未见显示（病例6图1）。未进行肝内门体分流术。

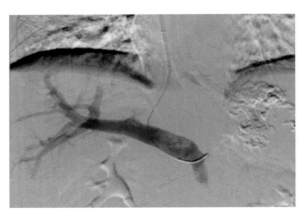

病例6图1　门静脉造影显示门静脉扩张，但脾静脉和胃冠状静脉未成像

随后，给予再次腹部增强CT＋门脉重建显示：门静脉主干稍扩张，胃冠状静脉从门静脉发出后显示扩张、迂曲。同时可见脾静脉在门静脉期未显示任何血流信号（病例6图2），门脉系统血管重建图像中未显示脾静脉及脾脏信号。

综上检查结果表明：该患者的顽固性胃底静脉曲张出血不是由酒精性肝硬化相关门脉高压引起，而是由反复胰腺炎后导致了完全性脾静脉血栓形成，从而引起的左侧局部门脉高压所致。鉴于患者一般情况不佳，若行脾动脉栓塞治疗可能出现严重的并发症。因此，我院普通外科选择了对其行开腹脾脏切除术。在手术过程中可观察到肝脏的大小、颜色及质地基本正常，但脾脏与胃、横结肠及左肾脏等器官和组织广泛粘连，术中

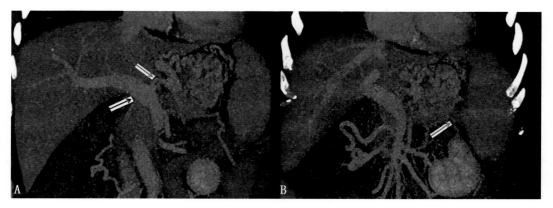

病例6图2　腹部增强CT＋门脉重建

A：门静脉主干稍扩张，胃冠状静脉从门静脉发出后显示扩张、迂曲；B：门静脉期的脾静脉血流信号缺失，脾门区及胃底血供丰富。

约花费两个小时来分离广泛的粘连。在分离粘连及结扎脾动脉和胃短静脉后，成功地切除了脾脏，术中可触及胰腺硬度明显增高。脾脏切除术后标本可见脾静脉已完全被血栓堵塞，病理结果也进一步证实了脾静脉血栓形成。患者于脾切除术后1个月，复查内镜检查显示胃底静脉曲张明显减少，腹部B超检查显示门静脉大小正常（病例6图3）。

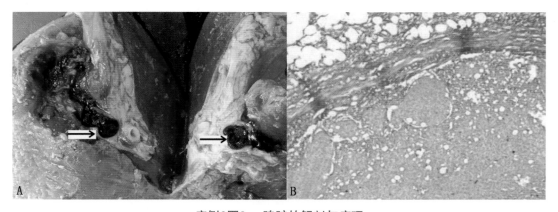

病例6图3　脾脏的解剖与病理

A：术后标本见脾静脉完全被血栓堵塞；B：病理切片见脾静脉内已完全被血栓填塞。

三、病例讨论

这例胰腺炎引起的完全脾静脉血栓形成，导致顽固性胃底静脉曲张出血。该患者首次误诊为酒精性肝硬化、门脉高压，经过血管介入门静脉造影和320排增强CT门静脉重建后，患者最终被诊断为胰腺炎后完全性脾静脉血栓形成所致的区域门静脉高压。正常情况下，脾动脉血液流经脾脏后流入脾静脉，胃底、大弯侧血流经胃短、胃后静脉汇入脾静脉。当脾静脉完全阻塞时，脾门区血流压力增大，从而导致脾脏充血和增大，引起"左侧"高代谢循环状态，脾动脉增粗供血增多，脾门区血流增多压力进一步增大的恶性循环，血流必须通过胃短静脉逆流到胃底静脉，导致胃底静脉曲张显著升高，并通过胃冠状静脉静脉回流至门静脉主干，因此胃冠状静脉会增大，回流到门脉主干血流增多导致门静脉增大（病例6图4）。通常胃底静脉曲张分为两型，一种是胃底静脉曲张合并有食管静脉曲张或者与食管静脉曲张相连，我们称为"GEV2型"，LGV（胃左静脉）、SGV（胃短静脉）及PGV（胃后静脉）均参与了供血，脾/胃–肾静脉分流约占20%，多为肝硬化门脉高压患者属于此类型；另一种是静脉曲张孤立位于胃底，无食管静脉曲张，称为"IGV1型"，多因PGV和（或）SGV回流受阻导致胃底静脉曲张，部分伴有脾/胃–肾静脉分流，区域性门脉高压属于此类型。反复的胰腺炎导致脾门周围组织粘连，脾静脉受压后回流受阻，导致脾大，SGV及PGV压力增大，形成了胃底静脉曲张，可合并胃肾分流（GRV）、脾肾分流（SRV）。相对于肝硬化门脉高压患者，经长达数十年病变，可再生出各种侧支循环来分流，而区域性门脉高压患者多数时间较短，分流道明显少于肝硬化门脉高压患者，因流出道较少、压力增高速度较快，而反复内镜下治疗后脾门区压力会进一步增大，效果不佳，因此根据血管分流情况，该患者行外科脾切除有效地解决了导致胃底静脉曲张的根源问题。因此，这种血液流变学解释了该患者的所有症状、体征、实验室检查和影像学数据。

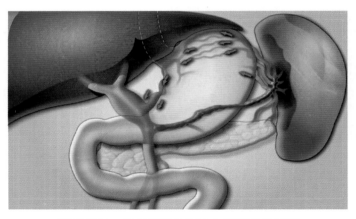

病例6图4　患者病理生理及血流变化示意图

胃底静脉曲张（gastric varices，GV）是门脉高压患者最常见的并发症之一，其死亡率可在6周内达到高达20%[1]。目前，经内镜下组织胶（氰基丙烯酸酯）注射治疗被推荐作为胃底静脉曲张出血的初步治疗方法，在本中心大量临床实践及许多研究中[2-5]，这种组织粘合剂治疗对大多数胃底静脉曲张的患者有效。但是仍可能对某些特殊因素导致 GV 疗效欠佳，如脾静脉血栓形成相关的局限性门脉高压（也称为左侧门脉高压、区域性门脉高压或胰源性门脉高压）。

脾静脉血栓引起的区域性门脉高压，可导致胃底静脉曲张破裂出血，从而危及患者生命[6]。这类疾病与肝硬化门脉高压患者不同的是他们的肝功能基本正常[7]，但其死亡率显著高于其他原因所致的胃静脉曲张破裂出血患者[6, 8]。以往的一项研究表明，多达37 种不同的特定病因可能导致脾静脉血栓形成[9]，其中最常见的就是胰腺炎[10]。患有胰腺炎的患者并发脾静脉血栓的概率达 7% ~ 20%[11]。1920 年 Hirschfeldt 最先报导胰腺炎引起的脾静脉血栓，其他引起脾静脉血栓的原因还有骨髓增生性肿瘤，胃肠道、胰腺及肝脏的恶性肿瘤，肝硬化，胰腺外分泌癌、转移性脾脏恶性肿瘤对脾静脉压迫，微创胰腺末端切除术和脾脏裂伤等[12-20]。

脾静脉是起源于脾脏，位于脾动脉后下方，走形于胰腺体和尾部后面，沿途收纳胃短静脉、胃网膜左静脉、胃后静脉、肠系膜下静脉及来自胰的一些小静脉，向右达胰颈处与肠系膜上静脉汇合成门静脉主干。因此，其旁的胰腺炎的强烈刺激可使脾静脉内皮受损，进而引起脾静脉血栓形成和梗阻。自 1920 年首次报道胰腺炎引起的脾静脉血栓形成以来[12]，胰腺炎有五种类型：慢性胰腺炎、急性胰腺炎、家族性胰腺炎、创伤性胰腺炎和自身免疫性胰腺炎，其中慢性胰腺炎为主要病因[21-25]。本病例是慢性胰腺炎相关脾静脉血栓形成引起的区域性门脉高压，患者接受了部分脾动脉栓塞治疗[26]。其次，急性胰腺炎是脾静脉血栓形成的另一个常见原因[27-29]。此外，还有家族性[30]、创伤性[31]和自身免疫性[32]胰腺炎引起的脾静脉血栓形成和胃底静脉曲张。

目前，抗血栓治疗已被推荐用于静脉血栓栓塞性疾病[33-36]，一项机构（梅奥诊所）数据库搜索显示，1996 年 1 月至 2006 年 12 月，共有 2454 例患者被诊断为急性胰腺炎，并在 45 例患者中发现脾静脉血栓形成（1.8%），口服抗凝治疗在这些患者中被认为是合理安全的[37]。然而，对于慢性胰腺炎，脾静脉血栓的发生率可达 20% ~ 40%[38-40]，对于完全性脾静脉血栓患者，抗血栓治疗可能会加重眼底静脉曲张导致出血的风险。

因此，脾动脉栓塞术是治疗脾静脉血栓所致胃静脉曲张出血的最佳治疗方法之一[41-44]。然而，根据动脉栓塞的比例和患者的情况不同，脾动脉栓塞后通会出现称作"栓塞后综合征"不良反应，包括腹痛、发热、呕吐和脓性感染。此外，另一项研究表明，脾静脉经颈血管内再通是一种安全有效的治疗方案，在局部门脉高压患者中，与增加手术相关并发症的风险无关[45, 46]。但对于这个患者来说，由于大量失血，一般情况很差。剖腹进行脾切除术也许是个体化治疗的最佳选择之一。

四、病例点评

本病例慢性胰腺炎引起的完全脾静脉血栓导致区域性门静脉高压，进一步引起顽固性胃底静脉曲张出血，最终行脾切除治疗。该患者因长期大量饮酒史、上消化道曲张静脉破裂出血被误诊为酒精性肝硬化，在行门静脉造影、测压过程中发现了该类特异性血流动力学特点。病例提供了有关病史、影像学和病理数据的细节，描述了与肝硬化门脉高压差异较大的血流动力学特征，也回顾了疾病的发病和治疗方法。该类患者临床表现与肝硬化门脉高压相似，但病理生理、血流动力学等差异很大，如不及时准确诊断，患者很可能因胃底曲张静脉破裂出血死亡；若能及时诊断并采取有效治疗措施，患者预后往往明显优于肝硬化门脉高压患者。本例患者可为胰源性区域性门脉高压提供个体化诊治借鉴。

（病例提供者：何　煊　卓　越　单佳燕　中国人民解放军西部战区总医院）

（点评专家：靳海峰　联勤保障部队第九八○医院）

参考文献

[1]Sarin SK，Kumar A.Gastric varices：profile，classification，and management[J].Am J Gastroenterol，1989，84（10）：1244-1249.

[2]Huang YH，Yeh HZ，Chen GH，et al.Endoscopic treatment of bleeding gastric varices by N-butyl-2-cyanoacrylate（Histoacryl）injection：long-term efficacy and safety[J].GastrointestEndosc，2000，52（2）：160-167.

[3]Chang CJ，Hou MC，Lin HC，et al.The safety and probable therapeutic effect of routine use of antibiotics and simultaneously treating bleeding gastric varices by using endoscopic cyanoacrylate injection and concomitant esophageal varices with banding ligation：a pilot study[J].GastrointestEndosc，2010，71（7）：1141-1149.

[4]Mishra SR，Sharma BC，Kumar A，et al.Primary prophylaxis of gastric variceal bleeding comparing cyanoacrylate injection and beta-blockers：a randomized controlled trial[J].J Hepatol，2011，54（6）：1161-1167.

[5]Sharma BC，Banka AK，Rawat A，et al.Gastric varices in cirrhosis versus extrahepatic portal venous obstruction and response to endoscopic N-Butyl-2-cyanoacrylate injection[J].J ClinExp Hepatol，2013，3（1）：19-23.

[6]Sato T，Yamazaki K，Toyota J，et al.Gastric varices with splenic vein occlusion treated by splenic arterial embolization[J].Journal Gastroenterol，2000，35（4）：290-295.

[7]Trudeau W，Prindiville T.Endoscopic injection sclerosis in bleeding gastric varices[J].Gastrointest Endosc.1986，32（4）：264-268.

[8]Köklü S，Coban S，Yüksel O，Arhan M.Left-sided portal hypertension[J].Dig Dis Sci，2007，52（5）：1141-1149.

[9]Lareo J，Gea F，Abreu C，et al.Isolated splenic vein thrombosis[J].J ClinNutr Gastroenterol，1986，1（6）：221-224.

[10]Köklü S，Yüksel O，Arhan M，et al.Report of 24 left-sided portal hypertension cases：a single-center prospective cohort study[J].Dig Dis Sci，2005，50（5）：976-982.

[11]Heider TR，Azeem S，Galanko JA，et al.The natural history of pancreatitis-induced splenic vein thrombosis[J].Ann Surg，2004，239（6）：876-882.

[12]Hirschfeldt H.Die Erkankungen der Milz：Die HepatolinealErkankungen[J].Berlin：J，1920，384.

[13]De Stefano V，Martinelli I.Splanchnic vein thrombosis：clinical presentation，risk factors and treatment[J].Intern Emerg Med，2010，5（6）：487-494.

[14]Gianotti R，Charles H，Hymes K，et al.Treatment of gastric varices with partial splenic embolization in a patient with portal vein thrombosis and a myeloproliferative disorder[J].World J Gastroenterol，2014，20（39）：14495-14499.

[15]Thatipelli MR，McBane RD，Hodge DO，et al.Survival and recurrence in patients with splanchnic vein thromboses[J].Clin Gastroenterol Hepatol，2010，8（2）：200-205.

[16]Tzur I，Almoznino-Sarafian D，Dotan E，et al.Splenic vein thrombosis following abdominal compression and vibration：a case report[J].Angiology，2008，59（4）：514-516.

[17]Dedania N，Agrawal N，Winter JM，et al.Splenic vein thrombosis is associated with an increase in pancreas-specific complications and reduced survival in patients undergoing distal pancreatectomy for pancreatic exocrine cancer[J].J Gastrointest Surg，2013，17（8）：1392-1398.

[18]Hiraiwa K，Morozumi K，Miyazaki H，et al.Isolated splenic vein thrombosis secondary to splenic metastasis：A case report[J].World J Gastroenterol，2006，12（40）：6561-6563.

[19]Kang CM，Chung YE，Jung MJ，et al.Splenic vein thrombosis and pancreatic fistula after minimally invasive distal pancreatectomy[J].Br J Surg，2014，101（2）：114-119.

[20]Nomura T，Keira N，Urakabe Y，et al.Fatal splenic laceration in a young woman caused by idiopathic isolated splenic vein thrombosis[J].Intern Med，2009，48（11）：907-910.

[21]Longstreth GF，Newcomer AD，Green PA.Extrahepatic portal hypertension caused by chronic

pancreatitis[J].Ann Intern Med，1971，75（6）：903-908.

[22]Little AG，Moossa AR.Gastrointestinal hemorrhage from left-sided portal hypertension.An unappreciated complication of pancreatitis[J].Am J Surg，1981，141（1）：153-158.

[23]Moossa AR，Gadd MA.Isolated splenic vein thrombosis[J].World J Surg，1985，9（3）：384-390.

[24]Bernades P，Baetz A，Levy P，et al.Splenic and portal venous obstruction in chronic pancreatitis：A prospective longitudinal study of a medical-surgical series of 266 patients[J].Dig Dis Sci，1992，37（3）：340-346.

[25]Heider TR，Azeem S，Galanko JA，et al.The natural history of pancreatitis-induced splenic vein thrombosis[J].Ann Surg，2004，239（6）：876-882.

[26]Tang S，He X，Wang Z.Partial splenic artery embolization treatment of chronic pancreatitis associated splenic vein thrombosis caused regional portal hypertension：a case report[J]. Linchuang Gandanbing Zazhi，2015，31（5）：771-772.

[27]Moossa AR，Gadd M.AIsolated splenic vein thrombosis[J].World J Surg，1985，9：384-390.

[28]Madsen MS，Petersen TH，Sommer H.Segmental portal hypertension[J].Ann Surg，1986，204（1）：72-77.

[29]Rogers C，Klatt EC.Splenic vein thrombosis in patients with acute pancreatitis[J].Int J Pancreatol，1989，5（2）：117-121.

[30]McElroy R，Christiansen PA.Hereditary pancreatitis in a kinship associated with portal vein thrombosis[J].Am J Med，1972，52（2）：228-241.

[31]Salam AA，Warren WD，Tyras DH.Splenic vein thrombosis：A diagnosable and curable form of portal hypertension[J].Surgery，1973，74（6）：961-972.

[32]Ishikawa T，Itoh A，Kawashima H，et al.Peripancreatic vascular involvements of autoimmune pancreatitis[J].J GastroenterolHepatol，2012，27（12）：1790-1795.

[33]Butler JR，Eckert GJ，Zyromski NJ，et al.Natural history of pancreatitis-induced splenic vein thrombosis：a systematic review and meta-analysis of its incidence and rate of gastrointestinal bleeding[J].HPB（Oxford），2011，13（12）：839-845.

[34]de Franchis R.Evolving consensus in portal hypertension.Report of the Baveno IV consensus workshop on methodology of diagnosis and therapy in portal hypertension[J].J Hepatol，2005，43（3）：167-176.

[35]Condat B，Pessione F，Helene Denninger M，et al.Recent portal or mesenteric venous thrombosis：increased recognition and frequent recanalization on anticoagulant therapy[J]. Hepatology，2000，32（3）：466-470.

[36]Kearon C，Kahn SR，Agnelli G，et al.Antithrombotic therapy for venous thromboembolic

disease：American College of Chest Physicians evidence-based clinical practice guidelines（8th edition）[J].Chest，2008，133（6 Suppl）：454-545.

[37]Harris S，Nadkarni NA，Naina HV，et al.Splanchnic vein thrombosis in acute pancreatitis：a single-center experience[J].Pancreas，2013，42（8）：1251-1254.

[38]Sakorafas GH，Sarr MG，Farley DR，et al.The significance of sinistral portal hypertension complicating chronic pancreatitis[J].Am J Surg，2000，179（2）：129-133.

[39]Weber SM，Rikkers LF.Splenic vein thrombosis and gastrointestinal bleeding in chronic pancreatitis[J].World J Surg，2003，27（11）：1271-1274.

[40]Agarwal AK，Raj Kumar K，Agarwal S，et al.Significance of splenic vein thrombosis in chronic pancreatitis[J].Am J Surg，2008，196（2）：149-154.

[41]Stone PA，Phang D，Richmond B，et al.Splenic artery embolization for the treatment of bleeding gastric varices secondary to splenic vein thrombosis[J].Ann Vasc Surg，2014，28（3）：737.e7-737.11.

[42]Sankararaman S，Velayuthan S，Vea R，et al.Severe gastric variceal bleeding successfully treated by emergency splenic artery embolization[J].Pediatr Int，2013，55（3）：e42-e45.

[43]Saugel B，Gaa J，Phillip V，et al.Splenic artery embolization in a woman with bleeding gastric varices and splenic vein thrombosis：a case report[J].J Med Case Rep，2010，4（4）：247.

[44]Paramythiotis D，Papavramidis TS，Giavroglou K，et al.Massive variceal bleeding secondary to splenic vein thrombosis successfully treated with splenic artery embolization：a case report[J].J Med Case Rep，2010，4：139.

[45]Gianotti R，Charles H，Hymes K，et al.Treatment of gastric varices with partial splenic embolization in a patient with portal vein thrombosis and a myeloproliferative disorder[J].World J Gastroenterol，2014，20（39）：14495-14499.

[46]Luo X，Nie L，Wang Z，et al.Transjugular Endovascular Recanalization of Splenic Vein in Patients with Regional Portal Hypertension Complicated by Gastrointestinal Bleeding[J].Cardiovasc Intervent Radiol，2014，37（1）：108-113.

脾静脉支架植入术治疗胰源性门静脉高压

一、病历摘要

（一）病史简介

患者女性，54岁，主因"反复腹痛7年，发现胃底静脉曲张2个月，黑便1次"入院。

现病史：患者7年前无明显诱因出现腹痛，不伴腹泻、呕吐、呕血、黑便、呼吸困难、反酸、胸痛等，院外诊断为"急性胰腺炎"，予"补液、禁食、禁饮"等治疗后好转。之后上述病情每年发作一次，均于治疗后好转。2个月前再发"急性胰腺炎"，并于院外发现胃底静脉曲张，期间解少量黑便1次。故为求进一步治疗入我院。本次入院时，无明显腹痛、腹泻、呕吐、呕血、黑便等症状。

既往史：高甘油三酯血症病史7年，坚持服非诺贝特胶囊控制血脂，诉血脂控制可。30年前曾诊断"黄疸型肝炎"。否认其他肝炎、结核或其他传染病史。胆囊切除术后4年。否认输血及使用血制品史。否认食物、药物等过敏史。预防接种史不详。无外伤史。无烟酒嗜好。

（二）体格检查

生命体征平稳。睑结膜苍白，巩膜、全身皮肤黏膜无黄染。未见肝掌及蜘蛛痣。全身浅表淋巴结未见明显肿大。颈静脉无怒张，心肺无明显异常。腹平坦，无腹壁静脉曲张。腹柔软，无压痛、反跳痛等。未见胃肠型或蠕动波。肝脾肋下未及，肝颈静脉反流征阴性，墨菲征阴性，移动性浊音阴性。无明显肾区叩击痛、肝区叩击痛、肠鸣音亢进。余查体未见明显异常。

（三）辅助检查

血常规：白细胞 2.8×10^9/L，血红蛋白 103g/L，血小板 52×10^9/L。

血生化：血葡萄糖 7.13mmol/L，甘油三酯 2.24mmol/L。

乙肝五项：HBsAb 及 HBcAb 阳性，余阴性。

大便隐血阳性。

肝功能、肾功能、电解质、甲状腺功能、凝血、免疫全套等检查未见明显异常。

腹部增强 CT：脾静脉未见显示，胃底侧支静脉显影，胰源性门静脉高压征象；胰腺形态不规则，周围脂肪密度高；脾脏稍大；肝脏钙化灶（病例 7 图 1A）。

入院胃镜报告：胃底可见蛇形迂曲，部分呈串珠状隆起的曲张静脉；食管无明显异常；慢性非萎缩性胃炎（病例 7 图 1C）。

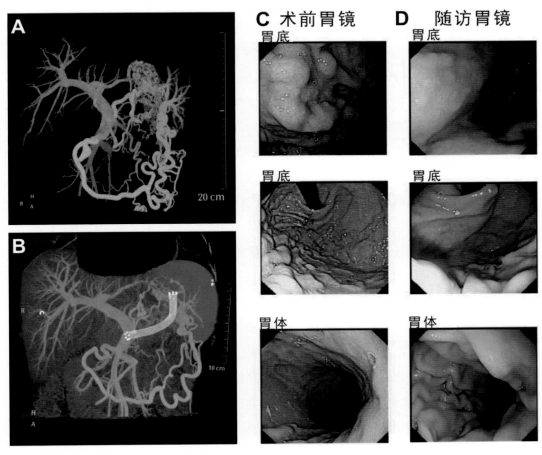

病例7图1　增强CT及胃镜结果

A：术前全腹增强 CT 三维重建图像，可见脾静脉不显影，大量胃底侧支静脉；B：脾静脉支架植入术后 1.5 年，全腹增强 CT 三维重建图像可见脾静脉支架通畅、胃底侧支静脉显影明显减少；C：术前胃镜见明显胃底静脉曲张征象；D：脾静脉支架植入术后 1.5 年，胃镜未见明显胃底、胃体静脉曲张征象。

二、诊治过程

排除手术禁忌后，予以脾静脉成形术及脾静脉支架植入术治疗。主要过程及术中所见：经右侧股动脉穿刺，插管至脾动脉造影，见脾动脉稍增粗迂曲，脾静脉显影不清，胃底及脾下极见大量侧支显影。于右侧腋中线在超声引导下经皮穿刺肝内门静脉右支，测量门静脉压力为 9mmHg。插管至门静脉下端，通过直接造影辨识脾静脉残端。反复探查进入脾静脉残端，以导丝反复尝试穿通闭塞的脾静脉，手术期间不时推注造影剂确认导丝位置，避免刺破血管。开通脾静脉后，测得近脾门处的脾静脉压力为 17mmHg。于脾门处行脾静脉造影，可见脾静脉主干闭塞，大量迂曲侧支循环形成。以球囊扩张闭塞脾静脉，置入 8mm×100mm 裸支架。再次行脾静脉造影可见回流通畅。常规超选择栓塞胃底曲张静脉丛。再次造影，见脾静脉支架内血流通畅且胃底曲张静脉明显减少。复测近脾门处的脾静脉压力降低为 12mmHg，门静脉压力稍升高为 10mmHg。

术后予以 1.25mg 1 次 / 日华法林抗凝防止支架内血栓形成，并予以补液、止痛等对症处理。患者状态平稳后予以出院。

脾静脉支架植入术后 1.5 年，血常规及肝肾功等常规检查未见异常，全腹增强 CT 可见脾静脉支架通畅、胃底侧支静脉显影明显减少（病例 7 图 1B），胃镜未见明显胃底、胃体静脉曲张征象（病例 7 图 1D）。术后 2 年发作"急性胰腺炎"一次，经对症治疗后好转。

目前术后 3 年，仍持续随访，术后未发生黑便、呕血。

三、病例讨论

本病例是较为典型的因反复胰腺炎导致的胰源性门静脉高压。该患者偶然行胃镜检查发现孤立性胃底静脉曲张，后解黑便 1 次，提示患者可能有静脉曲张出血。虽然并非严重、危及生命的大出血，但这类出血往往容易复发，如果出血量大甚至可能危及患者生命。由于内镜治疗效果不确定，该患者愿意尝试介入手术治疗胃底静脉曲张。脾静脉支架植入手术顺利。术后随访 3 年，患者无黑便、呕血等曲张静脉出血表现，血红蛋白水平恢复正常，CT 及胃镜均提示胃底静脉曲张明显减轻甚至消失。可见该患者接受脾静脉支架植入术后取得良好的临床疗效。

虽然胰源性门静脉高压导致的曲张静脉出血可以暂时通过内镜下硬化剂注射、套扎等保守方法控制，但由于这些措施无法降低脾静脉压力，故大多数患者易发生再次出血[1]。脾静脉支架植入术是可以同时降低脾静脉压力，而且保留脾脏功能的治疗措施。既往对脾静脉支架植入术治疗胰源性门静脉高压相关静脉曲张出血的研究较少，而且多数是个案报道。但这些有限的研究结果均显示脾静脉支架植入术可以有效控制曲张静脉出血及防止再次出血[2-4]，可见脾静脉支架植入术的疗效较为确切。另外，近来的研究显示，脾静脉支架植入术在防止静脉曲张出血的疗效上优于脾动脉栓塞[5]。不过，由于这些病例较为少见，目前尚无研究论证应当对哪些患者首选脾静脉支架植入术。我们认为，如果患者有强烈保留脾脏的意愿，可以首先尝试脾静脉支架植入术。然而，脾静脉支架植入术能否完全取代脾切除，尚缺乏论证，有待探索。

脾静脉支架植入术的技术难度较大，成功率不高[5]，可能是限制其推广的一个重要因素。既往已有研究者对脾静脉支架植入术的技术难点做过分析[6]，这些难点主要集中在术前对脾静脉梗阻情况的评估和术中如何控制导丝穿通闭塞脾静脉等方面。我们认为如果从门静脉侧开通闭塞脾静脉失败，不建议再尝试从脾门侧开通。其主要原因如下：①患者脾脏多有增大，穿刺脾脏血管容易引发脾破裂；②脾脏内血管往往较细，成功穿刺脾内血管的技术难度很大；③患者脾脏外的脾血管往往增粗，虽然可以穿刺，但一旦失败则容易发生腹腔内出血，风险较大；④脾门处血管汇合到脾静脉时的成角较大，在这种情况下控制导丝并反复尝试开通脾静脉的技术难度显著增加；⑤部分患者的脾静脉梗阻部位可以延伸到脾门附近，在这种情况下也难以通过穿刺脾门侧脾静脉做脾静脉的开通。因此我们建议，如果从门静脉侧行脾静脉支架植入术失败，患者可以直接考虑脾动脉栓塞、脾切除等方式进一步治疗胰源性门静脉高压相关的曲张静脉出血。

另外，一般认为支架内血流通畅且侧支循环血流明显减少即说明脾静脉支架植入术成功。但由于脾静脉压力增高是静脉曲张发生的原因，我们建议检测术前术后脾静脉－门静脉压力梯度。脾静脉支架植入术中应常规测量支架放置前、后的门静脉压力及狭窄远端脾静脉压力。狭窄远端脾静脉压力与门静脉压力的差值即为脾静脉－门静脉压力梯度。据经验，脾静脉支架植入术完成时，脾静脉－门静脉压力梯度应不大于2mmHg。然而该标准是否应该被认为是脾静脉支架植入术成功的标准之一，有待进一步大规模研究论证。

综上，脾静脉支架植入术是一种既可以恢复脾静脉血流、降低脾静脉压力，又可以保留脾脏功能的微创介入手术，有条件的单位可考虑首选脾静脉支架植入术控制胰源性门静脉高压相关的曲张静脉出血。

四、病例点评

胰源性门静脉高压是一种由于脾静脉梗阻或狭窄引起的肝前性门静脉高压[7]，因为其最常见的病因是急、慢性胰腺炎等胰腺疾病，因此常称为胰源性门静脉高压[8]。脾脏淤血可导致脾脏长大、脾功能亢进，同时脾静脉梗阻引发脾静脉压力升高，导致脾静脉的侧支循环（如胃短静脉、胃网膜左静脉等）开放，出现胃底静脉曲张（偶可伴食管静脉曲张）。由于这些曲张静脉可能引起致死性消化道大出血，且易与肝硬化等门静脉高压引起的曲张静脉出血混淆，可能导致误诊误治[1, 9]，故值得重视。

脾静脉远端压力升高是导致曲张静脉形成的直接原因，因而降低脾静脉压力可以有效防止曲张静脉出血。目前脾切除、脾动脉栓塞等是常用的治疗方法[10]。其中脾切除是较为公认的、可治愈胰源性门静脉高压的方法。然而，胰源性门静脉高压时，脾静脉压力显著增加使得脾血管明显增粗，加之胰腺炎后腹腔广泛粘连使得脾切除变得较为困难[5]；而且脾切除本身还可能进一步诱发门静脉血栓、感染等其他并发症[11]。如果能兼顾降低脾静脉压力及保存脾脏功能，对胰源性门静脉高压的预后更为有利。

脾静脉支架植入术可通过将血管支架置入闭塞或狭窄的脾静脉内，恢复脾静脉正常血流，从而降低脾静脉压力，消除侧支曲张静脉[2]。由于脾静脉支架植入术并不损害脾脏，故可以完整保存脾脏功能。基于上述原因，脾静脉支架植入术可能是一种更好的治疗胰源性门静脉高压相关曲张静脉出血的方法。本文介绍了1例脾静脉支架植入术治疗胰源性门静脉高压相关曲张静脉出血的典型案例，于临床有指导意义。

（病例提供者：张林昊 童 欢 四川大学华西医院）

（点评专家：吴 浩 四川大学华西医院）

参考文献

[1]Liu Quanda，Song Yang，Xu Xiaoya，et al.Management of bleeding gastric varices in patients with sinistral portal hypertension[J].Dig Dis Sci，2014，59（7）：1625-1629.

[2]El Kininy W，Kearney L，Hosam N，et al.Recurrent variceal haemorrhage managed with splenic vein stenting[J].Ir J Med Sci，2017，186（2）：323-327.

[3]Luo X，Nie L，Wang Z.et al.Transjugular endovascular recanalization of splenic vein in patients with regional portal hypertension complicated by gastrointestinal bleeding[J].Cardiovasc Intervent Radiol，2014，37（1）：108-113.

[4]Ghelfi J，Thony F，Frandon J，et al.Gastrointestinal bleeding due to pancreatitis-induced splenic vein thrombosis：Treatment with percutaneous splenic vein recanalization[J].Diagn Interv Imaging，2016，97（6）：677-679.

[5]Wei Bo，Zhang Linhao，Tong Huan，et al.Retrospective Comparison of Clinical Outcomes Following Splenic Vein Stenting and Splenic Arterial Embolization in Sinistral Portal Hypertension-Related Gastrointestinal Bleeding[J].AJR Am J Roentgenol，2021，216（6）：1579-1587.

[6]朱军，徐晓茜，罗剑钧，等.经皮脾静脉成形术治疗胰源性门静脉高压症[J].介入放射学杂志，2018，27（5）：415-418.

[7]Li Hui，Yang Zhenyu，Tian Feng.Clinical Characteristics and Risk Factors for Sinistral Portal Hypertension Associated with Moderate and Severe Acute Pancreatitis：A Seven-Year Single-Center Retrospective Study[J].Med Sci Monit，2019，25（1）：5969-5976.

[8]Wang Li，Liu Gui-Jie，Chen Yan-Xin，et al.Sinistral portal hypertension：clinical features and surgical treatment of chronic splenic vein occlusion[J].Med Princ Pract，2012，21（1）：20-23.

[9]周智勇，董海滨，任渝棠，等.不明原因长期脾肿大、急性上消化道出血1例报道[J].胃肠病学和肝病学杂志，2020，29（12）：1430-1431.

[10]Wang Qi，Xiong Bin，Zheng Chuansheng，et al.Splenic Arterial Embolization in the Treatment of Severe Portal Hypertension Due to Pancreatic Diseases：The Primary Experience in 14 Patients[J].Cardiovasc Intervent Radiol，2016，39（3）：353-358.

[11]Weledji Elroy P.Benefits and risks of splenectomy[J].Int J Surg，2014，12（2）：113-119.

部分脾动脉栓塞治疗慢性胰腺炎相关脾静脉血栓致区域性门静脉高压

一、病历摘要

（一）病史简介

患者女性，42岁，主因"反复呕血、黑便8年余"入院。

现病史：患者缘于8年前无明显诱因呕鲜血约200ml，解黑色稀便数次，伴晕厥，皮肤苍白，就诊于某院，给予"输血、抑酸、止血"等对症治疗后症状缓解出院。7年前患者再次出现上述症状，遂于外院，内镜检查诊断为"胃底静脉曲张、胰源性区域门脉高压、重度贫血"，予以相关治疗后，行外科开腹手术，由于脾脏与周围组织粘连严重，无法切除，遂给予"高选择性胃迷走神经切断术，下段食管近胃小弯血管离断术"，术后患者恢复尚可出院。出院后仍反复解黑色稀便，多次于外院胃镜下胃底曲张硬化治疗，上述症状缓解一段时间后仍反复解黑色稀便，并在外院行脾动脉栓塞术治疗两次后，患者仍有反复黑便症状，每次均在当地医院输液治疗后好转。为求进一步诊治遂来我院就诊，门诊以"消化道出血，中度贫血"收住消化内科。自发病以来，患者神清，精神、饮食、睡眠欠佳，反复解黑色稀便，小便量少，近期体重未见明显增减。既往体健，否认家族遗传病史。

既往史：既往患者1999年因患两次"重症急性胰腺炎"，后并发"胰腺假性囊肿"，并于2003年于外院行"胰腺假性囊肿空肠吻合术"。

（二）体格检查

体温36.7℃，脉搏103次/分，呼吸17次/分，血压110/77mmHg。神志清，贫血貌，全身皮肤、巩膜无黄染。浅表淋巴结未触及肿大，无肝掌、蜘蛛痣。双肺呼吸音清。腹部平坦，左上腹肋缘下及中上腹分别可见长约15cm、12cm手术瘢痕，未见腹壁静脉曲张，未见胃肠型及蠕动波。腹部柔软，全腹无压痛、反跳痛及肌紧张，全腹未触及包块，未见异常搏动，无液波震颤，肝肋下未触及，脾肋下可触及，肝-颈静脉回流征阴性，胆囊未触及明显异常，墨菲征阴性，膀胱不胀，双肾未触及。腹部叩诊呈鼓音，移动性浊音阴性，肝上界位于右锁骨中线第 5 肋间，肝区叩击痛阴性，双肾叩击痛阴性。肠鸣音 2 ~ 3 次 / 分，未闻及振水音及血管杂音。生理反射存在，病理反射未引出。

（三）辅助检查

入院后查凝血功能、电解质、肝肾功能、心电图、肿瘤标志物、血淀粉酶等未见异常。

实验室检查血常规：红细胞 3.44×10^{12}/L，血红蛋白 70g/L。

腹腔 320 排门脉造影 CT 示：①脾脏增大，密度不均，其内斑片状低密度影；②脾门旁静脉曲张；③肝实质稍粗糙，强化欠均，肝损害待排；④脾静脉显示狭窄，局部显示不清（病例 8 图 1）。

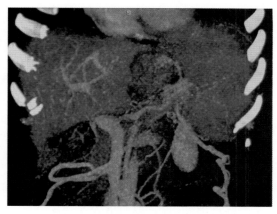

病例8图1　门静脉系统增强CT及三维重建图

脾静脉部分狭窄；未见胃冠状静脉及肝 – 胃间血管显影。

二、诊治过程

入院后患者仍然存在黑便。经患者及家属充分知情同意后，再次行部分脾动脉栓塞术。用 Seldinger 法，经右侧股动脉穿刺插管，将 5F 肝动脉导管插入脾动脉内造影，可见脾动脉增粗、迂曲，脾实质内未见确切异常血管影（病例 8 图 2A），造影阅片后将导管头端插入脾动脉远端，先注入庆大霉素 16 万单位，利多卡因 4ml，再用吸收性明胶海绵条（3 条）栓塞，栓塞术后再造影，显示脾动脉栓塞约 70%（病例 8 图 2B）。术后患者诉腹胀痛，且出现发热，症状明显重于前两次行脾动脉栓塞术后，给予止痛剂，静脉应用抗生素后，术后 3 天疼痛逐步减缓，体温恢复正常，术后大便颜色恢复正常，未见黑便，复查血常规：血红蛋白 83g/L、红细胞 3.20×10^{12}/L。遂办理出院，出院 1 个月后，外院复查胃镜示：轻度胃底静脉曲张，较前明显缓解，出院后电话随访未再见黑便。

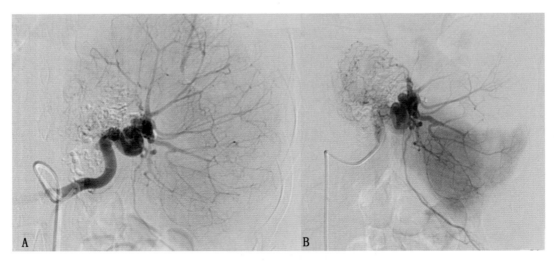

病例8图2　脾动脉栓塞术前后造影图

A：本次脾动脉栓塞前；B：脾动脉栓塞术后造影，约70%脾实质血供被阻断。

三、病例讨论

　　区域性门静脉高压（regional portal hypertension，RPH）又称脾胃区或左侧门脉高压，是指各种病因引起门静脉系统的某一属支阻塞，导致血流异常及侧支循环开放的临床较少见的疾病，占所有类型门脉高压的5%。据报道有多达37种原因可导致该类疾病，依据病因的部位可将其主要分为三类：胰源性（胰腺炎症、肿瘤、外伤、囊肿等）、脾源性（脾静脉海绵样变、脾动静脉瘘、脾静脉纤维化、脾动脉瘤等）及腹膜后源性（来自腹膜组织的肿瘤、炎症、特发性纤维化等），其中以胰源性门脉高压为主，占区域性门脉高压症的80%～90%[1]。胰源性门脉高压主要是胰腺相关疾病患者，特别是慢性胰腺炎患者静脉流动迟缓引起的，主要表现为脾脏肿大、脾功能亢进、脾胃静脉曲张、有呕血或黑便等消化道出血史，该类患者一般无肝脏基础疾病，门静脉主干压力正常。

　　RPH发病机制由于各种原因导致脾静脉回流受阻或血流量显著增加时，脾静脉压力增高，脾静脉血流通过胃短静脉、胃后静脉逆流入胃底，导致孤立性胃底静脉曲张；胃底曲张静脉压力增高，血流经胃冠状静脉回流至门静脉的一条特殊的血液循环。其中脾静脉血栓是最常见原因之一，而胰腺炎是导致脾静脉血栓的主要原因之一[2]。早在1920年报道了第一例胰腺炎相关脾静脉血栓形成导致的区域性门静脉高压患者，如不及时诊治，患者会出现难治性胃底静脉曲张及出血，危及生命。其发病机制与治疗和临床常见的肝硬化导致门静脉高压截然不同，如果能够及时诊断，采取合适治疗方法，患者可获痊愈。

RPH 症是一种较少见的门静脉高压性疾病，常以孤立性胃静脉曲张、脾大、肝脏及肝功能正常为特征性表现。其主要病因包括：脾静脉血栓形成、外源性压迫及脾静脉区血流量增大等。首先，在脾静脉血栓形成中主要为胰腺炎相关脾静脉血栓。慢性胰腺炎是脾静脉血栓形成、回流受阻导致区域性门静脉高压的最常见原因。由于脾静脉毗邻于胰颈后方，行走于胰体上缘和后方，因此胰腺炎会刺激脾静脉，使血管内膜受损诱导血栓形成。Mayo 医学中心对该中心 1976—1997 就诊的 484 例慢性胰腺炎患者分析发现，区域性门静脉高压患者比例为 7%（34/484），胃镜核实其中 12 例合并胃底或（和）食管静脉曲张，6 例发生曲张静脉破裂出血，4 例脾功能亢进 [3]。在其他原因致脾静脉血栓形成中还包括：外伤及凝血因子 V 缺乏等。其次，外源性压迫也可造成区域性门脉高压。胰腺癌、胰腺囊肿、胰腺假瘤等是常见外源性压迫，我科曾报道 1 例重症胰腺炎后胰腺巨大脓肿形成压迫脾静脉导致胃底静脉重度曲张，经脓肿穿刺引流及抗感染治疗后，脓肿消失，胃底曲张静脉逐渐萎缩 [4]。与脾静脉相邻的腹腔脏器肿瘤、脓肿、纤维结节等肿物可以压迫脾静脉，造成区域性门脉高压。此外，当脾静脉区血流量增大时，会导致血液涌入胃底静脉，引起相应的区域性门静脉高压。其中常见原因是动脉 – 脾静脉瘘形成，由于动脉血压远大于脾静脉压力，当动脉与脾静脉相通后，大量动脉血液涌入脾静脉，造成脾静脉区血流量增大，这种瘘可由外伤所致，另外脾动脉瘤破裂及胰腺炎均可导致脾动脉与脾静脉瘘形成。这些患者一般通过血管介入瘘封堵术治愈，患者预后良好。

在临床诊疗中，胃底静脉曲张破裂出血是区域性门脉高压危重临床表现之一，如不及时合理治疗可危及患者生命。其最常见的原因是门静脉高压导致胃底静脉曲张，对于此类患者可采用 TIPS 门体分流加胃冠状静脉栓塞术，或外科开腹胃冠状静脉断流术治疗 [5]。而在胃底静脉曲张出血中，区域性门静脉高压是一类临床较少见的原因，仅占所有门脉高压症的 5%，为多种原因引起的单纯性脾静脉受压梗阻，致门静脉脾胃区压力增高为主要病理生理特征的临床综合征，但对于该类患者，对胃冠状静脉断流来治疗胃底静脉曲张及破裂出血对吗？恰好相反，断流胃冠状静脉会加重该类疾病胃底静脉曲张破裂出血，因为胃冠状静脉是分流胃底曲张静脉的一条重要通道 [6]。

为了更好治疗区域性门脉高压，深入理解并分析其血流动力学时关键。根据门静脉系统解剖结构，正常情况下，脾动脉对脾脏供血，同时收集胃底部经胃短及胃后静脉回流血液，这两部分血流经脾静脉回流至门静脉 [7]，当脾静脉回流障碍后，脾动脉血流导致脾淤血肿大，只能通过压力较小的胃短静脉流入胃底，导致胃底静脉曲张，胃底静脉血流可通过胃 - 肾静脉回流至下腔静脉，当胃底曲张静脉压力大于门静脉时，胃冠状静脉开放，部分血流可回流至门静脉，从而部分缓解胃底曲张静脉压力。

该类疾病治疗的关键是阻断或尽量较少脾动脉的血供，选择脾切除是最理想的治疗方法，可通过外科开腹、腹腔镜脾切除术[8]，或脾动脉栓塞术[9]。但一部分慢性胰腺炎患者脾脏与周围组织粘连严重无法切除脾脏，可行脾动脉栓塞术，另外如果脾静脉尚未完全堵塞时，可考虑经肝穿刺门静脉途径进入脾静脉安放支架解除脾静脉梗阻，同样能够达到治疗效果。该例患者在入院前 7 年被诊断为脾静脉栓塞导致区域性门静脉高压，在外院行外科开腹，由于脾脏与周围组织粘连严重无法切除，遂给予"高选择性胃迷走神经切断术，下段食管近胃小弯血管离断术"，据术后门静脉成像分析该患者胃冠状静脉被切断，应该警醒的是：区域性门静脉高压患者脾胃区血流动力学与肝硬化门静脉高压致食管胃底曲张静脉治疗完全不同，胃冠状静脉作为一条重要的分流胃底曲张静脉血液，不能对其断流或栓塞，否则会减少胃底静脉分流通路，加重出血风险及危险性。当该患者的胃冠状静脉断流后，使压力很高的胃底曲张静脉少了一条重要分流渠道，而导致更加难治的胃底静脉曲张出血。另外，虽在该患者外院经历 2 次脾栓塞术，但从患者脾动脉造影及术后腹部胀痛及发热等表现来推断，前两次脾栓塞术效果欠佳，可能是脾动脉栓塞比例不够。本次行脾栓塞术后造影显示脾动脉栓塞约 70%，患者明显感觉腹部胀痛及发热，较前两次明显严重，经抗感染及对症处理后症状消失，术后未再出现黑便，血常规示红细胞及血红蛋白均逐渐回归正常，说明胃底静脉曲张出血得到有效的控制。由于该患者脾静脉尚未完全闭塞，可考虑行口服抗凝治疗，以防脾静脉堵塞加重。

此类门脉高压的预后，主要取决于原发疾病的性质和难治性消化道出血的严重程度。原发病为胰腺癌的患者预后很差，只有 20% 左右的胰腺癌患者有手术治疗的机会。另外，反复消化道出血也是该类患者主要死因之一，特别是对于没有接受任何治疗的脾静脉梗阻患者。而大多数良性疾病所致的区域性门脉高压症预后良好，作为唯一可治愈的门脉高压，若临床医生能提高对此类门脉高压症的认识，能够及时准确的鉴别诊断，患者往往可以获得较好的预后。

四、病例点评

区域性门静脉高压（regional portal hypertension，RPH）是指各种病因导致门静脉系统的某一属支阻塞，导致血流异常及侧支循环开放的临床较少见的疾病。对于脾静脉血栓后导致的门静脉高压，不适宜采用胃冠状静脉断流，选择外科开腹、腹腔镜脾切除是最理想的治疗方法，也有报道行脾静脉支架植入或脾动脉栓塞治疗的病例。本病例为1例部分脾动脉栓塞治疗慢性胰腺炎致脾静脉血栓患者，并对异常门静脉系统血供给治疗方法进行探讨，为本类患者诊断及治疗提供经验借鉴。

（病例提供者：吕一品　柏承志　中国人民解放军西部战区总医院）

（点评专家：汤善宏　中国人民解放军西部战区总医院）

参考文献

[1]Sanyal AJ，Bosch J，Blei A，et al.Portal hypertension and its complications[J].Gastroenterology，2008，134（6）：1715-1728.

[2]Koklu S，Yuksel O，Arhan M，et al.Report of 24 left-sided portal hypertension cases：a single-center prospective cohort study[J].Dig Dis Sci，2005，50（5）：976-982.

[3]Sakorafas G H，Sarr M G，Farley D R，et al.The significance of sinistral portal hypertension complicating chronic pancreatitis[J].Am J Surg，2000，179（2）：129-133.

[4]汤善宏，何卿玮，何乾文，等.胰腺脓肿压迫脾静脉致区域性门静脉高压1例报告[J].临床肝胆病杂志，2015，31（05）：773-774.

[5]Qin JP，Jiang MD，Tang W，et al.Clinical effects and complications of TIPS for portal hypertension due to cirrhosis：a single center[J].World J Gastroenterol，2013，19（44）：8085-8092.

[6]汤善宏，曾维政，吴晓玲，等.断流胃冠状静脉治疗胃底静脉曲张破裂出血都对吗？——谈区域性门静脉高压发病原因及临床诊治[J].医学争鸣，2016，7（05）：23-27.

[7]Butler JR，Eckert GJ，Zyromski NJ，et al.Natural history of pancreatitis-induced splenic vein thrombosis：a systematic review and meta-analysis of its incidence and rate of gastrointestinal bleeding[J].HPB（Oxford），2011，13（12）：839-845.

[8]Koklu S，Coban S，Yuksel O，et al.Left-sided portal hypertension[J].Dig Dis Sci，2007，52（5）：1141-1149.

[9]Saugel B，Gaa J，Phillip V，et al.Splenic artery embolization in a woman with bleeding gastric varices and splenic vein thrombosis：a case report[J].J Med Case Rep，2010，4：247.

外伤后肠系膜上动-静脉瘘致肝前性门静脉高压

一、病历摘要

（一）病史简介

患者男性，37岁，主因"腹痛、腹泻10余天，加重伴胸闷、气紧1天"入院。

现病史：患者入院前10余天无明显诱因出现腹痛、腹泻，进食后疼痛无缓解，大便呈墨绿色水样便，7～8次/日，伴有四肢乏力，自行服药（具体药物不详）后未见好转。入院5天前就诊于某院，诊断为"急性感染性腹泻、糜烂出血性胃炎"，给予头孢米诺、左氧氟沙星抗感染、抑酸、止血等对症支持治疗后未见明显好转，现患者腹痛、腹泻进一步加重，解暗红色大便一次，量约200ml，同时伴有胸闷、气紧，建议其转上级医院继续治疗，遂转入我院消化内科。

既往史：入院前2年前因右下腹部刀伤行手术治疗后未见明显异常，余无特殊。

（二）体格检查

入院查体：右中下腹部可见约20cm陈旧性手术瘢痕，全腹无压痛、反跳痛及肌紧张，肝脾肋下未及，肠鸣音活跃，6～7次/分，移浊阳性。双下肢无水肿。

（三）辅助检查

血常规：白细胞19.0×10^9/L，红细胞4.71×10^{12}/L，血红蛋白139g/L，血小板103×10^9/L，中性粒细胞百分比89.4%，中性粒细胞计数17.00×10^9/L。

肝肾功能、电解质：钾4.41mmol/L，钠125.3mmol/L，氯92.9mmol/L，直接胆红素7.2μmol/L，谷丙转氨酶81.4U/L，谷草转氨酶77.2U/L，γ-谷氨酰转肽酶203.3U/L，碱性磷酸酶180.0U/L，超敏C反应蛋白165.43mg/L；血沉65.0mm/h。

大便常规：白细胞0～1个/HP，红细胞0～3个/HP。

尿常规：隐血2+/HP，白细胞1+/HP。

CT示：①右侧胸膜增厚，右侧少量胸腔积液；②腹腔，盆腔积液；③胰头区域稍增大，直径约4cm，建议增强扫描除外肿瘤；④双侧睾丸积液。

二、诊治过程

入院后给予抑酸、腹腔穿刺引流、止血、降门静脉压力、抗感染及营养对症支持治疗后，患者病情逐渐加重，间断呕血，且呕血量及频次逐渐增加，胃镜检测示：胃底静脉重度曲张，红色征（＋），未见活动性出血。病情稳定后行 320 排 CT 提示：①肝体积缩小，脾大、腹水、门脉高压侧支循环形成，肝硬化待排；②肠系膜上静脉及门静脉在动脉尾期出现动脉信号（病例 9 图 1）；门静脉系统三维重建示：肠系膜上静脉分支与肠系膜上动脉局部相交通，考虑动脉及静脉瘘（病例 9 图 2）；经股动脉肠系膜上动脉造影见：肠系膜上静脉及门静脉主干明显增粗，可见其一分支瘘入肠系膜上静脉，通过部分侧支引流入门静脉，且这些血管成瘤样扩张，门静脉明显增粗，局部直径达 2cm，脾静脉上可见 2 支粗大胃冠状静脉向上引流（病例 9 图 3），因血管弯度较大，分支多未能介入下封堵动静脉瘘。后经我院及外院普外科、介入放射科反复讨论，均认为患者门脉高压与动静脉瘘有关，瘘口有很多分支，不适合行血管介入瘘封堵术，又因患者有腹部刀伤且开腹手术史，瘘口周围组织局部粘连，很难进行血管分离，加上患者基础条件太差，外科手术切除可能性很小，且风险极大，患者与家属主动要求出院，出院后 3天因上消化道大出血死亡。

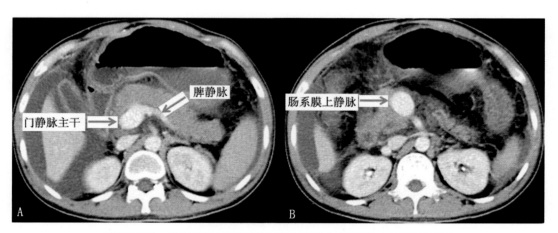

病例9图1　腹部增强CT示肠系膜上静脉与门静脉主干明显增粗

A：脾静脉汇入门静脉主干层面，门静脉主干在动脉尾期出现动脉血信号，脾静脉强度明显低于门静脉主干；B：肠系膜上静脉明显粗大，在动脉尾期出现动脉血信号。

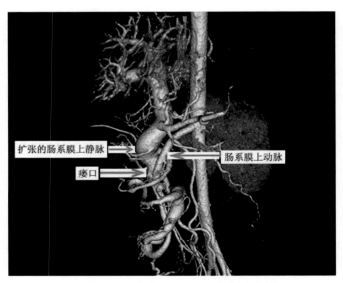

病例9图2　门静脉及腹主动脉血管三维重建

示肠系膜上动、静脉有交通支形成，从瘘口处起肠系膜上静脉与门静脉明显粗大。

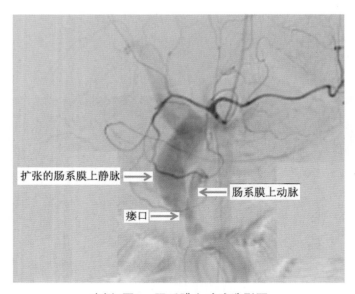

病例9图3　肠系膜上动脉造影图

经股动脉肠系膜上动脉造影示肠系膜上动、静脉交通支形成，管瘘口处肠系膜上动脉弯度较大、分支多，瘘口以上肠系膜上静脉与门静脉明显粗大。

三、病例讨论

肝前性门静脉高压为一类动-静脉瘘、血管畸形、血栓形成或外源性压迫等原因导致门静脉系统血管局部压增高的临床少见疾病，据报道可由于先天发育异常、腹部外伤、手术、反复胰腺炎、腹腔肿瘤等原因导致[1]。其中由动脉 - 门静脉系统瘘形成的报道相对较多，包括动脉 - 脾静脉瘘，动脉 - 肠系膜上、下静脉瘘，动脉 - 门静脉主干瘘等[2-7]。正常情况下，门静脉系统压力为 5 ~ 10mmHg（1mmHg = 0.133kPa），常见的肝硬化门静脉高压最大不超过 40mmHg，而人体正常动脉压 > 90mmHg，远高于门静脉压力。因此，当各种原因形成动脉 - 门静脉系统相通后，动脉血液会涌入压力较低的门静脉系统，导致门静脉压力骤然升高，侧支循环形成。其中重要的一条侧支循环通过胃冠状静脉和（或）胃短静脉及胃后静脉，使食管胃底静脉曲张，通过奇静脉、胃肾静脉等分流入腔静脉，患者门静脉压力与血流均显著高于肝硬化门静脉高压。本例患者以腹痛、腹泻，同时伴有胸闷、气紧及消化道出血就诊。增强 CT 发现动脉期门静脉明显强化，进一步完善门静脉系统三维重建及经股动脉肠系膜上动脉造影见提示动脉 - 肠系膜上静脉瘘形成导致门脉高压、上消化道曲张静脉、腹水为主要表现可能性大。

这类患者消化道出血靠采用内镜下组织胶注射或套扎术效果均不佳，唯一可能治愈的办法是将动静脉瘘阻断。这些瘘多数经血管介入封堵术成功治愈，少数患者经外科手术瘘切除术治愈，只要能及时诊断，患者一般预后良好。但一些患者因为血管解剖结构异常，导致不能完成血管介入支架植入封堵术或手术切除瘘，可采取门 - 体分流术来降低门静脉压力。但此类门 - 体分流方法存在缺陷，由于部分门静脉系统血液未通过肝脏解毒，所以术后发生肝性脑病的可能性增大。

四、病例点评

肝前性门静脉高压是一种罕见的临床疾病，其原因可以是一类动 - 静脉瘘、血管畸形、血栓形成或外部压迫。其中，动脉 - 门静脉系统瘘形成是较常见的类型，包括动脉 - 脾静脉瘘、动脉 - 肠系膜上、下静脉瘘，以及动脉 - 门静脉主干瘘等。大多数瘘可以通过血管介入封堵术成功治愈，少数患者可能需要通过外科手术切除瘘口来治愈。只要能够及时诊断，患者通常预后良好。在本病例中，患者在腹部刀伤手术后的两年内出现了肠系膜上的动 - 静脉瘘形成，导致肝前性门静脉高压，并伴有脾大、腹水以及严重的胃底静脉曲张并发破裂出血。通过进行门脉系统的三维血管成像和经股动脉肠系膜上动脉造影，医生得出了诊断。然而，由于患者血管的曲折度较大，瘘口分支较多，无法采用血管介入封堵术进行治疗。此外，患者局部组织粘连严重，基础条件也很差，因此进行外科手术的成功概率极低，并且存在巨大的风险。患者出院后，由于胃底静脉曲张破裂导致严重出血，最终导致患者不幸去世。根据这个案例，我们可以得出结论，在临床上遇到类似患者时，应尽早进行门静脉系统的血管成像检查，并在必要时进行血管造影，以便及时诊断和治疗疾病，从而提高治疗效果。

（病例提供者：姚 欣 王澜静 中国人民解放军西部战区总医院）

（点评专家：汤善宏 中国人民解放军西部战区总医院）

参考文献

[1]Bolondi L，Bassi S，Gaiani S，et al.Dopplerflowmetry in portal hypert en sion[J].J Gastroenterol Hepatol，1990，5（2）：459-467.

[2]Hino N，Matsuzaki T，Komatsu N，et al.A case of a patient with splenic arteriovenous fistula associated with portal hypertension who developed refractory ascites and diarrhea as initial symptom[J].Nihon Shokakibyo Gakkai Zasshi，2013，110（6）：1038-1043.

[3]Al-Khayat H，Haider HH，Al-Haddad A，et al.Endovascular repair of traumatic superior mesenteric artery to splenic vein fistula[J].Vasc Endovascular Surg，2007，41（6）：559-563.

[4]Capron JP，Gineston JL，Remond A，et al.Inferior mesenteric arteriovenous fistula associated with portal hypertension and acute ischemic colitis.Successful occlusion by intraarterial embolization with steel coils[J].Gastroenterology，1984，86（2）：351-355.

[5]Popović DDj，Spuran M，Davidović L，et al.Portal hypertension caused by postoperative superior mesenteric arteriovenous fistula[J].Vojnosanit Pregl，2012，69（7）：623-626.

[6]Sziklas JJ，Spencer RP.Hepatic artery-portal vein fistula detected on hepatic flow study：case report[J].J Nucl Med，1975，16（10）：910-911.

[7]Hennessy OF，Gibson RN，Allison DJ.Use of giant steel coils in the therapeutic embolization of a superior mesenteric artery-portal vein fistula[J].Cardiovasc Intervent Radiol，1986，9（1）：42-45.

肠系膜上静脉主干狭窄引起"右侧"门脉高压

一、病历摘要

（一）病史简介

患者男性，42岁，因"反复便血3年，加重3个月，发现结肠静脉曲张1个月"于2023年7月3日入院。

现病史：3年前患者进食辛辣饮食后出现便血，每年次数较少，具体不详，为大便表面鲜红色血，排便后滴血，量少，大便黄色，伴反酸，无恶心、呕吐，无腹痛、腹胀，无呕血、黑便，给予"痔疮栓"治疗后可缓解。3个月前患者便血加重，无明显诱因，主要为便前或便后滴血，鲜红色，量较大，伴反酸烧心，无恶心、呕吐、呕血黑便、头晕头痛、胸闷胸痛、心慌心悸、尿频尿急、骨关节痛等不适，2023年4月14日我院门诊查血常规：血红蛋白62g/L，行"中药治疗"（具体不详）后便血好转，未再便血，复查血红蛋白升高（未见报告）。1个月前患者再次出现便血，症状同前，（2023年5月27日）于外院查胃镜：反流性食管炎；巴雷特食管？请结合病理。建议治疗后行NBI＋ME。肠镜：内痔；升结肠静脉曲张（建议进一步检查）。患者为求进一步诊治入院。患者患病以来精神尚可，体力正常，食欲正常，睡眠正常，体重无明显变化，大便正常，排尿正常，为进一步检查及治疗入院。

既往史：患者9岁时患"肺结核"，药物治疗半年（具体药物不详）；13岁时"后脑勺撞伤"（具体不详）；20岁时出现"腹痛"，住院治疗后好转（具体原因及治疗不详）；吸烟20余年，4～5支/日；偶有饮酒，否认冶游史。

（二）体格检查

神志清楚，贫血貌。腹部正常，腹壁静脉不明显，未见肠形及蠕动波。腹肌软，腹部无压痛、反跳痛，无液波震颤，全腹未触及包块，肝脾肋下未触及，肝－颈静脉回流征阴性，胆囊未触及明显异常，墨菲征（－）。移动性浊音（－），肝上界位于右锁骨中线上平第5肋间，肝区叩击痛（－），双侧肾区叩击痛（－）。肠鸣音正常，4次/分，未闻及振水音及血管杂音。

（三）辅助检查

实验室检查：2023 年 7 月 3 日血常规：白细胞 4.13×10^9/L，红细胞 3.89×10^{12}/L，血红蛋白 78g/L，血小板 256×10^9/L，中性粒细胞计数 2.9×10^9/L，平均红细胞容积 69.3fl，平均红细胞血红蛋白含量 19.9pg，平均红细胞血红蛋白 288g/L。

肝功能：谷草转氨酶 14.2U/L，谷丙转氨酶 23U/L，直接胆红素 2.1μmol/L，前白蛋白 247mg/L，白球比例 1.71，白蛋白 41g/L，总蛋白 65g/L。

乙肝病毒学：乙肝表面抗体（阳性），其余阴性。

影像学检查：2023 年 7 月 3 日心电图：①窦性心律，心率 92 次 / 分；②正常心电图。

2023 年 7 月 4 日检查结果：320 排 CT 主动脉造影：①肠系膜上静脉主干靠近与脾静脉汇合处狭窄（病例 10 图 1C 标注处），直径约 4.26mm，未见血栓或外源性压迫等异常信号，其上游肠系膜上静脉及腹腔分支包括右半结肠、小肠部分区域静脉明显多发迂曲、扩张，肠系膜上静脉最大直径为 8.79mm，部分包绕胰头，提示肠系膜上静脉曲张。门脉期腹部右侧血管及血供明显多于同期左侧；局部可见侧支循环流入体循环；②与腹部左侧肠系膜下静脉供血区域相比，同时期腹部右侧肠系膜上动脉远端分支部分管腔明显增粗，其供血范围内的十二指肠、部分空回肠走行于右上腹区域，管型稍增厚，增强后强化较左侧明显增强（病例 10 图 1）。

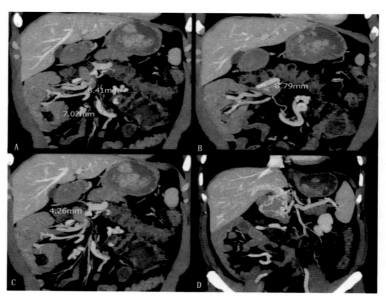

病例10图1　CT主动脉造影

A、B：肠系膜上静脉及其分支明显曲张，能看到曲张的交通支；C：肠系膜上静脉与门静脉汇入口狭窄，最窄处约 4.26mm；D：肠系膜上静脉分支区域强化更明显，肠系膜上静脉分支明显较同期肠系膜下静脉增粗。

2023 年 7 月 5 日腹部大血管彩超：肝静脉及分支未见异常；门静脉主干（内径约 11.9mm）、脾静脉（8.5mm），走行自然，管腔通畅，血流充盈良好；肠系膜上静脉内径最宽处约 12.3mm，周围可见稍迂曲扩张的管道回声，管腔内可见血流信号。检查结果：肠系膜上静脉周围迂曲扩张的管道回声，考虑为曲张的静脉。

2023 年 7 月 6 日超声胃镜检查：胰腺与胆总管未见异常。2023 年 7 月 13 日肠镜：①升结肠见曲张静脉，最大直径约 0.6 cm，局部区域屈曲成团，未见红色征；②内痔，正镜下，齿状线口侧于 12 点、3 ～ 4 点、7 ～ 8 点方位见痔核，表面黏膜充血（病例10 图 2）。

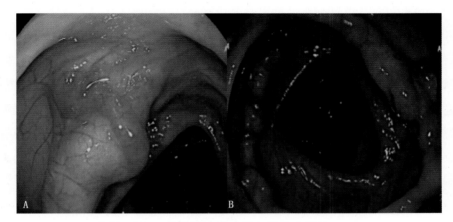

病例10图2　升结肠静脉曲张，最大直径约0.6cm

二、诊治过程

患者主诉为反复便血，且为便后滴血，考虑为下消化道出血，由于患者无腹痛、黑便，且为进食辛辣饮食后便后滴新鲜红色血液，故首先考虑痔疮破裂出血，完善术前检查及准备，2023 年 7 月 13 日肠镜提示：内痔，正镜下，齿状线口侧于 12 点、3 ～ 4 点、7 ～ 8 点方位见痔核，表面黏膜充血，经内镜下内窥镜用套扎器（多环连发式 6×1）多点套扎治疗。

因患者肠镜发现升结肠中重度曲张静脉，考虑与肠系膜上静脉主干狭窄引起局部血液回流受阻相关局部门脉高压有关。由于患者于我院 2023 年 7 月 13 日查血红蛋白：78g/L，中度贫血，考虑患者除痔疮失血外也有可能同时合并结肠内曲张静脉破裂出血，再者患者升结肠可见中重度曲张静脉，病情可能发展，后期也有出血风险，可早期给予干预。经评估，患者经 TIPS 途径进入肠系膜上静脉狭窄处支架植入困难，建议开腹探查，并行相应血管分流解决肠系膜上静脉主干狭窄问题，经肝胆外科、血管外科与患者及家属充分沟通，暂不开腹探查。嘱患者密切关注大便颜色，定期复查肠镜及腹部增强CT，出现下消化道出血立即就诊。2023 年 7 月 13 日随访，患者术后 2 个月未发生消化道出血现象，贫血症状完全消失。

三、病例讨论

肝门静脉（portal vein）是一个短而粗的静脉干，长约 6cm，直径约 1.5cm，由肠系膜上静脉和脾静脉以直角汇成，肠系膜下静脉可汇入脾静脉或肠系膜上静脉或直接汇合到肝门静脉。入肝后门静脉分为左、右两支，然后在肝内反复分支，最后形成小叶间静脉，与肝动脉的分支小叶间动脉共同汇入肝血窦，经过物质交换后汇入中央静脉及各级静脉，最后由肝静脉在第二肝门汇入下腔静脉回到右心房。门静脉与上下腔静脉系间存在广泛的侧支循环，门静脉压力升高时，则形成肝门腔静脉系的侧副循环，以缓解肝门静脉血流及高动力循环。当门静脉高压时常见的侧副循环包括：①肝门静脉→胃左静脉→食管静脉丛→奇静脉→上腔静脉；②肝门静脉→脾静脉→肠系膜下静脉→直肠上静脉→直肠静脉丛→髂内静脉→髂总静脉→下腔静脉；③肝门静脉→附脐静脉→脐周静脉网→上、下腔静脉。当门静脉高压时，上述静脉丛或静脉怒张可形成食管静脉曲张、痔、腹部静脉曲张，这是我们常见的侧支循环高动力循环结果。

本例患者外院肠镜提示升结肠静脉曲张，但查胃镜未见食管胃底静脉曲张，入院后查肝功能未见明显异常，影像也未见明显肝硬化征象，因此暂不考虑因肝硬化门脉高压导致升结肠静脉曲张。CT 提示：肠系膜上静脉及其腹腔分支多发迂曲、扩张，肠系膜上动脉部分远端分支部分管腔增粗，表明升结肠静脉曲张、回流不畅已经影响到了肠系膜上动脉，使其代偿性的增粗，其供血范围右上腹区域内的肠道管型稍增厚，增强后强化较左侧更明显。为了明确肠系膜上静脉曲张的原因，行腹部大血管彩超，提示：门静脉主干内径、脾静脉内径均未见明显异常，肠系膜上静脉主干在与脾静脉汇合前明显狭窄，周围迂曲扩张的管道回声，考虑为曲张的静脉。门静脉和脾静脉均无静脉曲张，且无明显血栓征象。肠系膜上静脉曲张，同时肠系膜上动脉部分远端分支部分管腔增粗，原因为肠系膜上静脉近门静脉处有狭窄（病例 10 图 1B），进而导致局部静脉曲张。由于肠系膜上静脉近门静脉处有局部狭窄，进而导致肠系膜上静脉曲张，其上游的升结肠静脉也曲张，血液淤积，从而使肠系膜上动脉部分远端分支部分管腔代偿性增粗。肠系膜上静脉狭窄病例生理变化与门脉血栓形成后高代谢动力循环比较相似。由于肠系膜上静脉血流受阻、淤滞，压力增高，肠系膜上静脉属支血流量及血容量增多，血管分支代偿性扩张。肠系膜上静脉分出右结肠静脉，右结肠静脉发出小分支分布于升结肠上 2/3

和结肠右区，故肠系膜上静脉狭窄可引起升结肠静脉曲张。

　　肠系膜上静脉狭窄病因有很多，良性狭窄可由胰腺炎或手术损伤（如胰十二指肠切除术）引起，恶性狭窄可由胰腺癌或中肠类癌等肿瘤引起。肠系膜上静脉狭窄的临床表现为局部肠系膜 – 静脉高压，伴有顽固性腹水、消化道出血、门静脉血栓形成，甚至充血性肠梗死[1, 2]。典型的 CT 影像表现包括肠壁增厚、肠扩张、肠系膜充血和肠系膜上静脉管腔狭窄[3]，其确诊需进一步完善血管造影。有报道指出腹部钝性创伤也可致孤立性肠系膜上静脉损伤[4]，详细询问病史，患者无腹部外伤、撞击、手术、胰腺炎或胆管炎、腹部肿瘤等病史，排除其他因素导致的血管局部狭窄，由此判断，该患者肠系膜上静脉曲张为特发性。由创伤、胰腺炎或胰腺肿瘤侵袭或压迫等引起的脾静脉狭窄或阻塞，使脾静脉血通过侧支循环流入门静脉干被称作"左侧门静脉高压症（left-sided portal hypertension）"[5]已得到了广泛认可。与之类似，我们将此例位于门静脉主干右侧的肠系膜上静脉狭窄造成的局部门静脉狭窄命名为"右侧"门静脉高压。

　　对于出现急性出血的分支可考虑内镜下外科手术治疗（病变出血部位的切除或血管旁路重建以绕过狭窄静脉）。对于非急性期的肠系膜上静脉狭窄其最主要的是血管内途径（血管成形或支架植入），以获得闭锁 / 狭窄静脉再通，作为解决静脉高压症的手段。但是与开放手术相比，经皮肠系膜上静脉支架置入术更加微创。有报道[6]回顾性分析 6 例经皮肠系膜上静脉支架置入术的技术和临床成功情况，狭窄导致 3 例患者出现症状性腹水，2 例患者出现肠系膜缺血，1 例患者复发性胃肠道出血。支架植入术采用经皮经肝入路，使用自膨胀镍钛诺支架。所有患者的经皮肠系膜上静脉支架置入术和临床均取得成功。无介入期并发症发生。在平均随访 6 个月（范围 2 ~ 10 个月）期间，1 例患者在置入支架后 2 周出现早期支架闭塞。总体看来，应用自扩式镍钛诺支架置入术治疗有症状的肠系膜上静脉狭窄是可行且有效的。该患者已行内镜下套扎治疗，后续继续随访，若患者出现消化道出血、便血症状，可考虑行经皮肠系膜上静脉支架置入术进一步治疗。

四、病例点评

　　胃肠道曲张静脉破裂出血大多数情况下应考虑为肝硬化、布加综合征等窦后性及门静脉闭塞狭窄等窦前性门脉高压导致。肠系膜上静脉狭窄是一种罕见可引起局部肠道血流回流障碍、压力升高及高代谢动力循环障碍，导致所属区域肠道（主要为小肠及右半结肠）曲张静脉，严重可发生曲张静脉破裂消化道大出血。肠系膜上静脉狭窄的诊断需要完善增强 CTA 或门静脉 – 肠系膜血管造影。由肠系膜上静脉狭窄引起十分罕见，本例因反复便血，外院肠镜提示升结肠静脉曲张，进一步完善血管彩超及造影提示肠系膜上静脉狭窄，在排除常见病因外考虑先天性肠系膜上静脉狭窄引起。肠系膜上静脉狭窄继发结肠静脉曲张可通过内镜下曲张静脉治疗、经血管系统狭窄处支架植入，外科手术治疗。本文报道了1例罕见的肠系膜上静脉主干狭窄，导致升结肠重度曲张静脉病例，根据脾静脉狭窄相关疾病被称为"左侧门脉高压"模式，我们将其命名为"右侧门静脉高压"。

（病例提供者：杨 苏 常 杏 刘小燕 中国人民解放军西部战区总医院）

（点评专家：汤善宏 中国人民解放军西部战区总医院）

参考文献

[1]Woodrum DA，Bjarnason H，Andrews JC.Portal Vein Venoplasty and Stent Placement in the Nontransplant Population[J].Journal of Vascular and Interventional Radiology，2009，20（5）：593-599.

[2]Åkerström G，Hellman P，Hessman O，et al.Stenting of the Superior Mesenteric Vein in Midgut Carcinoid Disease with Large Mesenteric Masses[J].World Journal of Surgery，2010，34（6）：1373-1379.

[3] Furukawa A，Kanasaki S，Kono N，et al.CT Diagnosis of Acute Mesenteric Ischemia from Various Causes[J].American Journal of Roentgenology，2009，192（2）：408-416.

[4]Kostka R，Sojáková M.Isolated Superior Mesenteric Vein Injury from Blunt Abdominal Trauma：Report of a Case[J].Surgery Today，2006，36（2）：190-192.

[5]Hayashi H，Shimizu A，Motoyama H，et al.Left-sided portal hypertension caused by idiopathic splenic vein stenosis improved by splenectomy：a case report[J].Surgical Case Reports，2020，6（1）：148.

[6]Beyer LP，Wohlgemuth WA，Uller W，et al.Percutaneous treatment of symptomatic superior mesenteric vein stenosis using self-expanding nitinol stents[J].European Journal of Radiology，2015，84（10）：1964-1969.

食管静脉曲张破裂出血的少见病因：先天性门静脉狭窄致肝窦前性门脉高压症

一、病历摘要

（一）病史简介

患者女性，18岁，主因"黑便3天，呕血2天余"入住我科。

现病史：患者于入院3天前无明显诱因出现排黑色大便1次，当时无呕血，无乏力、头晕等不适，患者未重视，未行检查及治疗。2天前患者出现呕血，数次，量多，具体不详，含血凝块，伴头晕，无畏寒、发热，无心慌、气紧，无咳嗽、咳痰、咯血，无腹痛、腹胀、腹泻等不适。于当地医院就诊，查血常规提示：血红蛋白101g/L，中性粒细胞百分比81.91%。腹部彩超提示：肝实质回声颗粒增粗，脾脏切除术后，门静脉系未见明显异常，腹腔未见积液。予以对症治疗后患者仍有呕血、解黑便，进一步行胃镜检查提示：食管静脉曲张（重度），部分黏膜覆盖新鲜血迹，胃底有大量血凝块。后当地医院建议患者上级医院行进一步治疗，故来我院，急诊以"上消化道出血"收住消化内科。

既往史：6年前时因不明原因脾功能亢进于外院行"脾脏切除术"，术后好转出院。

（二）体格检查

体温36.5℃，脉搏82次/分，呼吸20次/分，血压105/69mmHg。神志清，精神差，贫血貌，睑结膜、口唇及甲床苍白，皮肤巩膜无黄染。双肺呼吸音清，未闻及干湿性啰音。心率82次/分，节律齐，心音正常，未闻及心音分裂、奔马律，各瓣膜听诊区未闻及杂音。腹部平坦，左上腹可见一长约10cm手术瘢痕，愈合佳，无腹壁静脉曲张，未见胃肠型及蠕动波，腹软，全腹无压痛、反跳痛及肌紧张，肝脏肋下未扪及，肝肾区无叩痛，移动性浊音阴性，肠鸣音正常。双下肢无水肿。

（三）辅助检查

血常规：白细胞16.74×10^9/L，红细胞2.38×10^{12}/L，血红蛋白78g/L，红细胞压积23.20%，血小板224×10^9/L，中性粒细胞百分比81.91%。

肝功能：白蛋白 39.60g/L，总胆红素 28.80μmol/L，直接胆红素 10.20μmol/L，谷丙转氨酶 19.40U/L，谷草转氨酶 55.20U/L。

凝血四项、自身免疫性抗体、甲状腺功能、肾功能、输血九项、铜蓝蛋白、贫血三项、肿瘤标志物等未见异常。

胃镜提示：食管静脉曲张（重度），部分黏膜覆盖新鲜血迹，胃底有大量血凝块（病例 11 图 1）。

腹部 B 超提示：①肝实质回声稍增粗，门静脉主干不扩张；②脾脏术后缺如。

CT 门静脉造影检查提示（病例 11 图 2）：①肝尾状叶增大，肝实质密度及强化程度稍欠均匀，肝门周围肝实质强化程度明显稍低，周围血管似被向外推移，肝硬化可能；②门静脉主干明显扩张（直径 2.3cm），于入肝前呈球形扩张，之后门静脉左右支显著细小（0.4cm），门静脉先天性狭窄？局部见较多细小侧支循环形成；③脾脏未见确切显示；食管下段、胃底及肝门区静脉曲张，门脉主干走行迂曲；门脉系统经胃小弯侧可见两条粗大侧支循环，经肝脏后与肝静脉汇合。

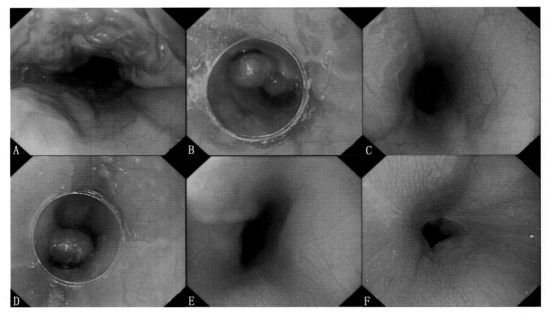

病例11图1　胃镜检查所见

A：首次胃镜检查：食管静脉曲张串珠状隆起（F3），血泡样红色征（RC+++）；B：首次内镜下静脉曲张套扎术；C：1 个月后复查胃镜：食管轻度静脉曲张，红色征（RC−）；D：1 个月后再次行内镜下食管静脉曲张套扎术；E：半年后复查胃镜：食管轻度节段性静脉曲张，红色征（RC−）；F：1 年半后复查胃镜：食管轻度节段性静脉曲张，红色征（RC−）。

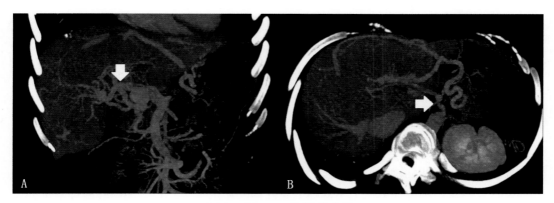

病例11图2　CT门静脉造影

A：门脉造影示食管下段、胃底及肝门区静脉曲张，门脉主干明显扩张，走行迂曲粗大，左右支显著细小，局部较多细小侧支循环形成。白色箭头示门静脉狭窄；B：白色箭头示门静脉狭窄。

二、诊治过程

患者为青少年，因呕血、黑便入院，既往 12 岁时因不明原因脾功能亢进于外院行"脾脏切除术"。胃镜检查提示重度食管静脉曲张伴出血。CT 下门静脉造影提示门静脉主干明显扩张（直径 2.3cm），于入肝前呈球形扩张，之后门静脉左右支显著细小（0.4cm），局部见较多细小侧支循环形成（病例 11 图 2）。考虑门静脉畸形致肝窦前性门静脉高压。治疗上禁食、禁水 72 小时，抑酸、止血、生长抑素维持静脉滴注、输注红细胞悬液纠正贫血、补液及先后予以内镜下静脉曲张套扎 2 次。随访至今，患者于 2023 年 3 月再次与外院行预防性曲张静脉套扎。因患者肝功能较好，门静脉狭窄部位位于肝外，无法行 TIPS 门体分流术来降低门脉压力；建议患者行外科开腹手术，从门静脉主干与肾静脉搭桥术，降低门脉压力后患者预期预后生存会比较好。

三、病例讨论

食管静脉曲张破裂出血最常见原因为肝硬化门脉高压，非肝硬化相关门脉高压以肝小叶内的肝窦分界可分为肝窦后性与肝窦前性门脉高压，肝窦前性又包括肝前性和肝内窦前性。肝窦前性门脉高压中先天性门静脉畸形临床罕见，包括门静脉血栓、门静脉闭锁、门静脉狭窄等疾病[1]。门静脉狭窄可能先天性，也可能为后天性，主要病因包括：①先天性异常：包括门静脉闭锁；②门静脉血栓形成；③获得性和医源性因素：包括肝脏手术或感染等[2]。先天性门静脉狭窄机制可能与胚胎发育异常有关，也可能因出生后脐静脉闭塞且进行性纤维化，形成韧带。如纤维化过度延伸至门静脉及其分支，即可导致门静脉狭窄[3]。而门静脉狭窄导致肝窦前门静脉高压，导致食管胃底静脉曲张及出血、脾脏肿大和顽固性腹水。由于门脉高压出现早，在生长发育过程中还会衍生出其他丰富的侧支循环为该类患者的重要临床特点。

先天性血管畸形是一种比较罕见的肝血管性疾病[4]，国内外的文献少有报道，由于胚胎发育过程中的血管发育异常所导致[5]。根据畸形发生的部位可分为毛细血管畸形、静脉畸形、动脉畸形、动-静脉畸形[6-8]。先天性血管畸形虽然出生就存在，因畸形程度差异较大，体征和症状可以在儿童期、青春期，甚至成年后首次出现。门静脉狭窄属静脉畸形，由于门静脉狭窄，阻力增加，在高压的作用下，在狭窄的门静脉周围可发展出许多扭曲而又扩张的侧支，形成门静脉海绵样变[9]。另外，在胎儿出生前存在较多的门体分流。正常情况下这些交通支在出生后大多数会闭合，但在门脉压力增高情况下，这些血管不仅不会闭合，还可能逐渐增大，成为患儿门静脉重要的分流道。通过这些侧支循环，血流可回流至下腔静脉，门静脉高压的情况得以部分缓解，侧支循环形成的情况也影响到患者的发病情况。肝脏主要血液供应有80%左右来自门静脉，并且门静脉血较一般静脉血含氧量更高，因门静脉狭窄和侧支循环的形成，肝门静脉血灌注不足，影响肝细胞的营养与供氧造成肝脏损伤；由于肝动脉和侧支循环的代偿，加之肝脏自身的代偿，多数肝脏损伤较轻微。患者于6年前由于门静脉高压致脾功能亢进行脾切除术未明确病因，没能有效降低门脉高压，随着时间推移近日病情加重，患者出现的上消化道曲张静脉破裂出血。

该病例生理变化与门脉血栓形成后高代谢动力循环比较相似，脾大、脾功能亢进是由于门静脉血流受阻常引起淤血性脾大。长期的脾窦充血，脾髓内压力增加，脾内纤维组织增生及脾髓细胞的再生，引发脾破坏血细胞增加，形成脾大和脾功能亢进的体征。交通支开放、扩张易发生消化道出血是由于门静脉血流受阻、淤滞，压力增高，门静脉属支血流量及血容量增多，血管交通支代偿性扩张。最有临床意义的交通支是食管下段和胃底的静脉。一方面由于该处黏膜下无支持结构，而且距门静脉主干和腔静脉主干最近，压力差最大，其对门静脉高压的影响最早、最明显。另一方面，曲张的静脉使覆盖的黏膜变薄，容易受到粗糙食物和反流胃酸腐蚀。尤其是在患者咳嗽、呕吐及腹腔内压骤升的情况下，门静脉压力也随之骤然升高，这样就可导致压力大的曲张静脉破裂，引起急性消化道大出血。

门静脉血栓形成在门静脉畸形中相对多见，多为后天形成，门脉血栓形成后导致血流回流受阻，漫长的时间中会长出细小侧支循环来代偿，即海绵样变性。主要临床表现为门脉高压的相关症状，如脾大、脾功能亢进、消化道出血、腹水等。该类患者多为易栓症，D- 二聚体升高，PT 时间延长。CT 和 MRI 血管造影可显示门静脉血栓并及侧支循环血管，尤其是 MRI 精确的组织对比度可促使门静脉血栓和侧支血管清晰显现。随着影像技术的发展，CTA 和 MRA 已经逐渐代替有创性的门静脉造影。如果彩色多普勒检查和门静脉造影检查失败，也需要选择 MRA 检查以明确诊断。三维动态增强磁共振血管造影可重建门静脉系统和侧支血管的三维图像，清晰显示栓子的程度和范围，提供多角度、全方位的观察视角，有助于临床对病因的认识、对门静脉高压程度的判断，更有助于选择治疗方案。该患者 D- 二聚体与 PT 时间正常，无海绵样变性影像学特征，也没有发现易栓症相关因素，因此诊断考虑门脉血栓形成及海绵样变性可能性小。

大多数门静脉狭窄患者肝功能正常，治疗关键是解决门脉高压即相关高代谢动力循环状态，建立新的门脉系统平衡状态，患者可获得长期生存。经皮血管重建术（包括球囊血管成形术和支架置入术），是治疗门静狭窄的一种安全有效的方法。该患者因门静脉狭窄部位时间长，导致门脉左右支发育细小异常，球囊扩张能解决门脉高压问题；因狭窄部位于肝外，门脉左右支细小，行 TIPS 术门体分流不适合该患者治疗；建议外科开腹行门体分流术（在门静脉主干与深静脉搭桥术），有效降低门脉压力后，患者可能会取得良好的预后。

四、病例点评

先天性血管畸形是一种比较罕见疾病，本病例为一例青少年先天性门脉脉畸形狭窄相关肝窦前性门脉高压，表现为脾大、脾功能亢进、多次上消化道曲张静脉破裂大出血。临床中对于不明原因门脉高压患者，门静脉造影是诊断门静脉畸形的"金标准"，分析清楚门脉病变情况后，再有的放矢采取治疗：外科门体分流术，患者可达到很好的临床预后，为该类患者临床诊治提供借鉴。

（病例提供者：任　娟　杨　明　任　静　中国人民解放军西部战区总医院）

（点评专家：汤善宏　中国人民解放军西部战区总医院）

参考文献

[1]Tyagi G，Jha RK.Portal Vein Variations，Clinical Correlation，and Embryological Explanation：A Review Article[J].Cureus，2023，15（3）：e36400.

[2]Ghibes P，Grzinger G，Hartleif S，et al.Balloon angioplasty versus stent placement for the

treatment of portal vein stenosis in children：a single center experience[J].Pediatr Radiol，2023，53（9）：1885-1893.

[3]洪峻峰，朱姚.彩色多普勒诊断先天性门静脉血管畸形[J].中国超声医学杂志，2002，18（2）：132-134.

[4]Gloviczki P，Duncan A，Kalra M，et al.Vascular malformations：an update[J].Perspect Vasc Surg Endovasc Ther，2009，21（2）：133-148.

[5]Lee BB，Laredo J.Classification of congenital vascular malformations：the last challenge for congenital vascular malformations[J].Phlebology，2012，27（6）：267-269.

[6]汤善宏，秦建平，蒋明德，等.动脉-门静脉系统异常分流致门静脉高压诊断与治疗进展[J].中华肝脏病杂志，2015，23（6）：86-88.

[7]Qin J，Tang S，Jiang M，et al.Portal hypertension caused by right common iliac artery-superior mesenteric vein fistula[J].Japanese Journal of Radiology，2015，33（5）：291-294.

[8]Tang S，Zeng W，Qin J，et al.Gastric Variceal Bleeding Caused by an Arterioportal Fistula Formation After TIPS and Related Complications[J].Digestive Diseases & Sciences，2016，61（8）：1-3.

[9]Chang CY，Yang PM，Hung SP，et al.Cavernous transformation of the portal vein：etiology determines the outcome[J].Hepatogastroenterology，2006，53（72）：892-897.

无上消化道曲张静脉的窦前性门脉高压

一、病历摘要

（一）病史简介

患者女性，30岁，主因"反复间歇性便血30年"于2019年5月26日入院。

现病史：患者无明显诱因于出生2个月后开始间断出现大便带血，为鲜血或暗红色血便，量少，无腹痛。曾就诊于省内多家大型三甲医院，主要诊断考虑为"直肠毛细血管扩张症"，给予止血等对症治疗后，症状稍好转，但病情反复，不久再次发病。于2019年5月26日，患者因再次"便血"收入我院。

（二）体格检查

体温36.5℃，脉搏90次/分，呼吸18次/分，血压106/68mmHg。重度贫血貌，结膜、甲床苍白，神志清，精神尚可，全身皮肤巩膜无黄染，皮肤无淤点淤斑，可见肝掌，未见蜘蛛痣。双肺呼吸音清，未闻及干湿性啰音。肝颈静脉回流征阴性，腹部平坦，未见腹壁静脉曲张，腹软，无压痛，无反跳痛，墨菲征阴性，全腹未触及包块，肝脾肋下未触及，移动性浊音阴性，肠鸣音正常。双下肢无水肿。直肠指检未触及新生物，指套有红色血染。

（三）辅助检查

血常规：白细胞2.5×10^9/L，红细胞2.8×10^{12}/L，血红蛋白50g/L，血小板120×10^9/L。

生化指标：总胆红素28.6μmol/L，直接胆红素12.6μmol/L，白蛋白37g/L。

便常规：红色软便，OB（++），血液（+++）。

胃镜：慢性非萎缩性胃炎；肠镜示：直肠充血糜烂（病例12图1）。

上腹部增强CTA＋门静脉CTV见病例12图2。

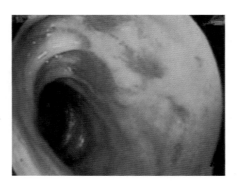

病例12图1　直肠充血糜烂

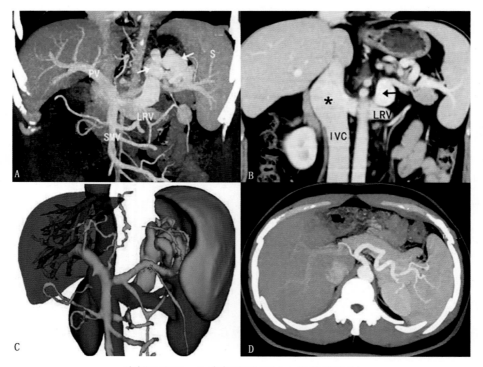

病例12图2　上腹部增强CTA＋门静脉CTV

脾脏增大，脾门区增粗迂曲脾静脉汇入左肾静脉后回流入下腔静脉，下腔静脉增宽，最宽处约2.9cm（A、B）。脾门区另见一正常脾静脉回流入门静脉；肝体积缩小，肝叶比例失常；左肝发育不良，左肝静脉短小，门静脉左支畸形直径约3mm（C）。与脾动脉相比，肝固有动脉、肝总动脉纤细，入肝动脉几乎不可见（D）。

二、诊治过程

术前充分备血及肠道准备。右侧颈静脉穿刺，置入6F血管鞘，采用多功能导管在下腔静脉内探寻异常分流道，探寻到了后，将多功能导管进入门静脉及下腔静脉分别测压，造影测量分流道大小，沿多功能导管送入尺寸合适的弹簧圈数枚封堵分流道。最后，造影证实分流道封堵合适后，术毕。手术后诊断为 II 型 Abernethy 畸形。术后恢复良好，大便正常。复查粪常规：黄色软便，OB（－）；血常规：白细胞 3.2×10^9/L，红细胞 3.4×10^{12}/L，血红蛋白 88g/L，血小板 116×10^9/L。随访 1 年，患者恢复良好。

三、病例讨论

　　Abernethy 畸形是门静脉系血管发育异常而形成的一种少见的先天性肝外门 – 体静脉分流[1]。Abernethy 于 1793 年对一例女婴尸体解剖时发现该病变，并首次对该病进行描述，其特点是门静脉系血液不流入或部分流入肝脏，而分流入体静脉系统。Abernethy 畸形可分为 2 型（病例 12 图3）：I 型（端侧分流型），完全型门体静脉分流，门静脉血完全分流入腔静脉，肝脏不接受门静脉灌注；II 型（侧侧分流型），部分型门体静脉分流，门静脉血部分回流到到肝脏，肝脏接受部分门静脉血的灌注，本例为 II 型[2]。

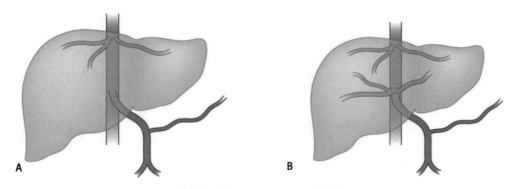

病例12图3　Abernethy畸形图
A：门静脉与下腔静脉交通，门静脉完全不发育；B：门静脉与下腔静脉交通，门静脉存在。

　　1997 年，Howard 和 Davenport 将此病命名为 Abernethy 畸形。Abernethy 畸形临床表现多样，I 型多见于儿童，且女性多见，出现症状早且较重，常伴有其他系统的畸形，如内脏移位、先天性心脏病、胆道闭锁等畸形[3]。II 型男性多见，临床表现轻，发现较晚，常常为单一的门静脉畸形。Abernethy 畸形为胚胎时期门静脉发育异常引起的肝外门腔异常分流畸形，其组织胚胎学基础为妊娠（4 ~ 11 周）时卵黄静脉系统的肠周静脉丛有选择的退化和保留形成门静脉，若过度退化则形成门静脉缺如[1]。右卵黄静脉近心段发育成为下腔静脉的肝段，并与肝脏输出静脉（肝左静脉、肝中静脉和肝右静脉）发生吻合；连接左右卵黄静脉的尾腹部、背部、头腹部包绕十二指肠穿过横膈形成多个血窦，汇入静脉窦，左右脐静脉也汇入静脉窦。尾腹侧吻合退化，背侧发育为门静脉主干，头腹侧发育为门静脉左支。右侧脐静脉和左侧部分脐静脉消失，左脐静脉尾部和下腔静脉之间形成静脉导管，最后在左脐静脉和左门静脉之间形成新的侧支，肠系膜上静脉（SMV）和脾静脉（SV）。因卵黄静脉和脐静脉闭塞位置不同引发多种变异，常见有门静脉重复、门静脉先天缺失、门静脉分支缺失、门静脉分流，可发生在肝内或肝外[4]。

Abernethy 畸形因异常分流血管位置的不同表现为不同的临床症状。该病以儿童多见，达 63.7%；女性发病占 54.5% 稍高于男性[1]。40% 患者以出血为首发症状，其他症状：分流道压力增高引起的表现（如静脉曲张出血、黑便，反复便血）、门静脉血流灌注不足所致的肝脏病变（如不明原因的肝硬化、肝功能异常）、门-腔静脉分流表现（如高血氨症、肝性脑病等）、肺动脉高压所致的咯血等[5]。本例患者门脉入肝阻力增大，会引起血管扩张物质增多，脾动脉及肠系膜动脉增粗，又加重门脉压力的恶性循环，即高代谢动力循环状态。本病例同时有门脉高压表现，特殊的脾肾分流缓解了门静脉压力，同时很可能往直肠分流导致直肠毛细血管扩张出血就诊，病例的特殊性无上消化道曲张静脉，胃镜结果为慢性非萎缩性胃炎。

Abernethy 畸形主要靠影像学诊断，超声可确定畸形血管的类型、部位及其他脏器病变等，但对门静脉属支显示欠佳，且易被肠胀气、图像分辨率及技术人员水平影响。血管造影检查是诊断该病的金标准，但为有创检查且不能兼并发现其他肝脏病变，所以不是该病的首选检查方法[1]。随着影像学的发展，磁共振血管成像（MRA）及 CT 血管造影（CTA）检查在该疾病的诊断中被作为首选检查，它可显示血管的全貌及走行汇合的全程，能明确地做出分型诊断[2]。因此怀疑 Abernethy 畸形时，需要进行相应的实验室检查和影像学检查，实验室检查包括血氨浓度、国际标准化比值、血小板、肌酐等，影像学检查的原则是从无创到有创，依次为超声、CT/MRI、DSA。当影像学检查显示肝内门静脉缺如时，需要进行肝活检术，目的是在病理学上证实肝内门静脉缺如，以避免不必要的肝移植。本病患者从 CT 上看门脉左支狭小，肝左叶萎缩；需要与特发性非硬化性门脉高压相鉴别，该类患者往往是门静脉右支狭窄。

Abernethy 畸形解剖变异多样，处理方式各不相同，目前国内外治疗原则如下：① Ⅰ型主要以药物保守治疗为主，但因存在门静脉缺如，引起肝脏持续供血不足，易导致肝硬化和肝癌，因此，病情后期肝移植是唯一有效方法[4]；② Ⅱ型患者暂无统一的治疗方法，主要为保留门腔静脉分流主干并选择性阻断部分侧支的异常血管[5]；当分流无法关闭时，肝移植是唯一有效治疗方式[6]。成功关闭分流后门静脉血流量增多，肝内门脉灌注改善，其高血氨症降低从而肝性脑病症状可改善，并且极少数复发高血氨症；肝损害相应减轻、凝血障碍得到改善；但是也有报道关闭分流后出现急性严重肠系膜充血，所以关闭分流时须实时监测门静脉压力。必须控制门静脉压力，门静脉压力控制标准：门静脉压差＜20mmHg，或者门静脉绝对压小于18mmHg，同时，由于Abernethy畸形可以发生肝肺综合征，因此必须常规进行肺动脉测压。

四、病例点评

Abernethy畸形是先天性肝外门-腔静脉分流。由于门静脉分流，可以导致不同程度的肝性脑病，也可以导致门静脉高压的表现，如食管-胃静脉曲张、腹水、脾功能亢进等，但相对少见。由于门静脉缺血，可以导致相关的肝脏缺血性疾病，如脂肪肝、FNH、肝脏腺瘤、肝脏结节性增生、肝癌等。Abernethy畸形还可以导致肺循环改变，也就是所谓的肝肺综合征，表现为血氧饱和度下降或肺动脉高压。Abernethy畸形少见，临床表现多样，可合并其他器官或组织的病变，MRA或CTA是诊断及分型的主要影像学检查，根据分型及患者的病情制订治疗方案。希望通过此病例报道，为该类疾病的诊治及进一步认识积累经验。

（病例提供者：向军英　成都大学附属医院）

（点评专家：汤善宏　中国人民解放军西部战区总医院）

参考文献

[1]Alonso-Gamarra E，Parrón M，Pérez A，et al.Clinical and Radiologic Manifestations of Congenital ExtrahepaticPortosystemic Shunts：A Comprehensive Review[J].Radiographics A Review Publication of the Radiological Society of North America Inc，2011，31（3）：707.

[2]Ampuero EJ，Bernaola G，Arbulu J，et al.Abernethy malformation：unusual cause of central cyanosis in pediatrics[J].Rev Gastroenterol Peru，2018，38（2）：183-186.

[3]张金山，陈兴海，李龙，等.外科结扎门体分流治疗12例Ⅱ型Abernethy畸形的疗效分析[J].中华普通外科杂志，2020，35（10），792-796.

[4]Correa C，Luengas JP，Howard SC，et al.Hepatoblastoma and Abernethy Malformation Type I[J].Journal of Pediatric Hematology/oncology，2017，39（2）：e79-e81.

[5]Vishesh J，Tsering S，Sandeep A，et al.Abernethy malformation type 2：varied presentation，management and outcome[J].Journal of Pediatric Surgery，2018，54（4）：760-765.

[6]李坤，翟水亭.以腹痛为临床表现的Abernethy畸形1例[J].中国介入影像与治疗学，2017，014（008）：518.

顽固性肝性脑病的"破解思路"

一、病历摘要

（一）病史简介

患者男性，57岁，主因"行为反复异常10个月余"入院。

现病史：患者因慢性乙型病毒感染未正规抗病毒治疗致肝硬化失代偿期、食管－胃底静脉曲张破裂出血，于2016年8月15日来我院消化内科就诊，行胃镜下食管静脉套扎术及胃底曲张静脉组织胶注射治疗，并开始接受"恩替卡韦"抗病毒治疗。之后出现间断肝区胀痛，2个月后多次出现肝性脑病（Ⅱ期），间断行为异常、定向力及记忆力下降，数小时后自行缓解，对发病过程不能回忆。2017年10月频率增加，入院前一天再次出现肝性脑病症状并加重，伴有头痛及呕吐。

既往史：有便秘史10年余。

（二）体格检查

体温36.5℃，脉搏70次/分，呼吸20次/分，血压123/71mmHg。神志清，精神欠佳，全身皮肤、巩膜无黄染。浅表淋巴结未触及肿大，无肝掌、蜘蛛痣。双肺呼吸音清。腹部平坦，未见腹壁静脉曲张，未见胃肠型及蠕动波。腹部柔软，全腹无压痛、反跳痛及肌紧张，全腹未触及包块，未见异常搏动，无液波震颤，肝肋下未触及，脾肋下未可触及，肝－颈静脉回流征阴性，胆囊未触及明显异常，墨菲征阴性，双肾未触及。腹部叩诊呈鼓音，移动性浊音阴性，肝上界位于右锁骨中线第5肋间，肝区叩击痛阴性，双肾叩击痛阴性。肠鸣音2～3次/分，未闻及振水音及血管杂音。生理反射存在，病理反射未引出。

（三）辅助检查

血常规：血红蛋白119g/L、血小板84×10⁹/L，其余未见明显异常。

肝功能：总胆红素72μmol/L，非结合胆红素57μmol/L，前白蛋白153mg/L，白蛋白40g/L。血氨水平升高97μmol/L。

传播九项：乙肝表面抗原（＋），乙肝核心抗体（＋），其余均阴性。

凝血功能、肾功能、电解质、肿瘤标志物均正常。

尿胆素原阳性，其他尿常规指标阴性。

影像学检查：头颅 MRI 排除颅内器质性病变及精神疾病。胃镜检查未见食管及胃底静脉曲张，可见既往食管及胃底曲张静脉套扎及硬化术后瘢痕形成（病例 13 图 1）。

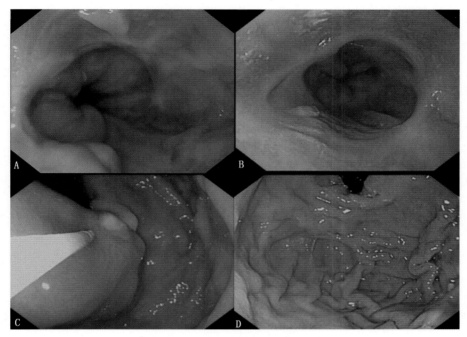

病例13图1　胃镜检查曲张静脉情况

A、C：2016 年食管静脉曲张套扎术前，胃镜检查显示食管和胃底明显的静脉曲张；B、D：2017 年食管静脉曲张套扎术后，胃镜检查显示食管和胃底未见明显的静脉曲张，可见既往套扎及硬化术后瘢痕形成。

腹部超声显示肝内门静脉右支 – 肝静脉右支间的巨大交通支分流（病例 13 图 2）。

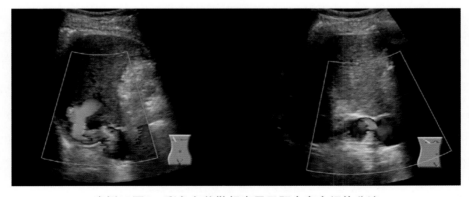

病例13图2　彩色多普勒超声显示肝内存在门体分流

腹部 CT 显示门静脉右支与肝静脉右支有较大交通支形成，相当于"天然"TIPS 门体分流，其"支架"最窄部位直径约 13mm；此时再调阅 2016 年 8 月肝脏增强 CT 示，门静脉右支与肝静脉右支交通支存在，狭窄处直径约 3mm（病例 13 图 3），该通道在 1 年后扩张到 13mm。

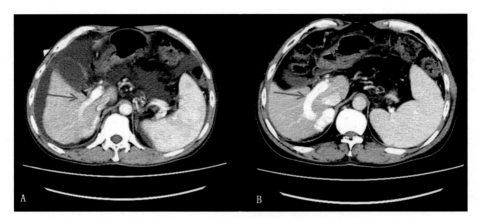

病例13图3　　CT显示肝内门体分流的情况

A 为 2016 年 11 月，患者食管静脉曲张套扎治疗术前，肝内分流道内径 3mm，尚未增宽；B 为患者食管静脉曲张套扎治疗术后，2017 年 11 月复查增强 CT 示：肝内分流道内径 13mm，明显增宽。

二、诊治过程

患者病史的特点：①存在肝性脑病反复发作的行为异常；②非结合胆红素和血氨升高；③内镜治疗效果特别好，曲张静脉明显消失；④合并便秘；⑤肝内分流道在食管静脉套扎治疗后显著增宽。这些特点与 TIPS 门 – 体分流术后疗效及并发症有异曲同工之处：曲张静脉消失很好，而肝性脑病出现。TIPS 术是在肝内门静脉和肝静脉之间穿刺，建立门体分流通道以降低门脉压力，是人工形成的肝内分流通道[1]。而有些患者则先天存在着肝内门 – 体静脉分流（intrahepatic portosystemic venous shunt，IPSVS），由于没有明显的临床症状而未发现。综合上述的结果，我们分析认为，患者门脉高压所致曲张静脉治疗效果如此之好，原因可能是曲张静脉被套扎后，虽然门脉血流出道减少，抗病毒治疗后肝硬化逆转，其后患者肝区长期有胀痛感，提示肝脏软化后为肝内交通支扩张奠定了生理学基础，但肝内 IPSVS 直径显著增宽，使得更多的血流从该分流道流出。然而，这种增加的绕过肝脏的血液，会更多地进入到体循环当中，导致脑组织有毒物质如氨、内毒素等的积聚，从而导致顽固性、反复发作的肝性脑病症状。

治疗措施：IPSVS 一般首选介入栓塞分流道，其次选择外科手术治疗[2]。但是，该患者有门脉高压和食管静脉曲张，如果进行分流道栓塞治疗，就相当于 TIPS 直接堵塞，曲张静脉可能加重甚至破裂出血危及生命。而相对的，目前肝性脑病的症状并不致命，可对症处理。因此，平衡两种治疗方案的利弊，加上该患者有便秘史，治疗方案为酸化肠道、灌肠治疗，灌肠后第 2 天开始患者逐渐意识清醒，症状逐渐减轻至消失后出院。出院后嘱患者解决好便秘问题：乳果糖（10ml，3 次 / 日口服）和利福昔明（0.2g，2 次 / 日口服），之后因便秘复查出现过 2 次较轻微肝性脑病，经通便治疗后好转，无其他严重不适发生。

三、病例讨论

HE 是由严重肝病或门 – 体分流引起的，以代谢紊乱为基础、中枢神经系统功能失调的综合征，表现为从亚临床变化到昏迷的广泛神经或精神异常[3]。根据中国肝性脑病诊断治疗专家共识，HE 分为三型：A 型，急性肝衰竭导致，特点是进展迅速，伴脑水肿和颅内高压；B 型，无肝病基础，由门静脉体循环分流导致；C 型，在慢性肝病基础上，可合并门体分流，常有伴诱因，以反复发作的性格、行为改变、言语不清等为特征[4]。

IPSVS 是一种罕见的疾病，临床表现多样（病例 13 图 4）。大部分 IPSVS 患者门体分流程度较轻无临床症状，而门体分流程度重的患者通常会发生 HE[5]。对于同时有门脉高压和 IPSVS 的患者，门脉高压会导致血流动力学改变，从而导致门脉分流加剧和分流流量增加。

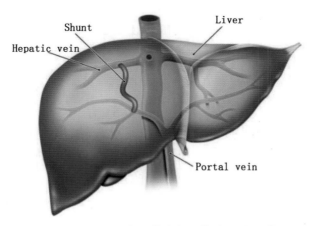

病例13图4　肝内门静脉与肝静脉间分流道

既往研究将 IPSVS 分为四型[6]：Ⅰ型是门静脉右支通过分流道与下腔静脉相连，常见于门静脉高压症；Ⅱ型是肝段内门静脉与肝静脉相连；Ⅲ型则包括了动脉瘤间的分流道；Ⅳ是门静脉右分支与下腔静脉之间连接的交通支。按照分类，上述病例属于 IPSVS Ⅰ型，是最常见的类型。IPSVS 临床上轻者无症状，重者则会出现肝性脑病的表现[7]。上述患者的 IPSVS 加重了肝功能的损害，最终导致高氨血症和肝性脑病的发生。研究表明，分流比例超过 60% 的 IPSVS 患者更易出现肝性脑病。而如果分流比例低于30%，IPSVS 患者则不会出现临床症状[8]。对于无临床症状的 IPSVS 患者，脑电图检查发现弥漫性慢波对早期发现 HE 很有帮助，同时影像学检查对于诊断、治疗和预防肝性脑病也具有重要的作用。超声和 CT 检查能够诊断肝内分流，而彩色多普勒超声对诊断无症状的 IPSVS 也很重要，它能够鉴别出在 CT 或超声上可能被误诊为富血管病变的疾病。此外，彩色多普勒超声测量分流比例还有助于治疗方案的制订[9]。对于症状轻微的门体分流性肝性脑病患者，一般密切观察病情变化，定期进行神经生理、心理等筛查，争取早期识别，及时诊治，是改善肝性脑病预后的关键。

对于该患者，在长期的分流道存在使其大脑已经适应了分流道带来的血氨等毒性物质，所以在食管静脉曲张套扎治疗之前基本没有临床表现。随后在接受了食管静脉套扎和抗病毒治疗后，由于食管静脉套扎术增加了门脉压力，同时恩替卡韦抗病毒治疗会减少乙型病毒性肝炎患者的肝脏硬度[10]。这两者共同的作用使患者前期存在的肝内分流道进一步扩张。这虽然一定程度上能够缓解门脉高压，但是大量的未经肝脏处理的血流进入脑组织，超过脑组织的适应能力进而导致脑功能异常和肝性脑病的出现。同时，便秘症状则加剧了血氨等有毒物质的吸收，促进肝性脑病的发生。因此，对于 IPSVS 患者，门脉高压能够增加分流道的血流，打破大脑对毒性物质的耐受能力从而导致肝性脑病的发生。对于肝硬化合并 IPSVS 的患者，持续监测肝内分流状况对预防肝性脑病或其他并发症是非常有必要的。在栓塞分流道等治疗之前，应充分评估门脉高压和食管静脉曲张破裂出血的风险。

门体分流性肝性脑病的对症治疗主要是[11]：①鉴别和去除诱因：如纠正感染、胃肠出血、便秘、脱水、镇静剂、酒精中毒或电解质紊乱等；②减少氨的产生和吸收：灌肠及酸化肠道治疗效果显著；口服乳果糖促进氨从大便排出；利福昔明作为一种半合成抗生素能够抑制细胞的过度繁殖，减少氨的产生；鸟氨酸－天门冬氨酸促进肝脏和肌肉中氨的代谢；其他如支链氨基酸、鸟氨酸苯乙酸酯、甘油/苯基丁酸钠等均有助于调节氨基酸的代谢平衡；③营养支持治疗：限制高蛋白饮食，蛋白补充以植物蛋白为主，少食多餐以及添加益生菌或益生元等。

综上所述，门体分流性 HE 患者临床表现主要是神经或精神的异常，严重程度主要取决于基础疾病和分流道比例。神经生理、实验室和影像学检查对于发现 IPSVS 具有重要作用。

四、病例点评

本文详细阐述了一例乙型病毒性肝炎相关失代偿期肝硬化，予以抗病毒治疗及内镜下曲张静脉套扎术及硬化术后反复出血肝性脑病的病例。该患者入院后完善腹部彩超及腹部 CT 显示门静脉与肝静脉形成交通支，如天然 TIP。考虑为抗病毒使肝脏软化、内镜下静脉套扎后导致侧支循环分流减少，从而肝内肝静脉与门静脉交通支逐渐扩大，使肝内门 - 体静脉分流量急剧增大，门静脉血流中的氨未经肝脏处理而进入循环，最终诱发的顽固性肝性脑病（hepatic encephalopathy，HE）。该患者经灌肠、酸化肠道等处理患者情况明显好转。希望该类患者为肝静脉 - 门静脉分流及顽固性肝性脑病的临床诊治提供了临床思路。

（病例提供者：张　亮　王显红　鲜美玲　中国人民解放军西部战区总医院）

（点评专家：汤善宏　中国人民解放军西部战区总医院）

参考文献

[1]Chang YH，Zhou XL，Jing D，et al.Portal hypertension exacerbates intrahepatic portosystemic venous shunt and further induces refractory hepatic encephalopathy：A case report[J].World J Clin Cases，2021，9（2）：496-501.

[2]Franchi-Abella S，Gonzales E，Ackermann O，et al.International Registry of Congenital Portosystemic Shunt members.Congenital portosystemic shunts：diagnosis and treatment[J].Abdom Radiol（NY），2018，43（8）：2023-2036.

[3]Rahimi RS，Brown KA，Flamm SL，et al.Overt Hepatic Encephalopathy：Current Pharmacologic Treatments and Improving Clinical Outcomes[J].Am J Med，2021，134（11）：1330-1338.

[4]Fallahzadeh MA，Rahimi RS.Hepatic Encephalopathy：Current and Emerging Treatment Modalities[J].Clin Gastroenterol Hepatol，2022，20（8S）：S9-S19.

[5]Sheth N，Sabbah N，Contractor S.Spontaneous Intrahepatic Portal Venous Shunt：Presentation and Endovascular Treatment[J].Vasc Endovascular Surg，2016，50（5）：349-353.

[6]Senocak E，Oğuz B，Edgüer T，et al.Congenital intrahepatic portosystemic shunt with variant inferior right hepatic vein[J].Diagn Interv Radiol，2008，14（2）：97-99.

[7]Remer EM，Motta-Ramirez GA，Henderson JM.Imaging findings in incidental intrahepatic portal venous shunts[J].AJR Am J Roentgenol，2007，188（2）：W162-W167.

[8]Prabhakar N，Vyas S，Taneja S，et al.Intrahepatic aneurysmal portohepatic venous shunt：what should be done？[J].Ann Hepatol，2015，14（1）：118-120.

[9]Bayona Molano MDP，Krauthamer A，Barrera JC，et al.Portal hypertension exacerbates intrahepatic portosystemic shun Congenital intrahepatic portosystemic venous shunt embolization：A two-case experience[J].Clin Case Rep，2020，8（4）：761-766.

[10]Kong Y，Sun Y，Zhou J，et al.Early steep decline of liver stiffness predicts histological reversal of fibrosis in chronic hepatitis B patients treated with entecavir[J].J Viral Hepat，2019，26（5）：576-585.

[11]Fallahzadeh MA，Rahimi RS.Hepatic Encephalopathy：Current and Emerging Treatment Modalities[J].Clin Gastroenterol Hepatol，2022，20（8S）：S9-S19.

肝尾状叶增生压迫门静脉主干相关肝前性门静脉高压

一、病历摘要

（一）病史简介

患者女性，33 岁，因"发现肝硬化 11⁺ 年，发热 1 个月，黑便 3 次"入院。

现病史：患者于 12 年前自觉左侧腹部包块，在我院诊断为"肝硬化、巨脾"，行脾脏及胆囊切除术并保肝治疗。于 9 年前发现胃底食管静脉曲张，未行相关治疗。于 5 年前因胃底静脉曲张破裂出血，于外院行胃底静脉曲张套扎术。1 个月前患者无明显诱因出现发热，最高体温达 39.6℃，解黑便 1 次，遂就诊于当地医院，腹部 B 超示：肝硬化声像图，左肝实性占位团块。入院后出现肝性脑病，予保肝、止血、白醋灌肠、减低氨基吸收治疗后患者好转出院。现为明确病因来本科住院治疗。

既往无肝炎病史，无饮酒史。

（二）体格检查

体温 36.5℃，脉搏 76 次 / 分，呼吸 20 次 / 分，血压 108/74mmHg。慢性病容，神清，全身皮肤、巩膜黄染，无蜘蛛痣、肝掌，全身浅表淋巴结未触及，肝脾肋下未及。全腹无明显压痛、反跳痛，无肌紧张，移动性浊音阴性，肠鸣音正常。双下肢未见明显水肿。

（三）辅助检查

血常规：红细胞 2.42×10^{12}/L，血小板 116×10^9/L，血红蛋白 81g/L。

血氨 88.32μmol/L。

肝功能：总胆红素 125.20μmol/L，直接胆红素 64.90μmol/L，总胆红素 60.30μmol/L，谷丙转氨酶 20.00U/L，谷草转氨酶 62.70U/L，谷氨酰转肽酶 142.20U/L，碱性磷酸酶 203.10U/L，总胆汁酸 293.00μmol/L。

凝血四项：凝血酶原时间 25.60 秒，活化部分凝血活酶时间 51.50 秒，纤维蛋白原 0.98g/L，国际标准化比值 1.30，凝血酶原时间 14.70 秒。

粪便常规：隐血阳性。

肿瘤标志物：糖类抗原（CA）125 136.10U/ml，甲胎蛋白（AFP）4.68ng/ml。

腹部 CT 示：肝尾状叶近肝门区见肿块影、肝硬化、门脉静脉高压（PHT）（病例 14 图 1A）；增强 CT 提示肝脏平扫期巨大肿块，动脉期不均匀强化，门静脉期强化减低（病例 14 图 1C、病例 14 图 1D）。

腹部 MRI：肝硬化、少量腹水、门脉高压及侧支循环形成；S1 段体积增大，强化欠均，S2 段两个结节影（病例 14 图 1B）。

胃镜示：食管静脉曲张套扎术后、食管静脉曲张（轻 - 中度，RC+）、门脉高压性胃病。

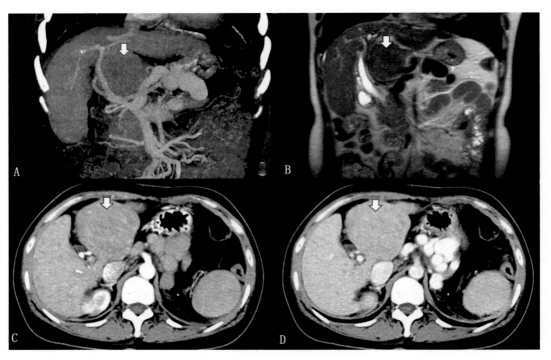

病例14图1　腹部CT和MRI

A：腹部 CT 见肝尾状叶近肝门区见肿块影，大小约 8.2cm×7.6cm；B：腹部 MRI 见肝硬化、少量腹水、门脉高压及侧支循环形成；S1 段体积增大，强化欠均，S2 段两个结节影，考虑 HCC 可能性大，建议 AFP 检查；C：增强扫描动脉期肝尾状叶肿块不均匀强化；D：门静脉期肝尾状叶肿块强化减低，肝左叶见结节环形强化影，上述考虑肝癌伴肝内转移可能性大。

二、诊治过程

虽然患者甲胎蛋白不高，但增强 CT 提示肝脏平扫期巨大肿块，动脉期不均匀强化，门静脉期强化减低，高度怀疑肝癌可能，诊断为"①肝硬化（3 期 Child-Pugh C 级）、门脉高压、食管静脉曲张（轻 - 中度，RC+）、门脉高压性胃病、腹水；②肝脏占位（肝 Ca 伴肝内转移？肝硬化结节？）"。入院后给予保肝治疗及预防上消化道出血：艾司奥美拉唑镁肠溶片（耐信）20mg 口服 2 次/日，并在胃镜下行食管胃底曲张静脉套扎术。因患者出现凝血功能障碍，反复多次输注冰冻血浆。待患者情况好转后，给予肝脏穿刺活检病理，病理回示：符合结节性肝硬化（活动期）（病例 14 图 2）。患者肝旁巨大占位排除肝癌可能，考虑为尾状叶增生，并压迫门脉主干导致 PHT，现患者未再出现发热、黑便，复查肝功能：总胆红素 55.70μmol/L、直接胆红素 27.70μmol/L、总胆红素 28.00μmol/L、谷丙转氨酶 22.00U/L、谷草转氨酶 65.10U/L、谷氨酰转肽酶 112.20U/L、碱性磷酸酶 165.90U/L、总胆汁酸 123.40μmol/L；凝血四项：凝血酶原时间 13.50 秒、纤维蛋白原 1.38g/L、活化部分凝血活酶时间 50.70 秒、凝血酶原时间 23.90 秒；较前明显好转，遂办理出院。

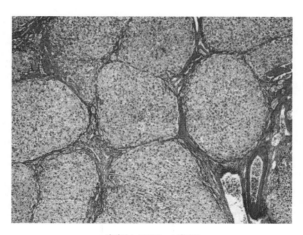

病例14图2　病理

　　肝脏及肝脏包块组织正常肝小叶结构被破坏，广泛增生的纤维组织将原来的肝小叶分隔包绕成为大小不等的圆形或椭圆形的肝细胞团，符合结节性肝硬化（活动期）表现。

三、病例讨论

　　门静脉高压（portal hypertension，PHT）被定义为门静脉和下腔静脉之间的门静脉压力梯度超过 5mmHg[1]。PHT 根据门静脉系统的阻力增加部位，分类为肝前型、肝内型或肝后型。肝内型 PHT 根据在窦状腺之前、中和之后的受累进一步分为窦前性、窦性和窦后性。继发于肝硬化的窦性 PHT 是成人 PHT 的最常见原因，其特征是肝静脉压力梯度（hepatic venous pressure gradient，HVPG）增加[2, 3]。而非肝硬化门脉高压是指没有肝硬化且 HVPG 正常的 PHT。PHT 的肝硬化和非肝硬化病因之间的差异很重要，因为前者与转氨酶升高和实质功能障碍（凝血病、低蛋白血症）有关，而后者主要表现为与 PHT 相关的并发症 [（脾大、静脉曲张）出血、血小板减少症] [4, 5]。该患者虽诊断有肝硬化，但导致 PHT 的最主要原因还是尾状叶增生压迫门脉主干所致，属于肝前型为主的混合型 PHT 及相关的并发症。

肝脏尾状叶位于肝脏的左右叶背部，共有五个面：膈面（脏面）、腔静脉面、横沟面、静脉韧带面和背裂面，其形状不规则，呈左大右小、前宽后窄 [6]。尾状叶的后方是下腔静脉，下方是门静脉主干，上方是三条主要的肝静脉 [7]。尾状叶的血供不同于两主肝叶的独立脉管系统供应，而是由肝动脉和门静脉的分支供血。其血流通过一系列的肝短静脉回流至肝后下腔静脉，故在位置上其被重要的血管包绕，并且深藏于肝脏的中心位置，一旦增生可压迫重要血管，导致相应表现。正常情况下肝尾状叶体积较小（小于肝脏体积的 10%），具有来自双侧的血液供应、2 ~ 3 支胆管引流及多根直接汇入到下腔静脉的回流静脉，具有非常有利的再生条件，使其在肝左右叶同时病变时能够增生代偿部分肝功能的能力。由于其具有很强的代偿增生潜能，有学者认为可将其看作肝脏功能的缓冲体，甚至可看作一个副肝 [8]。对于尾状叶强大的代偿增生能力，仍未定论，有研究通过观察因肝硬化发生尾状叶增生的病例后认为，尾状叶增生与其他肝段门静脉血流之间的激素、营养因子、亲肝因子等的差别可能相关 [9]。

尾状叶增生较常见于肝硬化患者，一项对肝硬化患者 CT 结果的回顾性分析显示，有 64% 的肝硬化患者有尾状叶增生 [10]。对于肝硬化的患者，尤其是结节性肝硬化患者，由于其肝脏的入肝血流阻力增大，导致进肝的血流改变，使肝脏的整体功能发生下降。当肝脏左右叶的肝硬化改变尚未累及到尾状叶时，由于尾状叶拥有独立于肝脏左右叶的 Glisson 系统，使得尾状叶的进入血流增加，为尾状叶的增生创造了有利条件。研究肝硬化患者发现，其尾状叶可以增生到相较原来体积的 2 倍以上 [11]。而我国学者发现，对于肝脏评级为 Child A 和 B 级的肝硬化患者，其尾状叶体积较正常对照组增大 [12]。Okazaki 等人在比较酒精性肝硬化和肝炎后肝硬化后发现，酒精性肝硬化患者更常见尾状叶增生 [13]。而 Dodd 等人的研究则认为，尾状叶增生在原发性胆管炎患者中更显著 [14]。Ohtomo 和 Gabata 等人曾报道过，肝硬化患者的尾状叶可呈非肿瘤性增生 [9, 15]。而 Choi 等人则发现，在经病理活检排除肝癌的肝硬化患者中，CT 图像上其尾状叶可代偿增生最大至 12cm × 6cm [16]。尾状叶增生在所有病例报道中，均有相似的影像学表现：CT 图像上表现为低信号，且经常在尾状叶上看到门静脉的异常分支；MRI 图像上 T_1 显示为高信号，T_2 显示为低信号。而典型的尾状叶增生图像则可以明显看到，尾状叶的门静脉分支从门静脉的肝左、肝右分支中分离出，并延伸至尾状叶的增生灶中[9]。

四、病例点评

本例患者是青年女性，因疑诊肝癌入院，肝脏穿刺病理活检排除肝癌后，考虑为肝尾状叶增生，增生肝组织对门静脉主干压迫肝前型门脉压力，与肝硬化门脉高压相叠加。CT 及 MRI 图像均显示，肝脏尾状叶呈非肿瘤性增生，大小至 8.2cm×7.6cm。患者主要表现为 PHT 所致上消化道出血，病理证实为结节性肝硬化，考虑为结节性肝硬化尚未累及尾状叶时，尾状叶为代偿肝脏部分肝脏功能，进行代偿性增生。但由于其位于门静脉上方，代偿增生至一定体积后，开始压迫门静脉主干，最终致肝前型 PHT。且其肝硬化本身致肝损害较重，并出现凝血因子减少致凝血功能障碍，需反复输注冰冻血浆缓解。该病的主要治疗为肝脏尾状叶切除术、降低门静脉压力及肝移植等。因本例患者肝功能较差，患者与家属拒绝外科手术切除增生尾状叶；经内镜下食道胃底曲张静脉套扎后，给予护肝及反复输注冰冻血浆病情稳定后出院。后患者因消化道大出血死亡。

该患者虽诊断有肝硬化，但导致 PHT 的最主要原因还是尾状叶增生压迫门脉主干所致，属于肝前型 PHT，其主要表现还是 PHT 相关的并发症。如不及时诊治会危及生命。其发病机制与治疗和临床常见的肝硬化导致门静脉高压截然不同，如果能够及时诊断，采取合适治疗方法，患者可获痊愈。

（病例提供者：韩　川　徐华谦　杨德会　中国人民解放军西部战区总医院）

（点评专家：汤善宏　中国人民解放军西部战区总医院）

参考文献

[1]Khanna R，Sarin SK.Noncirrhotic Portal Hypertension：Current and Emerging Perspectives[J]. Clin Liver Dis，2019，23（4）：781-807.

[2]Bosch J，Iwakiri Y.The portal hypertension syndrome：etiology，classification，relevance，and animal models[J].Hepatol Int，2018，12（Suppl 1）：1-10.

[3]Abraldes JG，Sarlieve P，Tandon P.Measurement of portal pressure[J].Clin Liver Dis，2014，18（4）：779-792.

[4]Khanna R，Sarin SK.Non-cirrhotic portal hypertension-diagnosis and management[J].J Hepatol，2014，60（2）：421-441.

[5]Garcia-Pagán JC，Hernández-Guerra M，Bosch J.Extrahepatic portal vein thrombosis[J].

Semin Liver Dis，2008，28（3）：282-292.

[6]马清国，黄明玉.下腔静脉肝后段与肝尾状叶腔静脉旁部的应用解剖观察[J].中国基层医药，2012，19（016）：2507-2509.

[7]Midorikawa Y，Takayama T.Caudate lobectomy（segmentectomy 1）（with video）[J].Journal of Hepato-Biliary-Pancreatic Sciences，2012，19（1）：48-53.

[8]黄志强，周宁新，黄晓强，等.尾状叶外科——肝外科的最后领域[J].中华消化外科杂志，2004，3（1）：1-17.

[9]Gabata T，Matsui O，Kadoya M，et al.Giant hyperplasia of the caudate lobe of the cirrhotic liver：correlation with an anomaly of the caudate portal branch[J].Abdominal Imaging，1999，24（2）：153-156.

[10]Glatard AS，Hillaire S，d'Assignies G，et al.Obliterative portal venopathy：findings at CT imaging[J].Radiology，2012，263（3）：741-750.

[11]Torres WE，Whitmire LF，Gedgaudas-Mcclees K，et al.Computed tomography of hepatic morphologic changes in cirrhosis of the liver[J].Journal of Computer Assisted Tomography，1986，10（1）：47-50.

[12]路涛，周翔平，魏永刚，等.肝炎后肝硬化肝脏体积变化与肝功能相关的CT研究[J].中华普通外科杂志，2007，22（001）：42-45.

[13]Okazaki H，Ito K，Fujita T，et al.Discrimination of alcoholic from virus-induced cirrhosis on MR imaging[J].Ajr Am J Roentgenol，2000，175（6）：1677-1681.

[14]Dodd GD，Baron RL，Oliver JH，et al.End-stage primary sclerosing cholangitis：CT findings of hepatic morphology in 36 patients[J].Radiology，1999，211（2）：357-362.

[15]Ohtomo K，Matsuoka Y，Okada M，et al.Pseudotumorous enlargement of the paracaval portion of the caudate lobe：a report of two cases with CT and MR appearance[J].Abdominal Imaging，1997，22（4）：398-400.

[16]Choi JH，Jun DW，Han HL，et al.Giant Hyperplasia of the Caudate Lobe in a Patient with Liver Cirrhosis：Case Report and Literature Review[J].Gut and liver，2008，2（3）：205-208.

慢性乙肝患者重度曲张静脉是肝硬化导致吗？
勿忽视病因二元论

一、病历摘要

（一）病史简介

患者男性，53岁，主因"黑便、呕血伴头晕3小时"转入我院消化内科。

现病史：患者入院前3小时无明显诱因出现黑色不成形大便，冲之无红色，量约250ml，随后呕鲜红色血液4次，量共约750ml，含暗红色血凝块，伴头晕，无畏寒、发热，无腹痛、腹胀，无意识障碍。

既往史：发现慢性乙肝数十年，未规范随访及治疗，但未明确诊断为肝硬化，无饮酒史。

（二）体格检查

生命体征平稳，神清，精神差，正常面容，皮肤巩膜无黄染，未见蜘蛛痣及肝掌。腹部软，未见腹部静脉曲张，全腹无压痛、反跳痛及肌紧张，肝肋下未及，脾肋下4横指。余未见特殊阳性体征。

（三）辅助检查

血常规：白细胞 2.96×10^9/L，红细胞 3.57×10^{12}/L，血红蛋白96g/L，血小板 50×10^9/L。

生化：总蛋白48.6g/L，白蛋白34.4g/L，球蛋白14.2g/L，白球比2.42，总胆红素 $27 \mu mol$/L，直接胆红素 $9.7 \mu mol$/L，谷丙转氨酶31U/L，谷草转氨酶34.6U/L，谷氨酰转肽酶26.4U/L，碱性磷酸酶44.3U/L，总胆汁酸 $6.2 \mu mol$/L。

乙肝五项：HBsAg、HBeAb、HBcAb（+），HBV–DNA 1.6×10^4U/ml。

丙型病毒性肝炎、戊型病毒性肝炎及自身免疫性肝炎抗体均阴性。

急诊胃镜：①食管静脉曲张（重度，RC+）；②胃静脉曲张伴出血（重度）。腹部增强CT＋门脉造影示：门脉高压侧支循环形成，脾大，食管胃底静脉曲张，脾静脉增粗（病例15图1）引起门脉高压的病因有很多，包括肝前性、肝内和肝后性的，该患者既往有乙型肝炎病史，我们首先考虑是乙型病毒性肝炎肝硬化引起的门脉高压。

再次仔细分析患者增强CT情况：肝脏质地饱满，右叶轻度缩小，尾状叶代偿增生，无肝裂等肝硬化表现；动脉期、门脉期肝组织血供均匀，门脉右支入肝后突然变细；但门脉中期肝脏强化明显低于脾脏与胰腺，提示门脉血流入肝阻力增大，有门脉高压特征。该患者的肝功能结果特点：患者胆红素、胆汁酸、凝血四项及前白蛋白正常，白蛋白降低可用消化道失血来解释，不符合失代偿期肝硬化肝脏功能特点。基于以上肝功能、肝脏影像学特点，患者肝脏情况不太符合失代偿期肝硬化特点。完善肝纤维化无创检测示：Fibrosca 8.8kPa，未到达肝硬化诊断标准。因此为了进一步明确诊断，肝穿刺活检；提示慢性病毒性肝病表现，炎症活动 G1/ 及纤维化程度 S1，未见假小叶形成，肝窦未见明显异常，汇管区可见纤维增生（病例15 图 2），符合特发性非肝硬化性门脉高压病理表现。

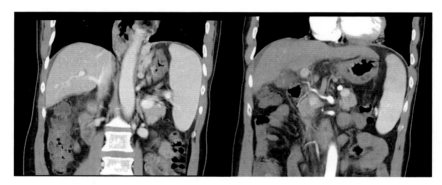

病例15图1　腹部增强CT＋门脉造影

肝脏包膜光滑、肝脏未见明显缩小，门静脉及肝静脉通畅、脾静脉增粗。

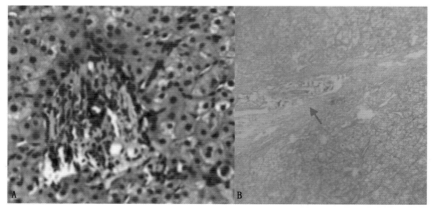

病例15图2　肝穿刺病理

未见假小叶形成，汇管区可见纤维组织增生，慢性炎细胞浸润，肝窦未见淤血扩张，网染可见网状纤维增生。

二、诊治过程

该患者因"急性上消化道出血"入院，急诊胃镜提示食管静脉曲张及胃静脉曲张伴出血，给予内镜下食管静脉曲张套扎术及胃底静脉曲张组织胶注射术、纠正低蛋白血症、降门脉压力、抑酸、抗乙肝病毒等治疗后未再出血，并好转出院。与患者及家属交流，患者适合行 TIPS 门体分流术，患者与家属因多方面原因拒绝该技术治疗。

三、病例讨论

引起肝硬化的病因多种多样，包括病毒性肝炎、慢性酒精中毒、非酒精性脂肪性肝病、长期胆汁淤积、化学毒物及药物、遗传代谢性疾病、免疫紊乱等[1]。2006 年我国是乙型病毒性肝炎流行病学调查表明，我国 1 ~ 59 岁人群乙肝表面抗原携带率高达 7.18%[2]，因此导致肝硬化最主要的病因为乙型病毒性肝炎，约占肝硬化病 80%[3]。肝硬化最主要的表现为门静脉高压、肝功能减退、腹水等。最常见的并发症为上消化道出血、肝性脑病、自发性腹膜炎、原发性肝癌等。肝硬化的 CT 表现有肝脏包膜不光滑、肝脏缩小、左叶及尾叶代偿性增大，左右肝叶比例失调，肝门扩大及纵裂增宽等表现，肝功能检查可见白蛋白降低、球蛋白升高致白球比例倒置。虽然肝硬化的诊断方法多种多样，但是肝组织活检是诊断肝硬化的金标准[1]。

门静脉高压是指各种原因致门静脉系统压力升高所引起的一组临床综合征，主要表现为脾大、脾功能亢进、门体侧支循环形成、食管胃静脉曲张及破裂出血，主要分为肝前型门脉高压，如门静脉血栓形成、动 – 门脉瘘、门静脉畸形以及外源性压迫等；肝内型门脉高压又可细分为窦前性、窦性和窦后性门脉高压。窦前性常见于血吸虫、特发性门脉高压（idiopathic portal hypertension，IPH）；窦性及窦后性如肝硬化、肝窦闭塞综合征、布 – 加综合征、右心衰竭、缩窄性心包炎[4]。肝脏有两套供血系统，一套是通过门静脉经小叶间静脉，另外一套是通过肝动脉经小叶间动脉，两套系统在肝窦汇合后再经中央静脉、小叶下静脉至肝静脉，根据病变部位不同可诊断不同原因引起门脉高压，如病变肝静脉可诊断为布 – 加综合征，病变位于肝窦至肝静脉之间诊断为肝小静脉闭塞综合征（VOD），病变位于肝窦诊断肝窦阻塞综合征，病变位于门静脉至小叶间静脉之间诊断特发性门脉高压。

由于该患者既往有乙型病毒性肝炎病史，并以消化道出血就诊，完善胃镜提示食管胃静脉曲张并伴出血。因肝硬化所导致的门脉高压多见，特发性门脉高压少见[5-6]，因此入院初期我们思维惯性的考虑为乙肝肝硬化致静脉曲张出血，但是完善相关的辅助检查发现该患者虽有严重门脉高压表现，但患者肝功能可，腹部 CT 未见明显肝硬化表现，仅仅门脉高压，同时 Fibrosca 未到达肝硬化诊断标准。因此为进一步明确诊断，完善肝穿刺活检报告提示该患者的肝窦并未见明显异常，所以我们考虑引起门脉高压的病因要么是肝前性，如门静脉血栓形成、动 – 门脉瘘、门静脉畸形以及外源性压迫，要么是窦前性，如血吸虫、特发性门脉高压等。

动脉 – 门静脉瘘导致肝前性门静脉高压，一般是由于外伤、手术或先天发育异常，使动脉与门静脉系统包括脾静脉、肠系膜上、下静脉及门静脉主干及分支等交通支形成，压力较高的动脉血留入门静脉系统，从而导致门静脉压力增高。区域性门静脉高压又称为胰源性门静脉高压、左侧门静脉高压或肝前性门静脉高压等，据报道，多达 37 种原因可导致脾静脉回流障碍，其中最常见原因为胰腺炎导致脾静脉血栓形成，阻碍脾静脉回流，导致区域性门静脉高压，此外还有门静脉血栓形成、门静脉畸形以及外源性压迫等原因导致的门脉高压，但是以上疾病通常完善腹部增强 CT 就可以明确诊断。该患者完善腹部增强 CT 均排除以上可能病因。因此我们继续搜索有没有窦前性病因，如血吸虫、特发性门脉高压。该患者没有血吸虫疫区接触史，完善相关检查均未提示血吸虫可能，最终我们将目标锁定在特发性门脉高压（IPH）。

特发性门脉又称高压班替氏病、班替氏综合征、良性肝内门脉高压、肝门静脉硬化症、非硬化性门静脉纤维化、热带性巨脾综合征或孟加拉脾大，但其病因及发病机制尚不明确，有报道指出[7]：IPH 可能与砷、铜等化学物质，腹腔内感染，接触毒物或者药物，免疫因素，凝血功能异常有关。IPH 的首发表现是门脉高压的症状和体征，特别是脾大（伴或不伴脾功能亢进）和食管静脉曲张，占 40% ~ 80%[8]，临床表现为脾大、贫血、白细胞与血小板减少及胃肠道反复出血。肝脏功能基本正常，肝脏形态稍缩小，肝裂不明显，肝动脉代偿增大，腹水及肝性脑病少见。马雪梅等[9]指出对于病因不明的门脉高压症，尤其门脉高压表现与肝功能损害程度不相匹配，门脉高压症状重，但肝功能水平尚可的患者需考虑特发性门脉高压。欧洲肝病学会特发性门脉高压的诊断标准（2015）[6]：①有门静脉高压的临床表现；②肝活组织检查排除肝硬化；③排除引起肝硬化或非肝硬化门静脉高压的其他肝脏疾病；④排除引起非肝硬化门静脉高压的常见疾病；⑤多普勒超声或 CT 扫描证实门静脉和肝静脉通畅。

该患者腹部 CT 结果提示脾大、门脉高压形成，门静脉及肝静脉通畅，但是腹部 CT 上肝脏表面光滑，未见缩小，并未提示肝硬化现成，由于该患者有乙型病毒性肝炎病史，为进一步排除肝硬化形成的门脉高压，因此我们完善肝穿刺活检术，活检的结果也证实该患者并没有肝硬化形成，排除肝硬化形成的门脉高压。肝穿刺活检还提示肝窦并未明显淤血扩张，排除肝窦及窦后性的原因，进一步核查有无窦前性、肝前性门脉高压，由于该患者完善腹部增强 CT 并未提示门静脉血栓形成、动 - 门脉瘘、门静脉畸形以及外源性压迫等肝前性原因，再结合患者接近正常的肝功能，综合考虑该患者的诊断为特发性门脉高压。

目前 IPH 治疗的关键为处理胃肠道出血及脾功能亢进，对食管胃底静脉曲张破裂引起的急性出血或出血风险大的患者需行内镜下曲张静脉套扎及组织胶注射治疗，非急性出血患者可以口服降门脉压药物（普萘洛尔、卡维地洛）预防曲张静脉出血，必要时可考虑行经颈静脉肝内门体分流术（TIPS）；因脾大使脾动脉增粗迂曲，大量血流进入脾实质，致肝脏缺血，可考虑行部分脾栓塞术（PSE）、外科脾切除术。IPH 虽有严重门脉高压，但相较肝硬化来讲肝脏功能基本正常，处理好门脉高压一般预后均较肝硬化引起的门脉高压预后好，因此 IPH 的诊断尤其重要，但是由于其较罕见，与其他类型的门脉高压鉴别困难，临床上常常出现误诊、漏诊。

四、病例点评

该例患者的诊断及治疗给了我们一些启示：①在临床诊疗过程中不能形成先入为主的定向思维模式，在患者有基础肝病病史，并出现门脉高压即考虑肝硬化，这种情况很容易形成误诊，虽然 IPH 在治疗上与肝硬化类似，但 IPH 患者肝功能水平一般基本正常，所以 IPH 预后较肝硬化好，一旦误诊对患者心理影响较大，进而可能影响治疗时机及效果。以后的临床工作中遇到有乙型病毒性肝炎、丙型病毒性肝炎、酒精性肝炎等基础肝病病史的患者，如果肝功能水平基本正常、影像学特点与门脉高压程度不太相一致时，需认真并逐一排除引起门脉高压的病因，谨慎诊断，必要时需肝穿刺活检明确；②门静脉高压是消化科的常见病，引起门脉高压的原因众多，因此在查找造成门脉高压的病因的过程中，我们应该结合患者的临床表现、辅助检查的等逐一排查原因，医生诊治疾病犹如警察办案一样需要缜密的临床思维抽丝剥茧，最后得出真相。

（病例提供者：李　英　何　胜　中国人民解放军西部战区总医院）

（点评专家：汤善宏　中国人民解放军西部战区总医院）

参考文献

[1]陈灏珠.实用内科学（13版）[M].北京：人民卫生出版社，2009：2073-2085.

[2]赵鸿斯，斯崇文.中国乙型病毒性肝炎的流行现状[J].中国医学前沿杂志，2008，1（2）：1-3.

[3]应楹，张常晶，姚定康.肝硬化病因流行病学研究进展[J].人民军医，2001，44（10）：594-596.

[4]刘龙平，王成林.门脉高压分型及CT、MRI诊断现状[J].中国CT和MRI杂志，2015，13（05）：117-120.

[5]Franchis RD.Expanding consensus in portal hypertension：Report of the Baveno Ⅵ Consensus Workshop：Stratifying risk and individualizing care for portal hypertension[J].J Hepatol，2015，63（3）：743-752.

[6]European Asociation for the Study of the Liver.EASL Clinical Practice Guidelines：Vascular diseases of the liver[J].J Hepatol，2016，64（1）：179-202.

[7]Khanna R，Sarin SK.Non-cirrhotic portal hypertension-diagnosis and management[J].J Hepatol，2014，60（2）：421-441.

[8]Datta DA，Mitra SK，Chhuttani PN，et al.Chronic oral arsenic intoxication as a possible aetiological factor in idiopathic portal hypertension（non-cirrhotic portal fibrosis）in India[J].Gut，1979，20（5）：378-384.

[9]马雪梅，任辉，金波，等.21例特发性门脉高压临床及病理特点分析[J].传染病信息，2017，30（3）：168-170.

先天性肝纤维化并文献复习

一、病历摘要

（一）病史简介

患者女性，17岁，主因"间断牙龈出血20余天，呕血3小时"入院。

现病史：患者20余天前无明显诱因出现牙龈出血，当地县医院检查提示白细胞及血小板水平下降（具体不详）。前往市级医院查腹部B超示：肝硬化；CT血管造影术检查提示门静脉高压，肝左叶及尾状叶增大，巨脾；给予药物治疗（具体不详）。入院3小时前患者无明显诱因出现呕血，呈咖啡样，共3次，总量约1000ml，伴头晕、心悸，无腹痛、腹胀，无发热、寒战不适，为进一步诊治遂来我院急诊科，腹部B超提示肝硬化，脾大。以"消化道出血、肝硬化"收入我科。自发病以来，患者神清，精神、饮食、睡眠欠佳，大便未解，小便量少，近期体重未见明显增减。

既往体健，否认家族遗传病史。

（二）体格检查

体温36.5℃，脉搏100次/分，呼吸18次/分，血压116/74mmHg。神志清楚，贫血貌，全身皮肤、巩膜无黄染。浅表淋巴结未触及肿大，无肝掌、蜘蛛痣。左肺呼吸音清，右肺呼吸音减弱，腹部平坦，腹壁静脉不显露，未见肠型及蠕动波。肠鸣音2～3次/分，未闻及振水音及血管杂音，肝-颈静脉回流征阴性。腹软，上腹部轻压痛，无反跳痛，全腹未触及包块，未见异常搏动，无液波震颤，肝肋下未触及，脾肋下四横指可及，质中，无触痛，胆囊未触及明显异常，墨菲征阴性，膀胱不胀，双肾未触及。腹部叩诊呈鼓音，移动性浊音阴性，肝上界位于右锁骨中线第5肋间，肝区叩击痛阴性，双肾叩击痛阴性。生理反射存在，病理反射未引出。

（三）辅助检查

血常规：白细胞4.27×10^9/L，中性粒细胞计数3.51×10^9/L，淋巴细胞计数0.52×10^9/L，中性粒细胞百分比82.5%，淋巴细胞百分比12.1%，红细胞4.24×10^{12}/L，血红蛋白90g/L，红细胞压积29.4%，红细胞平均体积69.3fl，红细胞平均血红蛋白含量21.2pg，红细胞平均血红蛋白306g/L，血小板52×10^9/L。

生化：肌酸激酶同工酶 36U/L，谷草转氨酶 33U/L，谷丙转氨酶 26U/L，总胆红素 30.90μmol/L，直接胆红素 15.40μmol/L，腺苷脱氢酶 19U/L，钙 1.99mmol/L，氯 112.9mmol/L，葡萄糖 6.40mmol/L，尿素 8.70mmol/L，肌酐 28.0μmol/L，视黄醇结合蛋白 10mg/L，前白蛋白 148mg/L。

凝血六项：活化部分凝血活酶时间 41.1 秒，凝血酶原时间（PT）17.1 秒，国际标准化比值 1.47，PT 百分活动度 48.2%，PT 比率 1.45，纤维蛋白原 1.48g/L。

甲、乙、丙、戊型肝炎病毒标志物、HBV-DNA、肝病自身抗体、AFP、癌胚抗原（CEA）检查均阴性，余相关检查指标均在正常范围内。

二、诊治过程

入院立即急诊行电子胃镜检查示：食管中、下段见 3 条节段性蓝色静脉呈串珠状凸向管腔，延伸至胃底小弯侧，周边黏膜充血，下段可见部分樱桃红斑，另见食管黏膜毛细血管迂曲扩张；胃体、底黏膜光滑；十二指肠球部、降部黏膜光滑（病例 16 图 1）。行内镜下胃底静脉硬化治疗（三明治法：组织黏合剂 5 支、聚桂醇 2 支，5 点注射），食道静脉用七环套扎器（波科）自贲门向上依次套扎，术中顺利无出血。患者病情稳定后行骨髓穿刺提示白细胞、红细胞、血小板水平下降，通过检查排除甲、乙、丙、戊型肝炎病毒感染、自身免疫性肝病、药物性肝损伤、酒精性肝病、非酒精性脂肪性肝病以及肝豆状核变性等疾病，为明确诊断建议行肝脏穿刺检查。肝穿刺组织约 0.1cm×2.0cm，包含 10 个汇管区。病理结果提示：小叶结构稍紊乱，汇管区纤维均明显增生，形成汇管–汇管桥接纤维，汇管区均可见胆管增生，2 个汇管区呈典型的胆管板畸形改变，伴门脉畸形；汇管区炎症细胞无明显增多，无界面炎症。小叶内可见点灶坏死，1～3 个每 200 倍视野；部分肝细胞气球样变性，中央静脉结构均正常，未见静脉周围纤维增生，未见假小叶结构，符合先天性肝纤维化病理特征（病例 16 图 2）。结合肝穿刺病理结果建议患者进一步行基因检测，结果回示未检测到 PKHD1 基因的突变类型，但是在 GP1BA 基因外显子区域发现 1 处杂合突变（c.1213A > C），UGT1A1 基因外显子区域发现 2 处杂合突变（c.211G > A、c.1198A > C）（病例 16 图 3），均来自于父亲，导致氨基酸改变。上述基因的疾病表型与受检者表型部分相符，但遗传模式不符。至此，该患儿诊断为：先天性肝纤维化（congenital hapatic fibrosis，CHF）。住院期间予以止血、补充白蛋白、纠正水电解质紊乱、利尿、营养支持及降门静脉高压治疗 10 日，复查肝功能指标均明显好转后出院。出院后继续对症治疗，并对其进行随访，目前未再次出现消化道出血。

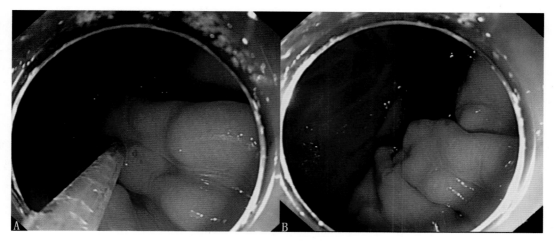

病例16图1　电子胃镜结果

A：食管中、下段见 3 条节段性蓝色静脉呈串珠状凸向管腔；B：静脉延伸至胃底小弯侧，黏膜毛细血管迂曲扩张。

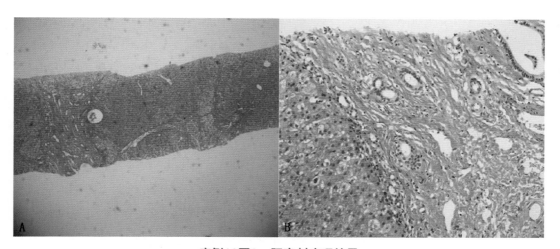

病例16图2　肝穿刺病理结果

A：小叶结构稍紊乱，汇管区纤维均明显增生，形成汇管－汇管桥接纤维，可见胆管增生（HE染色，×40）；B：多个大小不等的肝细胞增生结节形成，部分肝细胞气球样变性，胆管显著增生，炎症细胞较少见（HE染色，×200）。

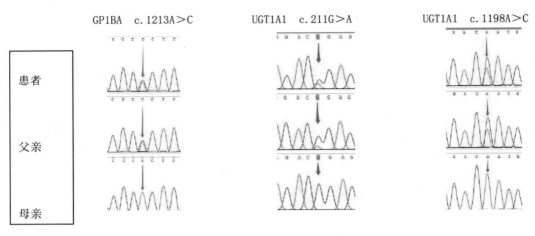

病例16图3　基因检测结果

三、病例讨论

该患者因上消化道出血入院，完善胃镜提示重度食管静脉曲张，门静脉高压通过检查排除甲、乙、丙、戊型肝炎病毒感染、自身免疫性肝病、药物性肝损伤、酒精性肝病、非酒精性脂肪性肝病以及肝豆状核变性等疾病。为进一步明确诊断完善肝穿刺活检，病理活检提示汇管区纤维均明显增生，形成汇管-汇管桥接纤维，汇管区均可见胆管增生，汇管区呈典型的胆管板畸形改变，符合先天性肝纤维化病理。

先天性肝纤维化（congenital hapatic fibrosis，CHF）在1961年由Kerr等[1]首次命名，是一种罕见的常染色体隐性遗传性疾病。发病率尚不确切，以儿童、青年期确诊多见[2]，临床表现缺乏特异性，主要表现为门静脉高压相关的症状和体征，而肝细胞功能正常或轻度异常[3]，因此容易导致误诊或漏诊。CHF属于"纤维多囊性疾病"范畴，与Caroli病、常染色体隐性和显性多囊肾病等[4]具有共同的遗传学基础，研究[5]证实其发病与人体PKHD1基因突变引起胆管板畸形有关。

已报道的PKHD1基因变异类型达800余种，检出率为42%～87%[6]。PKHD1基因变异会引起其编码的纤维囊蛋白/多导管蛋白（fibrocystin/polyductin，FPC）表达缺陷[7]。FPC是由4074个氨基酸组成的纤毛蛋白，主要在胆管和肾小管上皮细胞的初级纤毛中表达，其结构包括大部分位于细胞膜外的胞外段、跨膜段及相对较短的胞质尾区，可充当细胞外信号通路的受体，参与胆管分化成熟的过程[8]。研究[9]发现当FPC表达缺陷时，组织型纤溶酶原激活物、纤溶酶原增加，β-连环蛋白和Ⅳ型胶原纤维降解增加，细胞去分化和增殖异常，导致胆管板重塑出现障碍或完全停止，这种异常称为胆管板畸形。β-连环蛋白是一种新兴的炎症调节因子，会导致炎症趋化因子的分泌，募集巨噬细胞来启动一个从炎症向修复转换的促纤维化组织反应。最初巨噬细胞浸润以M1表型为主，随着疾病进展，巨噬细胞M2表型数量逐渐增加，门静脉肌成纤维细胞数量增加，胶原沉积加速，进一步引起门静脉高压及其并发症的发生[10]。在正常发育过程中，胆管板重塑以离心式分支方式从肝门向外周进行，门静脉血管发育也依此步骤进行。因此，门静脉血管发育和胆管板重塑具有密切的胚胎学关系，有学者[11]观察到CHF中的门静脉分支减少且许多表现为发育不良。

CHF在临床上可以观察到4种表现形式：门静脉高压型、胆管炎型、混合型及隐匿型[12]。前3种往往由于门脉高压相关症状及反复性胆管炎早期即可被诊断，而隐匿型往往在成年后，体检发现不明原因的肝脾肿大而就诊。我国以门静脉高压型较多见，临床表现以门静脉高压、上消化道静脉曲张出血等为主，常因脾功能亢进而出现白细胞、红细胞、血小板水平下降，也可因隐性静脉曲张出血表现为贫血，其次包括腹水征阳性、右上腹压痛等。由于肝实质细胞功能正常，故虽然有门静脉高压，但肝功能检查（白蛋白、前白蛋白、胆红素及谷丙转氨酶、碱性磷酸酶）一般是正常或轻微异常，与严重肝硬化不相符，疾病晚期可有显著异常[13]。胆管炎型表现为反复性胆管炎，如间断性发热、腹痛、腹胀等。混合型是兼具门静脉高压型和胆管炎型两者的特征。

先天性肝纤维化是一种罕见的常染色体隐性遗传性疾病，临床表现具有非特异性，只能通过肝活组织检查来明确诊断，其病理表现有以下特征：①汇管区之间有宽阔纤维间隔形成，其间可见许多不规则、大小不一和散在分布的异常胆小管，有的管腔扩张，有的呈小囊状，即胆管板畸形，是其基本的病理学特征；②肝实质内中央静脉仍位于肝小叶的中央，肝小静脉分支减少伴管腔变小及狭窄，为发生门静脉高压的基础；③纤维间隔与肝实质交界呈犬牙交错改变，且两者交界带整齐，少见肝细胞变性坏死；④纤维间隔边界可见少许炎症细胞浸润，因此多数患者肝功能基本正常或轻度异常；⑤肝小叶结构完整，一般无肝细胞再生结节，不形成典型的假小叶结构[14]。目前，可通过连锁基因分析和直接检测PKHD1基因的突变来协助诊断CHF。

CHF的治疗主要是针对其并发症的管理，如门脉高压引起的上消化道出血、反复呕血者，可行内镜下硬化剂注射、曲张静脉束带套扎术，在急性曲张静脉出血的抢救中有一定作用。肝移植是CHF最佳的根治性治疗方法，可降低病死率[15-16]。Yamada N等[17]于2016年报道了CHF患者接受母亲活体肝与von Meyenburg复合体移植的案例，通过其成功治疗，认为亲体肝移植是更为理想的选择。一项日本研究[18]纳入了14例CHF儿童患者，接受来自母亲或父亲活体肝移植，1例出现了排异反应，7例的供体肝脏形态出现异常，但总成活率为 100%，因此需要后期仔细地随访以确保移植肝的长期存活。综上所述，肝活检是明确诊断 CHF 的最可靠手段，对于原因不明肝硬化出现门静脉高压与肝功能损害程度不符的患者，应尽早考虑肝穿刺以明确诊断，为患者治疗赢取时机。

四、病例点评

CHF 主要表现为门静脉高压及相关并发症和复发性的胆管炎，而肝细胞功能正常或轻度异常，影像学、病理检查和遗传学评价对其诊断很重要，病理活检是诊断金标准。本例患者病理表现为汇管区纤维明显增生，汇管区均可见胆管增生，即胆管板畸形，是典型的 CHF 表现，但未检测到相关基因的突变。超声、影像学、电子胃镜提示肝硬化且门静脉高压表现明显，但肝功能异常不明显，符合门脉高压型 CHF 临床表现。由于本病无有效治疗方法，远期预后差，且是遗传病，早期检出率对患者预后及家人至关重要，希望本病例为临床提供参考。

（病例提供者：张　丹　联勤保障部队第九四〇医院）

（点评专家：汤善宏　中国人民解放军西部战区总医院）

参考文献

[1]Kerr DNS，Harrison CV，Sherlock S，et al.Congenital hepatic fibrosis[J].Quarterly Journal of Medicine，1961，30（117）：91-117.

[2]Cheema HA，Parkash A，Malik HS，et al.Congenital hepatic fibrosis：clinical presentation，laboratory features and management at a tertiary care hospital of Lahore[J].J Pak Med Assoc，2016，66（8）：984-988.

[3]吴欣，杜霄壤，丁金芳，等.儿童先天性肝纤维化的临床特点[J].临床儿科杂志，2016，34（6）：444-448.

[4]Janowski K，Goliszek M，Cielecka-Kuszyk J，et al.Congenital hepatic fibrosis in a 9-year-old female patient-a case report[J].Clinical and experimental hepatology，2017，3（3）：176-179.

[5]Shen WJ，Chen G，Wang M，et al.Liver fibrosis in biliary atresia[J].World Journal of Pediatrics：WJP，2019，15（2）：117-123.

[6]曹丽丽，董漪，徐志强，等.常染色体隐性遗传性多囊肾合并先天性肝纤维化一家系3例报告及文献复习[J].临床肝胆病杂志，2019，35（1）：166-168.

[7]Wills ES，Roepman R，Drenth JP.Polycystic liver disease：ductal plate alformation and primary cilium[J].Trend in Molecular Medicine，2014，20（5）：261-270.

[8]Lazaridis KN，Strazzabosco M，Larusso NF，et al.The cholangiopathies：Disorders of biliary epithelia（Review）[J].Gastroenterology，2004，127（5）：1565-1577.

[9]Spirli C，Morell CM，Locatelli L，et al.Protein kinase a-dependent pSer675-β-catenin，a novel signaling defect in a mouse model of congenital hepatic fibrosis[J].Hepatology，2013，58（5）：1713-1723.

[10]Locatelli L，Cadamuro M，Spirli C，et al.Macrophage recruitment by fibrocystin-defective biliary epithelial cells promotes dorta fibrosis in congenital hepatic fibrosis[J].Hepatology，2016，63（3）：965-982.

[11]Back SJ，Maya CL，Khwaja A.Ultrasound of congenital and inherited disorders of the pediatric hepatobiliary system，pancreas and spleen（Review）[J].Pediatric Radiology，2017，47（9）：1069-1078.

[12]Syed SS，Mallikar JM，Rajesh GS，et al.Congenital hepatic fibrosis with polycystic kidney disease presented as portal hypertension in a 7 year old female child-a rare case report[J].IJAR，2020，10（1）：44.

[13]Abreu SC，Antunes MA，Castro JC，et al.Bone marrow-derived mononuclear cells vs.mesenchymal stromal cells in experimental allergic asthma[J].Respiratory Physiology & Neurobiology，2013，187（2）：190-198.

[14]Dhameja N，Rai V，Singh R，et al.Congenital hepatic fibrosis：report on two cases and its clinicopathological correlation[J].Annals of Pathology and Laboratory Medicine，2016，3（2）：90-93.

[15]Endo T，Ito K，Sugiura T，et al.Recurrent cholangitis with congenital hepatic fibrosis and pancreaticobiliary maljunction after Roux-en-Y reconstruction[J].European Journal of Pediatric Surgery Reports，2013，1（1）：43-45.

[16]陈林，赵良智，蔡艳俊，等.先天性肝纤维化致肝功能衰竭行肝移植术1例报告及文献复习[J].吉林大学学报（医学版），2020，46（1）：159-163.

[17]Yamada N，Sanada Y，Katano T，et al.Pediatric living donor liver transplantation for congenital hepatic fibrosis using a mother's graft with von Meyenburg complex：A case report[J].World Journal of Gastroenterology，2016，22（44）：9865-9870.

[18]Irie R，Nakazawa A，Sakamoto S，et al.Living donor liver transplantation for congenital hepatic fibrosis in children[J].Pathol Int，2020，70（6）：348-354.

特发性非肝硬化门脉高压症

例1：

一、病历摘要

（一）病史简介

患者女性，56岁，主因"急性腹痛伴解少量暗红色大便8$^+$小时"入院。

现病史：诊疗经过不详，为求进一步诊治遂来我科就诊，门诊以"急性门静脉血栓，缺血性肠病"收治入院。自发病以来，患者精神、饮食、睡眠、大小便、体重以及家族遗传病史相关情况不详。

既往史：不详。

（二）体格检查

体格检查不详。

（三）辅助检查

腹腔 CT 造影显示：肝脏左右栓塞（病例17图1），脾静脉，门静脉主干栓塞（病例17图2），肠系膜上静脉栓塞（病例17图3）。

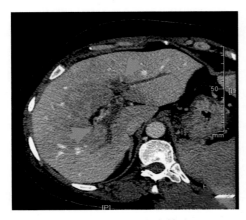 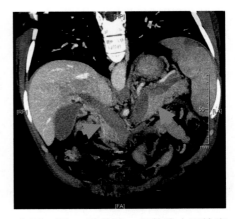

病例17图1　左右栓塞　　　　　病例17图2　脾静脉，门静脉主干栓塞

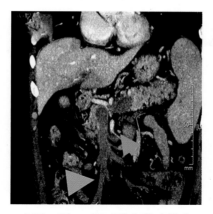

病例17图3   肠系膜上静脉栓塞

二、诊治过程

具体诊疗经过不详，患者有急腹症症状，伴有肠继续坏死可能，于是行积极的插管溶栓治疗。经皮肝穿刺，进入门静脉右支—肠系膜上静脉造影：基本完全堵塞（病例17图4至图6）。先行导管捣栓、抽吸部分血栓后，分别利用微泵肝素＋尿激酶插管到脾、肠系膜静脉行导管内溶栓共6天，血管逐渐通畅（病例17图7）。

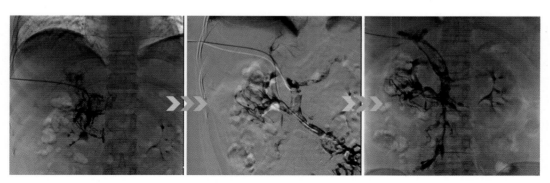

病例17图4   介入治疗过程

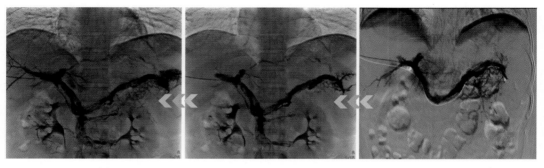

病例17图5   经皮肝穿刺，进入门静脉右支—肠系膜上静脉造影1

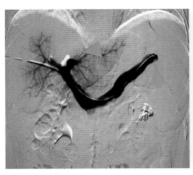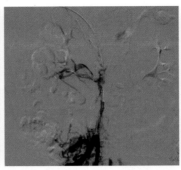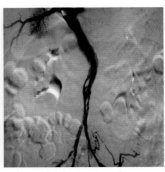

病例17图6　经皮肝穿刺，进入门静脉右支—肠系膜上静脉造影2

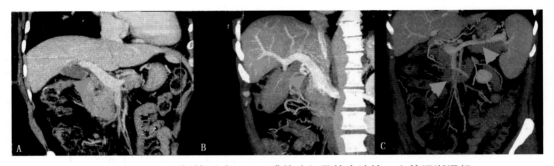

病例17图7　分别插管到脾、肠系膜静脉行导管内溶栓，血管逐渐通畅

术后随访6个月，可见门静脉主干、分支，肠系膜静脉、脾静脉均通畅。

例2:

一、病历摘要

（一）病史简介

患者男性，42岁，主因"呕血、黑便3天"入院。

现病史：诊疗经过不详。为求进一步诊治遂来我科就诊，门诊以"肝前性门静脉高压"收治入院。自发病以来，患者精神、饮食、睡眠与大小便情况不详，家族遗传病史相关情况不详。

既往史：慢性胰腺炎，腹腔感染，门静脉主干及脾静脉血栓形成，左侧门静脉高压，胃静脉曲张破裂出血。

（二）体格检查

体格检查不详。

（三）辅助检查

胃镜治疗术前可见胃曲张静脉形成，伴有贫血貌。术后曲张静脉消失（病例 17 图 8）。CT 可见脾静脉闭塞，完全性血栓形成，脾区血流以胃底、胃短静脉逆向形成侧支进入门静脉左支（病例 17 图 9）。

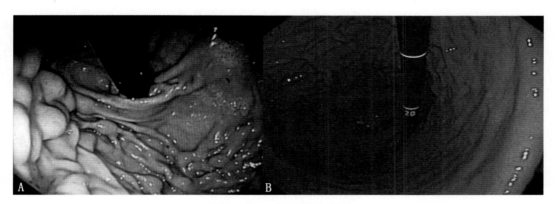

病例17图8　胃镜检查所见

A：治疗前的胃镜：可见胃曲张静脉形成，伴有贫血；B：治疗后胃镜：曲张静脉消失。

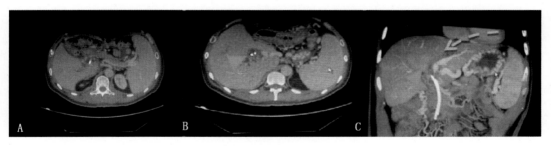

病例17图9　CT所见

二、诊治过程

具体诊疗过程不详。经皮肝穿刺，介入门静脉系统到达脾静脉远端，可见脾静脉的回流方向后行溶栓治疗后，待门静脉及分支再现，脾静脉恢复正常的血流方向才终止（病例 17 图 10）。

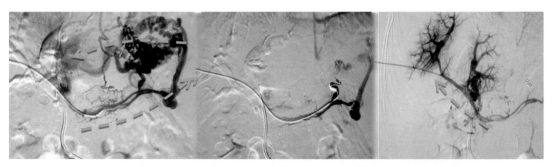

病例17图10　经皮肝穿刺，介入门静脉系统到达脾静脉远端，行溶栓治疗

例3：

一、病历摘要

（一）病史简介

患者女性，25岁，主因"腹围增大1年余"入院。

现病史：具体诊疗经过经过不详。患者于怀孕后出现腹围进行性增大，为求进一步诊治遂来我科就诊，门诊以"肝静脉闭塞型布加综合征"收治入院。自发病以来，患者精神、饮食、睡眠与大小便等情况不详，家族遗传病史相关情况不详。

既往史：不详。

（二）体格检查

体格检查不详。

（三）辅助检查

行CT检查可见肝花斑改变，肝静脉、下腔静脉肝内段未见，且门静脉细小，呈淤血肝表现（病例17图11）。

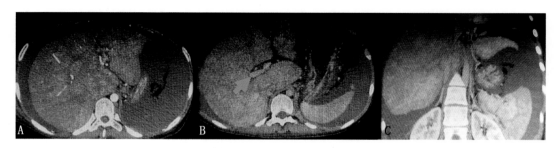

病例17图11　CT检查所见

左：可见肝花斑改变；中：肝静脉、下腔静脉肝内段未见；右：门静脉细小，呈淤血肝表现。

二、诊治过程

具体诊疗经过不详，行下腔静脉穿刺（病例 17 图 12A、病例 17 图 12B）并植入支架（病例 17 图 12C）。

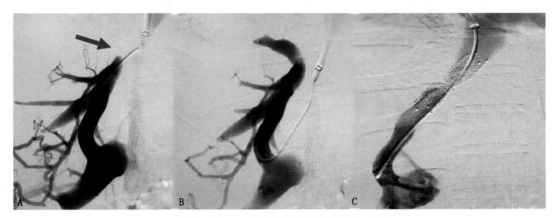

病例17图12　下腔静脉穿刺及植入支架

A：下腔穿刺肝静脉可见闭塞；B：重新穿刺肝静脉闭塞段；C：植入支架，肝静脉通畅。

例4：

一、病历摘要

（一）病史简介

患者女性，58 岁，原发性骨髓纤维化导致门脉高压顽固性腹水。

现病史：诊疗经过不详。自发病以来，患者精神、饮食、睡眠，大小便与体重不详，家族遗传病史相关情况不详。

既往史：不详。

（二）体格检查

体格检查不详。

（三）辅助检查

抽吸腹水后行 CT 检查显示非肝硬化基础，伴明显的脾大（病例 17 图 13）。

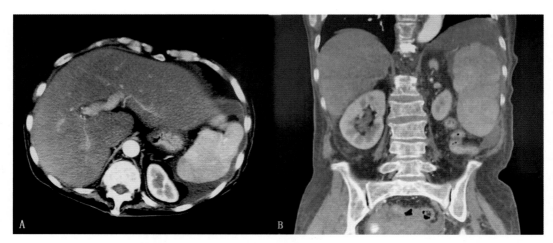

病例17图13　CT显示非肝硬化基础，伴明显的脾大

二、诊治过程

具体诊疗过程不详。行 TIPS 检查可见门静脉增粗压力 36mmHg，后放置分流支架，压力减少到 18mmHg（病例 17 图 14）。

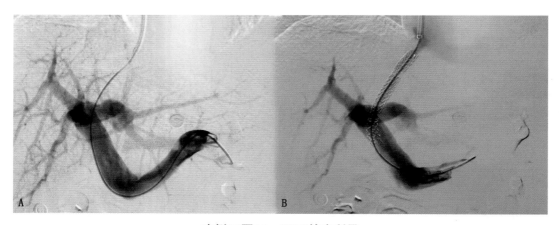

病例17图14　TIPS检查所见

A：造影门静脉增粗；B：放入支架门静脉变细。

例5：

一、病历摘要

（一）病史简介

患者男性，24 岁，主因"腹胀 4 个月余"入院。

现病史：伴食欲缺乏、乏力，有明确口服"土三七"病史，逐渐出现腹胀、食欲缺乏，腹腔大量积液，伴有肝功能异常，内科治疗效果不佳，诊断为：肝窦阻塞综合征。

自发病以来，患者精神、饮食、睡眠，大小便和体重情况不详。家族遗传病史相关情况不详。

（二）体格检查

体格检查不详。

（三）辅助检查

CT 检查：显示为肝脓肿（病例 17 图 15）。

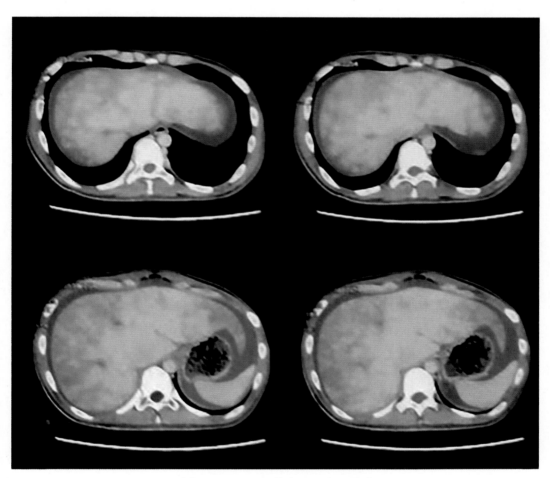

病例17图15　CT检查显示为肝脓肿

二、诊治过程

具体诊疗经过不详。行 TIPS 术分流（病例 17 图 16）。

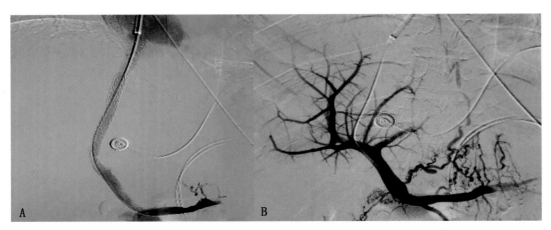

病例17图16　TIPS术分流所见
A：ATIPS 穿刺门静脉，可见其细小；B：BTIPS 术分流。

三、病例讨论

在 19 世纪末，Banti 描述了一种综合征[1]，其特征是显著的脾大和贫血，但没有血液学疾病基础。随后，一个印度专家小组将无肝脏病理或慢性疟疾患者的脾大定为非肝硬化门静脉纤维化。在印度，INCPH 发病率估计高达 23%，在西方国家，INCPH 可能占门脉高压病例的 3% ~ 5%，对 2500 例尸检的组织学回顾显示，INCPH 组织学特征的患病率为 3%，然而，只有 5% 的患者有门静脉高压的证据[2]。

特发性非肝硬化门静脉高压症（idiopathic noncirrhotic portal hypertension，INCPH）是一种相对罕见的肝脏血管疾病，其特点是无肝硬化表现，但可造成门静脉血流动力学异常，进而形成肝内门静脉高压的表现。总的来讲对 INCPH 发生、发生发展过程的理解是有限的。理论上，INCPH 的病因可分为五类：慢性感染、药物或毒素暴露、遗传疾病、血栓原因和免疫疾病，叠加因素也可以遇到。可以推测，INCPH 全球流行率的差异可以用遗传易感性和地区特异性疾病的差异来解释。

1. 免疫障碍　INCPH 经常被报道与免疫学疾病相关。人们提出了各种各样的理论来解释这些关联，在系统性硬化症患者中，纤维化被认为是 INCPH 发展的一个病因。另外，在系统性红斑狼疮患者中，免疫球蛋白（Ig）干扰前列环素的形成与微血栓形成脆弱性有关。免疫球蛋白 A（IgA）抗心磷脂抗体升高，推测可能导致小血管闭塞，已在大多数与乳糜泻相关的 INCPH 病例中得到证实。另一种高发于 INCPH 的免疫性疾病是原发性低 γ 球蛋白血症。Malamut 等人在 70% 的 INCPH 的患者中发现了该组织学特征[3]。

2．感染　反复感染肠道的细菌性栓塞和随后的小门静脉梗阻可能与 INCPH 的病因有关。这一理论得到了 INCPH 在出生时和儿童早期具有高腹部感染率的低社会经济地区的高流行率的支持。此外，动物研究表明，将大肠杆菌注射到门静脉中可导致 INCPH 的临床和组织学特征的发展[4]。INCPH 在人类免疫缺陷病毒（HIV）感染患者中报道越来越多。高活性抗反转录病毒治疗（HAART）在 HIV 相关 INCPH 的发展中发挥作用仍是一个有争议的问题，长期用地达诺新治疗被认为具有潜在的作用，推测促炎介质增强致血栓形成所致。此外，在 INCPH 的病理生理学中，已推测地达诺新导致的门静脉系统内皮和线粒体损伤。尽管有这些假设，但很难得出结论，关于地达诺新的病因学作用，因为该药物在过去被广泛用于艾滋病毒的治疗。另外，在已报道的 HIV 相关的 INCPH 患者中，先前存在的高凝因素（主要是蛋白 S 缺乏症）的发生率较高，可能导致血管梗阻。这种关联仍然有争议，因为它还没有得到一致的证实[5-12, 24]。

3．药物和毒素　一些药物和化学物质认为与 INCPH 有关。其中，硫唑嘌呤、6-硫鸟嘌呤和砷是最常报道的与该疾病相关的药物。Key 等人，描述了 5 例接受该类药物治疗的慢性髓系白血病患者出现了门静脉高压[13]。然而，由于 INCPH 也与细胞毒性治疗环境外的血液学疾病有关，因此这种治疗与 INCPH 之间的联系尚未完全确定。在接受上述相关药物治疗的患者中，我们只观察到了一小部分患者发生了 INCPH，故推测是否最终导致 INCPH 的发生，与潜在的易感性相关。

4．遗传性疾病　关于 INCPH 在几种先天性疾病（如亚当斯奥利弗综合征和特纳病）中的家族聚集及其组织学特征的发生的报告表明了这种疾病的遗传背景。在这些家族中，人类白细胞抗原（HLA）–DR3 阳性的高流行率支持了该疾病的免疫遗传学基础。

5．易栓症　Hillaire 等人，在一个小的患者队列中发现了 54% 的患者有血栓形成倾向。西方 INCPH 患者门静脉血栓的高患病率是支持血栓形成理论的另一个原因。根据 INCPH 患者的临床和组织学数据，血栓形成倾向可能是该疾病发生、发展所必需的潜在条件。

门脉高压病因以及诊断标准：门脉高压是一种由门脉静脉压力梯度超过 5mmHg 的临床综合征。在西方国家，慢性肝病，如非酒精性脂肪性肝炎、原发性胆汁性肝硬化、原发性硬化性胆管炎和先天性肝纤维化，以及肝外门静脉血栓形成和 Budd-Chiari 综合征，是非肝硬化门静脉高压的常见原因。如果排除了所有这些情况，就可以诊断为特发性非肝硬化门脉高压（INCPH）。INCPH 在中国病因各异，可以分为窦前性、窦性、窦后性。

窦前性可以分为发育异常，例如先天性肝纤维化；胆道疾病例如原发性胆汁性肝硬化；最典型的就是常见的原因为胆管系统的阻塞，如胆石、肿瘤（胰头癌、Vater 壶腹癌）等对肝外胆道的压迫，引起狭窄及闭锁。在儿童患者多因肝外胆道先天闭锁，其次是胆总管的囊肿、胆汁性肝硬化等。胆道系统完全闭塞6个月以上即可引起此型肝硬化。

窦性可以分为Disse间隙的纤维化如药物诱导的（甲氨蝶呤、胺碘酮）的纤维化；Disse间隙的淀粉样蛋白或轻链沉积；早期非肝硬化性酒精性肝病（窦状隙变性）；浸润性疾病例如特发性骨髓外化生（原因不明的骨髓外造血）；Kupffer细胞过度增生例如寄生虫（内脏利什曼病）；过度肥大的肝细胞压迫肝窦如小泡性脂肪增多症（酒精、妊娠期急性脂肪肝）。

窦后性可以分为静脉阻塞疾病；急性放射性损伤；肝静脉血栓形成酒精性肝病；原发性血管恶性肿瘤上皮样。较为典型的是静脉阻塞导致的肝硬化，肝静脉回流受阻会导致肝硬化。肝静脉回流受阻会导致肝脏发生瘀血，肝脏瘀血后会影响肝脏的正常血循环，肝脏的组织会因为缺血而发生坏死最终导致肝脏的纤维化，引起患者出现肝硬化的症状。

INCPH的病理生理学要是基于对肝移植切除标本的检查。门静脉主干的血栓很少见，大多数在门静脉分支可见血栓形成（即闭塞或附壁）、结节状、萎缩和畸形。INCPH与肝硬化的门静脉血流动力学是不同的。关于INCPH的发展，有人推测了脾血流增加和肝内梗阻，根据早期的研究，推测INCPH的主要原因与肝脏异常无关，而是与脾大引起的门静脉流量增加有关。在窦内脾细胞中释放的过量一氧化氮（NO）被认为是INCPH患者脾窦扩张和随后大量脾大的原因，脾切除术后观察到的疾病缓解支持了INCPH患者脾大的发病意义[14-15, 25-27]。血栓增多、免疫紊乱和感染已被认为是门静脉闭塞的潜在危险因素，在病情较晚期的患者中，由于门静脉微循环闭塞而导致的肝内阻力增加，可能会导致门静脉高压症的进一步升高，同时，内皮素-1会增加血管阻力，并刺激门脉周围胶原蛋白的产生，进而导致静脉纤维化加重，导致门静脉高压。

INCPH被分为四种不同的组织学类别：特发性门脉高压、结节再生性增生（NRH）、部分结节性转化（PNT）和不完全分隔型肝硬化。没有肝硬化的情况下，存在纤维化门静脉束和薄纤维间隔是特发性门静脉高压的病理标准，在NRH中，实质显示微结节转化，无纤维化，中央增生，边缘萎缩，特征为肝实质出现肝细胞增生性结节而不引起纤维化及其他重要肝小叶结构改变。PNT的特征是位于肝门区大门静脉周围存在非肝硬化、肉眼可见的实质结节。宏观上PNT的结节可能表现出与NRH相似的组织学特征（即小的增生性结节）。最后，不完全分隔型肝硬化的特征是纤细的"不完全"纤维间隔，将实质划分为明显的结节，小的门静脉和肝细胞增生。虽然INCPH没有确诊性的病理组织学表现，但常见观察到的形态学特征包括：闭塞性门静脉病（小门静脉分支的管腔狭窄或闭塞，并伴有密集的弹性纤维沉积，门静脉通道数量增加；门静脉扩张，突出至周围实质（门静脉旁分流血管）；正窦扩张和门静脉周围/窦周围纤维化。

大多数 INCPH 患者最初表现为门脉高压的体征或并发症[16]。在 INCPH 患者中脾脏增大的临床表现比其他常见原因（如肝硬化和门静脉血栓形成）要严重[17]。在一项关于印度 INCPH 患者的大型综述中，临床脾大是诊断时最常见的初始症状（68.9%）[18]。此外，其中 5.3% 的患者报告了由巨大的肿块引起的腹部痛。少数 INCPH 患者（30%）在胃肠道出血或伴严重并发疾病时首次出现肝功能受损、腹膜炎、短暂性腹水。一般来说，这些并发症易于得到控制。同时，有研究报告了这些患者中肺疾病的患病率为10%，肝肺综合征被认为是 INCPH 患者的罕见并发症[19-20]。

对肝功能障碍或食管静脉曲张患者的初步诊断通常采用腹部超声检查，肝表面结节状和门静脉壁增厚是 INCPH 的超声特征。然而，这些表现并不是 INCPH 的特异性表现，也可以在肝硬化患者中观察到。通过超声瞬时弹性检查鉴别肝硬化和 INCPH 是由价值的，大队列研究显示 INCPH 患者的平均肝硬化刚度为 9.2kPa，明显低于肝硬化患者（>14kPa）[21, 28, 29]。因此，在门脉高压有明显迹象的情况下，发现肝脏硬化值 < 14kPa 应引起对 INCPH 的怀疑。目前，肝活检对 INCPH 的诊断仍然至关重要。它是排除肝硬化不可或缺的，因为根据放射学检查，INCPH 患者与肝硬化难以区分。如果肝硬化和已知导致门脉高压的其他肝脏疾病已被排除，病理学家必须仔细研究 INCPH 的病理特征。

该病有众多并发症。

食管 - 胃静脉曲张破裂出血的治疗与预防：INCPH 患者的血流动力学和静脉曲张出血的管理和预防与肝硬化患者并不完全相同。目前，关于 INCPH 患者静脉曲张出血的管理和预防的科学数据很少。尽管如此，我们还是建议在 INCPH 患者中参照肝硬化静脉曲张出血的指导原则，内镜治疗已被证明在 95% 的 INCPH 患者中有效控制急性食管静脉曲张出血，同时在二级预防上，仍然参照肝硬化食管静脉曲张治疗原则，以内镜下治疗为主，同时建议在急性出血时联合使用抗生素。根据印度的研究，由于无法控制的出血，只有 5% 的急性静脉曲张出血病例需要紧急分流手术，且首选经颈静脉肝内门静脉分流术（TIPS）治疗，因为其侵袭性较低，该类患者肝功能基础较好，故较少发生肝性脑病。

脾大及脾功能亢进的治疗：INCPH 患者有巨大的脾大，导致门静脉流量增加，随后门脉高压。因此，脾切除术和部分脾栓塞已被证实可以降低这些患者的门脉高压[22, 23]。在选定的 INCPH 患者（如腹部不适或脾功能亢进患者）中，这些干预措施可视为有效的治疗方式。

口服抗凝治疗：基于 INCPH 患者中血栓形成和门静脉血栓形成的高发生率，一些研究者认为肝内小门静脉血栓形成是该疾病发展的重要病因，故在有易栓因素，或者已经存在血栓的情况下，建议口服抗凝治疗。

肝移植：一般来说，孤立性 INCPH 患者肝功能正常，门静脉高压的并发症可以通过内镜治疗和分流成功处理。患者需要肝移植的指征是内科无法控制的门脉高压、肝肺综合征、肝性脑病和进行性肝衰竭。

自然病程及预后：目前的数据表明，尽管在食管出血或感染的情况下会发生肝功能损害，但 INCPH 静脉曲张出血的死亡率明显低于肝硬化患者。因此，INCPH 被认为是一种相对良性的疾病（5 年生存率接近 100%）。与此观点相反，进展到肝衰竭（发生在病程晚期）需要肝移植的报道越来越多，这些患者的肝功能损害和腹水可能是由于门脉血流减少，随后肝周围实质萎缩所致。此外，HIV 感染与其治疗药物可能在门静脉血栓形成的发展中发挥单独作用。据报道，门静脉血栓形成与预后不良相关，因此，早期诊断应通过定期筛查门静脉通畅，然后建立抗凝治疗制度。肝细胞癌在 INCPH 患者中的发生、发展仍是一个争论的问题，尽管在结节性再生增生肝标本中有肝细胞异型性和多形性的报道，但肝癌和 INCPH 之间的因果关系尚未得到证实。

四、病例点评

特发性非肝硬化性门静脉高压症的诊断标准：门脉高压的临床体征（以下任何一种情况之一：如脾大、食管静脉曲张、腹水（非恶性）、肝静脉压力梯度增加、门静脉侧支增加）；在肝活检中排除肝硬化；排除引起肝硬化或非肝硬化性门静脉高压症的慢性肝脏疾病［如慢性病毒性乙型病毒性肝炎和（或）丙型肝炎；非酒精性脂肪性肝炎 / 酒精性脂肪性肝炎；自身免疫性肝炎；遗传性血色素沉着症；Wilson's 病；原发性胆汁性肝硬化］；排除引起非肝硬化性门静脉高压的情况（如先天性肝纤维化；结节病；血吸虫病；门静脉和肝静脉未闭）。INCPH 患者可以出现脾脏肿大和腹部疼痛，而在胃肠道出血或伴严重并发疾病时则首次出现肝功能受损、腹膜炎、短暂性腹水等。如不及时诊治，患者会出现难治性胃底静脉曲张及出血，危及生命。该类疾病如果能够及时诊断，采取合适治疗方法，患者可获痊愈。以上阐述了 5 例特发性非肝硬化门静脉高压病例，并侧重于治疗方法的记录，希望为临床该类疾病提供借鉴。

（病例提供者：徐征国 陆军军医大学第二附属医院）

（点评专家：汤善宏 中国人民解放军西部战区总医院）

参考文献

[1]Banti.Beitrage zur pathologischen Anat[J].Allgemeinea Pathol，1889，24：21-33.

[2]Basu AK，Boyer J，Bhattacharya R，et al.Noncirrhotic portal fibrosis with portal hypertension：a new syndrome.I.Clinical and function studies and results of operations[J].Indian J Med Res，1967，55（4）：336-350.

[3]Malamut G，Ziol M，Suarez F，et al.Nodular regenerative hyperplasia：the main liver disease in patients with primary hypogammaglobulinemia and hepatic abnormalities[J].J Hepatol，2008，48（1）：74-82.

[4]Kono K，Ohnishi K，Omata M，et al.Experimental portal fibrosis produced by intraportal injection of killed nonpathogenic Escherichia coli in rabbits[J].Gastroenterology，1988，94（3）：787-796.

[5]Garvey LJ，Thomson EC，Verkarre V，et al.Nodular regenerative hyperplasia is a new cause of chronic liver disease in HIV-infected patients[J].AIDS，2007，21（2）：1494-1495.

[6]Maida I，Garcia-Gasco P，Sotgiu G，et al.Antiretroviral-associated portal hypertension：a new clinical condition？ Prevalence，predictors，and outcome[J].Antivir Ther，2008，13（1）：103-107.

[7]Mallet V，Blanchard P，Verkarre V，et al.Nodular regenerative hyperplasia is a new cause of chronic liver disease in HIV-infected patients[J].AIDS，2007，21（2）：187-192.

[8]Mallet VO，Bralet MP，Pol S，et al.Hepatoportal sclerosis as a cause of noncirrhotic portal hypertension in patients with HIV[J].Am J Gastroenterol，2008，103（3）：808-809.

[9]Schiano TD，Kotler DP，Ferran E，et al.Hepatoportal sclerosis as a cause of noncirrhotic portal hypertension in patients with HIV[J].Am J Gastroenterol，2007，102（11）：2536-2540.

[10]Saifee S，Joelson D，Braude J，et al.Noncirrhotic portal hypertension in patients with human immunodeficiency virus-1 infection[J].Clin Gastroenterol Hepatol，2008，6（10）：1167-1169.

[11]Chang PE，Miquel R，Blanco JL，et al.Idiopathic portal hypertension in patients with HIV infection treated with highly active antiretroviral therapy[J].Am J Gastroenterol，2009，104（7）：1707-1714.

[12]Vispo E，Moreno A，Maida I，et al.Noncirrhotic portal hypertension in HIV-infected patients：unique clinical and pathological findings[J].AIDS，2010，24（8）：1171-1176.

[13]Key NS，Kelly PM，Emerson PM，et al.Oesophageal varices associated with busulphan-thioguanine combination therapy for chronic myeloid leukaemia[J].Lancet，1987，2（8567）：

1050-1052.

[14]Dabritz J, Worch J, Materna U, et al.Life-threatening hypersplenism due to idiopathic portal hypertension in early childhood: case report and review of the literature[J].BMC Gastroenterol, 2010, 10: 122.

[15]Babbs C, Warnes TW, Torrance HB, et al.IgA nephropathy in non-cirrhotic portal hypertension[J].Gut, 1991, 32（2）: 225-226.

[16]Sarin SK, Kumar A, Chawla YK, et al.Noncirrhotic portal fibrosis/idiopathic portal hypertension: APASL recommendations for diagnosis and treatment[J].Hepatol Int, 2007, 1（3）: 398-413.

[17]Sarin SK.Non-cirrhotic portal fibrosis[J].J Gastroenterol Hepatol, 2002, 17（Suppl 3）: S214-S223.

[18]Dhiman RK, Chawla Y, Vasishta RK, et al.Non-cirrhotic portal fibrosis（idiopathic portal hypertension）: experience with 151 patients and a review of the literature[J].J Gastroenterol Hepatol, 2002, 17（1）: 6-16.

[19]Kaymakoglu S, Kahraman T, Kudat H, et al.Hepatopulmonary syndrome in noncirrhotic portal hypertensive patients[J].Dig Dis Sci, 2003, 48（3）: 556-560.

[20]De BK, Sen S, Sanyal R.et al.Hepatopulmonary syndrome in noncirrhotic portal hypertension[J]. Ann Intern Med, 2000, 132（11）: 924.

[21]Ziol M, Handra-Luca A, Kettaneh A, et al.Noninvasive assessment of liver fibrosis by measurement of stiffness in patients with chronic hepatitis C[J].HEPATOLOGY, 2005, 41（1）: 48-54.

[22]Romano M, Giojelli A, Capuano G, et al.Partial splenic embolization in patients with idiopathic portal hypertension[J].Eur J Radiol, 2004, 49（3）: 268-273.

[23]Hirota S, Ichikawa S, Matsumoto S, et al.Interventional radiologic treatment for idiopathic portal hypertension[J].Cardiovasc Intervent Radiol, 1999, 22（4）: 311-314.

[24]Rajeev Khanna, Shiv Kumar Sarin.Noncirrhotic Portal Hypertension: Current and Emerging Perspectives[J].Clin Liver Dis, 2019, 23（4）: 781-807.

[25]Oana Nicoară-Farcău, Ioana Rusu, Stefănescu H, et al.Diagnostic challenges in non-cirrhotic portal hypertension-porto sinusoidal vascular disease[J].World J Gastroenterol, 2020, 26（22）: 3000-3011.

[26]Katharina Wöran, Georg Semmler, Jachs M, et al.Clinical Course of Porto-Sinusoidal Vascular Disease Is Distinct From Idiopathic Noncirrhotic Portal Hypertension[J].Clin Gastroenterol Hepatol, 2022, 20（2）: e251-e266.

[27]Elkrief L, Ferrusquia-Acosta J, Payancé A, et al.Abdominal Surgery in Patients With

Idiopathic Noncirrhotic Portal Hypertension[J].A Multicenter Retrospective Study Hepatology，2019，70（3）：911-924.

[28]Michel Kmeid，Chunlai Zuo，Lagana SM，et al.Interobserver study on histologic features of idiopathic non-cirrhotic portal hypertension[J].Diagn Pathol，2020，15（1）：129.

[29]Jiancong Liang，Chanjuan Shi，Dupont WD，et al.Key histopathologic features in idiopathic noncirrhotic portal hypertension：an interobserver agreement study and proposal for diagnostic criteria[J].Mod Pathol，2021，34（3）：592-602.

病例18

骨髓纤维化相关门静脉高压

一、病历摘要

（一）病史简介

患者女性，40 岁，主因"腹胀 5 年，呕血 9 个月"入院。

现病史：患者 2012 年出现腹胀，伴烧灼样上腹痛、间断黑便、恶心、呕吐及左腰部钝痛。外院血常规示：血红蛋白 95g/L、白细胞 22×10^9/L、血小板 651×10^9/L，肝肾功能正常。腹部 CT：肝硬化，食管胃底静脉曲张，脾大伴脾梗死，左肾亚段梗死；门静脉主干及左右分支显示不清，脾静脉增粗、迂曲，肠系膜下静脉分支局部中断；脾动脉中远段未见明确显影。外院考虑"系统性血管炎"，予糖皮质激素、免疫抑制剂（甲氨蝶呤 / 环磷酰胺）及华法林治疗，无明显疗效。2017 年 9 月呕血后休克，外院胃镜见食管静脉曲张破裂出血，予内镜下套扎止血，并停用华法林。为明确病因于 2017 年 11 月 16 日收入我院消化内科病房。

既往史、个人史及家族史：无特殊。

（二）体格检查

血压 105/60mmHg，体质指数 22.86。浅表淋巴结未及肿大，肝掌（+）。心肺查体无特殊。腹软，全腹无压痛、反跳痛。肝肋下、剑下未及。巨脾，Ⅰ线 17.5cm，低于脐水平，Ⅱ线 14.5cm。移动性浊音（-），肠鸣音正常。双下肢不肿。

（三）辅助检查

血常规：白细胞 6.56×10^9/L，血红蛋白 94g/L，血小板 258×10^9/L，网织红细胞 1.32%，红细胞平均容量、平均血红蛋白浓度正常。

丙氨酸转氨酶 8U/L，白蛋白 37g/L，总胆红素 10.6μmol/L，乳酸脱氢酶 336U/L，谷氨酰转肽酶 36U/L，碱性磷酸酶 74U/L，肌酐 72μmol/L。

血清铁及铁蛋白减低，转铁蛋白饱和度、总铁结合力正常范围。

凝血酶原时间 15.1 秒，活化部分凝血酶原时间 49.5 秒。肝纤维化四项：Ⅲ型前胶原及Ⅳ型胶原升高。抗核抗体谱、ANCA、自身免疫性肝炎和原发性胆汁性肝硬化相关抗体谱、血清 IgG 亚类、狼疮抗凝物、抗磷脂抗体均阴性。乙肝五项、丙肝抗体、巨细胞病毒 –DNA、EB 病毒 –DNA 均阴性。抗凝血酶 – Ⅲ 77%，蛋白 S 51%，蛋白 C 45%。

腹部 CT：门静脉主干及左右支、肠系膜上静脉近段、脾静脉近段、脾动脉中远段显示不清，闭塞可能性大（病例 18 图 1A）；胆总管胰内段及十二指肠壁内段显示不清，其以上水平胆总管及肝内外胆管扩张，管腔周围软组织影；胃周、肝门区、脾门区及腹腔多发侧支循环形成（病例 18 图 1B）；腹盆腔积液；胰腺饱满；脾大，脾内多发低密度影伴周围积液，考虑缺血性改变；左肾皮质多发凹陷，考虑缺血性改变。

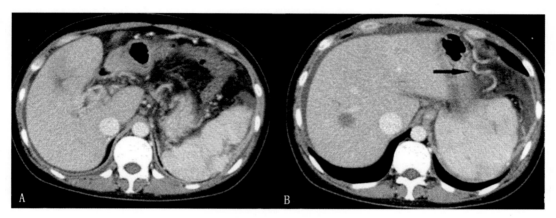

病例18图1　腹部CT

A：腹部增强 CT 示门静脉主干及分支不显影，B：腹部增强 CT 可见胃周侧支循环。

PET/CT：巨脾，代谢未见异常；腹盆腔积液；中央及外周骨髓代谢普遍增高，考虑继发性改变。胃镜：食管胃底静脉曲张，食管曲张静脉套扎治疗后，门静脉高压性胃病（病例 18 图 2）。

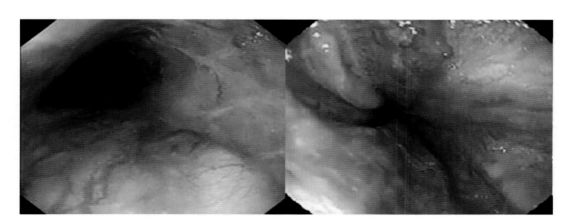

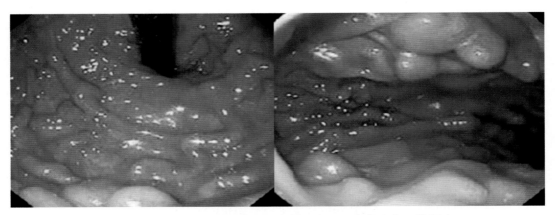

病例18图2　胃镜提示食管、胃底静脉曲张和门静脉高压性胃病

二、诊治过程

结合患者的经济情况，予干扰素-α 3百万单位（MU）隔日一次皮下注射。辅以维铁缓释片1片每天补铁治疗。予螺内酯20mg、呋塞米20mg每天1次口服；普萘洛尔5mg/次，每天3次降门静脉压；口服艾斯奥美拉唑和胃黏膜保护剂控制腹部症状。出院1年后患者随访，未再出现消化道出血，血常规示血三系正常，脾仍大，Ⅰ线8cm，外周血涂片仍可见泪滴状红细胞，更改治疗方案为干扰素-α 3MU隔日一次皮下注射联合沙利度胺50mg每晚1次、泼尼松30mg每天1次顿服（1个月后规律减量）及司坦唑醇2mg每天3次。出院2年后随访无消化道出血表现、查血常规基本正常，但因肝酶、胆管酶升高，嘱暂时停用干扰素、沙利度胺及司坦唑醇，并建议住院治疗。后患者于当地医院开始中药治疗（具体药方不详），患者未再出现呕血、腹胀等不适，脾仍在脐下水平，复查血常规各项指标均正常范围，2020年12月当地医院复查胃镜仍可见食管胃底静脉曲张。后未再随访。

三、病例讨论

患者青年女性，慢性病程。以腹胀和消化道出血起病，查体可见巨脾。病程初白细胞及血小板一过性增多，后恢复正常水平，伴轻度贫血。影像学提示多发内脏动静脉血栓和门静脉高压。内镜下可见食管胃底静脉曲张。

1. 患者门静脉高压和脾大较为突出，其可能的脾大的病因包括：

（1）肝实质性病变：各种类型的慢性肝病可通过肝硬化和门静脉高压造成脾大，但本例虽影像学提示存在肝脏形态改变，但临床表现不支持肝硬化所致门静脉高压。故本患者门静脉高压和巨脾需考虑其他病因。

（2）感染：一些特殊的感染性疾病可导致脾大，如传染性单核细胞增多症、疟疾、布鲁氏菌病等。但患者病程中无发热，也无其他感染相关的表现。同时，这些感染性疾病均难以解释患者的门静脉高压。

（3）自身免疫性溶血性贫血：慢性溶血性贫血可导致贫血、脾大。但本病例患者外周血涂片未见明显异常、无红细胞碎片，无黄疸，考虑该病可能性小。

（4）淋巴瘤：常有肝、脾、淋巴结受累，引起相应部位的肿大，可伴有 B 症状（发热、盗汗、体重下降）。但该患者除脾大外，症状并不典型，淋巴瘤证据不足。

（5）白血病：慢性淋巴细胞白血病或慢性髓系白血病都可因白血病细胞浸润造成脾大，但患者病程较久，无明显的白细胞升高，证据不足。

2. 上述病因均无法解释本例患者巨脾。结合门脉血栓情况，首先从最常见的肝内病因所致的门脉血栓和门静脉高压进行鉴别。

（1）肝硬化门静脉高压：肝硬化虽可致脾大，但罕见巨脾。

（2）血吸虫病：可引起窦前性门静脉高压、肝硬化，同时可引起脾大，且肝功能可相对正常，符合本例表现，但患者无疫水接触史，无嗜酸性粒细胞升高，血吸虫病诊断证据不足。

（3）肝后性门静脉高压：肝后病因主要包括肝脏以远的血管异常，包括肝静脉或下腔静脉梗阻和心脏病，如巴德－吉亚利综合征、缩窄性心包炎和限制型心肌病。但患者起病以来影像学并无肝脏以远血管异常的提示，且超声心动图无明显异常，故暂不考虑。

3. 因此，基本可除外肝内因素及肝后因素所致的门静脉高压，结合患者门脉系统血栓，考虑肝前性因素所致门静脉高压可能性大，可从血液系统疾病进一步鉴别诊断，分析血栓形成的原因。

（1）易栓症：指易形成血栓的一种病理状态，分为遗传性易栓症及获得性易栓症。遗传性易栓症方面，患者无相应家族史，发病年龄较晚，该病可能性小，蛋白 C、蛋白 S 偏低考虑系长期服用华法林所致。获得性易栓症又分为条件性和病理性因素所致。条件性因素所致的高凝状态，主要包括老龄、长期卧床或制动、外科手术、口服避孕药、妊娠产褥期等，而患者均无上述情况。病理性因素本例需考虑抗磷脂综合征（APS）、骨髓增殖性肿瘤（MPN）、系统性红斑狼疮（SLE）和阵发性睡眠性血红蛋白尿症（PNH）。APS 是一种免疫性疾病，患者无病理妊娠史，抗核抗体及抗磷脂抗体均阴性，APS 可基本除外。PNH 是主要发生于成年人的造血干细胞疾病，可有血栓形成，但该患者并无黄疸和溶血表现，可完善 CD55/59 异常细胞检查以除外。骨髓增殖性肿瘤将在下文介绍。

（2）骨髓增殖性肿瘤（MPN）：典型特点是骨髓一系或多系增生明显活跃，伴有一系或多系血细胞增多，往往伴有脾脏增大。MPN 的分类中包括慢性髓系白血病（CML）（Ph+）、真性红细胞增多症（PV）、原发性血小板增多症（ET）、原发性骨髓纤维化（PMF），以及少见慢性中性粒细胞白血病（CNL）、慢性嗜酸性粒细胞白血病（非特指型）（NOS）、骨髓增殖性肿瘤（未分类）共七个类型。其中较为常见的 PMF、ET、PV 均可有血栓形成。符合患者临床表现，但诊断需依据骨髓象、分子生物学证据等。

完善外周血涂片：红细胞大小不等，白细胞形态大致正常，血小板数量及形态大致正常。骨髓涂片：粒系中性分叶核粒细胞比例增高，占 60.5%，可见个别原始粒细胞，比例为 0.5%，其他各阶段比例均减低，形态大致正常，红系各阶段比例及形态大致正常，红细胞大小不等，可见个别"泪滴样"红细胞，淋巴细胞比例形态大致正常，单核细胞比例增高，形态大致正常。血小板未减少。骨髓活检：骨髓组织中造血组织增多，脂肪组织减少；造血组织中成熟及幼稚粒细胞增多，巨核细胞易见，伴纤维组织轻度增生，特染结果：网织纤维 MF-2 级。骨髓血、外周血分子测序：MPL exon4、T610C、S204P 阳性。JAK2V617F、JAK2 exon12、MPL exon10、CALR exon9 均阴性。血液科会诊考虑 PMF 可以成立。在 PubMed 上主要根据 "myelofibrosis" 及 "portal hypertension" 2 个关键词进行检索，发现 PMF 患者可出现门静脉高压及肝硬化表现，符合患者的临床表现、体征等[1]，"一元论"可解释患者全貌。

原发性骨髓纤维化（primary myelofibrosis，PMF）或称为特发性骨髓纤维化（idiopathic myelofibrosis），旧称原因不明的髓样化生（agnogenic myeloid metaplasia，AMM），是骨髓增殖性肿瘤（myeloproliferative neoplasms，MPN）的一种，是造血干细胞异常导致的疾病。PMF 通常费城染色体阴性。每 10 万人中，有 0.1 ~ 1 人患 PMF，中位发病年龄为 64 岁[2]。

PMF 的特点是骨髓中造血干细胞的克隆性增殖，引起细胞因子的释放、髓系增生和骨髓纤维化[3]。网状纤维（少数情况下还有胶原纤维）进行性地取代正常骨髓组织，进一步导致髓外造血（extramedullary haematopoeisis，EMH）。EMH 表现为髓系、红系和巨核系在除了骨髓以外部位的造血组织产生，常见的包括脾、肝和淋巴结等[1, 4]。PMF 的临床表现各异，大约有 30% 的患者最开始无任何症状，其余患者多因红细胞减少、白细胞或血小板增多、血栓形成、感染或脾大而产生相应症状，此外还有全身症状如乏力等。在 PMF 患者中，血栓发生率约为 2.23 人 /100 人[5]。对于 MPN 这一大类疾病，目前认为血栓形成的机制与以下有关[5-6]：①中性粒细胞和血小板异常：中性粒细胞释放的蛋白水解酶和活性氧可激活或损伤血小板和血管内皮细胞。活化的血小板表达 P 选择素和组织因子增加，并可释放 MPs（血细胞和内皮细胞激活后释放的膜碎片，被认为是体内血栓形成的主要参与者之一）和为凝血提供催化表面；②内皮细胞的异常：中性粒细胞释放的活性氧和蛋白酶可引起内皮细胞的分离或溶解，从而影响血栓调节功能。此外，内皮细胞溶解后释放出高水平的标志物，例如血栓调节蛋白、选择素和 von Willebrand 因子，可促进细胞聚集。最后，内源性一氧化氮产生减少，进一步促进凝血；③红细胞异常：红细胞异常主要表现在 PV 及 ET 患者中，主要表现为血细胞比容增加使血液黏度升高、通过促进剪切力介导的血小板活化以促进血小板间的交互作用、红细胞膜的成分的改变促进红细胞聚集，从而导致血液的高凝状态。PMF 患者中门静脉高压的发生率为 10% ～ 17%[2]，但门静脉高压产生的原因仍存在争议。有文献认为窦前性因素是最主要的原因，即因明显肿大的脾所致的脾回流门静脉的血流量增加[7]。因此，即使 PMF 患者不存在门脉系统的血栓，门静脉高压也是可以出现的[1]。对于本例患者，巨脾导致血流量增加可能是导致门静脉高压的主要因素，而门脉系统血栓形成也加重这一病变。至于肝内阻力增加，因未行组织活检而不明确，但这并不影响本病的治疗。

2016 年 WHO 更新的 PMF 诊断标准中[8]，首先根据骨髓病理的检测，将纤维化程度分为 MF-0 级（散在的线状网状纤维，无交叉，相当于正常骨髓）、MF-1 级（疏松的网状纤维，伴有很多交叉，特别是血管周围区）、MF-2 级（弥漫且浓密的网状纤维增多，伴有广泛交叉，偶尔仅有局灶的胶原纤维束和（或）局灶性骨硬化）和 MF-3 级（弥漫且浓密的网状纤维增多，伴有广泛交叉，有粗胶原纤维束，常伴有显著的骨硬化）。然后将 PMF 分为纤维化前 / 早期 PMF 和明显纤维化期 PMF。对于纤维化前 / 早期 PMF，主要标准有 3 条：①有巨核细胞增生及异性巨核细胞，无明显网状纤维增多（≤ MF-1），骨髓增生程度年龄调整后呈增高，粒系细胞增殖而红系细胞常减少；②不符合 ET、PV、CML、骨髓增生异常综合征（无粒系及红系病态造血）或其他髓系肿瘤的诊断标准；③ JAK2、CALR 或 MPL 基因突变；或无这些突变但有其他克隆性标志（如 EZH2、TET2、IDH1/2、ASXL1、SRSF2 或 SF3B1）；或无继发性骨髓纤维化（感染、自身免疫性疾病、其他慢性炎症性疾病、毛细胞白血病或其他淋巴细胞性肿瘤、转移癌等）证据。次要标准方面则至少满足 1 条：①非合并症导致的贫血；②白细胞 ≥ 11 × 10^9/L；③可触及的脾大；④ LDH 超出正常上限。而对于明显纤维化期 PMF，主要标准：①有所改变：有巨核细胞增生及异性巨核细胞，常伴网状纤维和胶原纤维增多（MF-2 或 MF-3）；主要标准：②及③与纤维化前 / 早期 PMF 相同；而明显纤维化期 PMF 的次要

标准则比纤维化前 / 早期 PMF 多了一条：⑤幼粒幼红血象。在诊断标准之外，骨髓涂片可见"泪滴形红细胞"可能也是对 PMF 的提示。因此，本例患者均符合 3 条主要标准，在次要标准方面符合①、③、④、⑤，PMF 诊断可以成立。

治疗上，骨髓纤维化的治疗方案需要依据不同的危险分层制订，危险分层工具使用 DIPSS Plus 评分系统（dynamic international prognostic scoring system）：年龄 > 65 岁（1 分），血红蛋白 < 100g/L（1 分），血白细胞 > 25×10^9/L（1 分），血小板 < 100×10^9/L（1 分），外周血原始细胞 ≥ 1%（1 分），持续的症状（1 分），预后不良的染色体核型［包括复杂核型或涉及 +8、–7/7q–、i（17q）、–5/5q–、12p–、inv（3）或 11q23 重排的单个或 2 个异常（1 分），需要红细胞输注（1 分）］。其中 DIPSS Plus 评分 0 分为低危，1 分为中危 –1，2 ~ 3 分为中危 –2，≥ 4 分为高危。对于 DIPSS Plus 低危或 DIPSS Plus 中危 –1 的患者，可继续观察，有症状的患者可使用羟基脲治疗；对于 DIPSS Plus 中危 –2 或 DIPSS Plus 高危或有较高的遗传风险（CALR 突变阴性和 ASXL1 突变阳性）的患者，则应积极进行治疗，评估是否可行干细胞移植，或使用药物如 JAK2 抑制剂等[3]。药物方面[4]，羟基脲是较早用于治疗的药物，可能对有症状的脾大及细胞增生有效，但数据有限。在 COMFORT–II 试验中，接受羟基脲治疗的实验组中有 47% 的患者治疗效果不能长期维持。重组干扰素 α 也逐渐在 MPN 中广泛使用。在一项小样本的前瞻性研究中[9]，使用重组或聚乙二醇干扰素 α–2b 的患者中 80% 临床好转或疾病稳定。在另一项研究中[10]，46.5% 的患者脾大缩小、82% 的患者全身症状减轻。后来，随着 JAK–STAT 通路在 PMF 的发病中的重要作用被逐渐认识，JAK2 抑制剂越来越广泛地用于治疗 PMF。JAK 抑制剂中芦可替尼是最早被批准用于治疗的，在 Ⅰ、Ⅱ 期临床试验中，脾脏的治疗反应可持续 3 年，症状缓解率约 50%[4]。免疫调节剂如沙利度胺、来那度胺等的临床效果仍在研究，现有数据认为可能有助于改善贫血[4]。而唯一可能治愈 PMF 的方法是干细胞移植。但超过一半的患者会出现移植相关的死亡或严重并发症，所以需要进行个体化的风险评估。

四、病例点评

骨髓纤维化症分原发性和继发性两种，继发性骨髓纤维化有明确的病因，而原发性骨髓纤维化（PMF）是病因不明的一类骨髓增殖性肿瘤，可导致白细胞增多和血栓形成，临床上少见，并以门脉高压症为主要临床表现的 PMF 更少见，易误诊。本病例以门静脉高压、消化道出血为首要表现，易与肝硬化等其他疾病混淆，临床工作者从脾大、门静脉高压原因层层排除，最终根据患者骨髓涂片示网织纤维增生，特征性基因检测明确诊断为骨髓纤维化。本文将骨髓纤维化的诊疗做了详细的讲解，从而有助于提高对原发性骨髓纤维化、非肝硬化门静脉高压的认识，为该类患者临床诊治提供借鉴。

（病例提供者：宋　锴　中国医学科学院北京协和医院）

（点评专家：吴　东　中国医学科学院北京协和医院）

参考文献

[1]Sherman MS，Samore WR，Pratt DS.Myelofibrosis and Portal Hypertension：The Case for Primary Variceal Screening[J].ACG Case Rep J，2020，7（2）：e00333.

[2]Tefferi A，Pardanani A.Myeloproliferative Neoplasms：A Contemporary Review[J].JAMA Oncol，2015，1（1）：97-105.

[3]O'Sullivan JM，Harrison CN.Myelofibrosis：clinicopathologic features，prognosis，and management[J].Clin Adv Hematol Oncol，2018，16（2）：121-131.

[4]Toros AB，Gokcay S，Cetin G，et al.Portal hypertension and myeloproliferative neoplasms：a relationship revealed[J].ISRN Hematol，2013，2013：673781.

[5]Barbui T，Finazzi G，Falanga A.Myeloproliferative neoplasms and thrombosis[J].Blood，2013，122（13）：2176-2184.

[6]Roux D，Merlio JP，Quinton A，et al.Agnogenic myeloid metaplasia，portal hypertension，and sinusoidal abnormalities[J].Gastroenterology，1987，92（4）：1067-1072.

[7]Wiest R，Strauch U，Wagner H，et al.A patient with myelofibrosis complicated by refractory ascites and portal hypertension：to tips or not to tips？[J].A case report with discussion of the mechanism of ascites formation[J].Scand J Gastroenterol，2004，39（4）：389-394.

[8]Arber DA，Orazi A，Hasserjian R，et al.The 2016 revision to the World Health Organization classification of myeloid neoplasms and acute leukemia[J].Blood，2016，127（20）：2391-2405.

[9]Silver RT，Vandris K，Goldman JJ.Recombinant interferon-alpha may retard progression of early primary myelofibrosis：a preliminary report[J].Blood，2011，117（24）：6669-6672.

[10]Ianotto JC，Boyer-Perrard F，Gyan E，et al.Efficacy and safety of pegylated-interferon alpha-2a in myelofibrosis：a study by the FIM and GEM French cooperative groups[J].Br J Haematol，2013，162（6）：783-791.

以黄疸为首发症状的特发性非肝硬化门脉高压

一、病历摘要

（一）病史简介

患者男性，20 岁，主因"巩膜黄染 2 年余"于 2022 年 3 月 19 日收治于我院消化内科。

现病史：患者 2020 年无明显诱因发现巩膜黄染，偶有尿色加深，否认大便颜色变浅，无发热、腹痛、腹胀。偶有皮肤淤斑、牙龈出血，否认呕血、便血。2021 年 11 月因巩膜少量出血在当地医院查血常规：白细胞 2.76×10^9/L，血红蛋白 138g/L，血小板 45×10^9/L；肝功能：白蛋白 43.5g/L，总胆红素 76.1μmol/L，直接胆红素 14.3μmol/L，间接胆红素 61.8μmol/L，谷丙转氨酶 16.4U/L，谷草转氨酶 22.4U/L，谷氨酰转移酶 23U/L，碱性磷酸酶 67.0U/L。查抗核抗体、抗血小板抗体阴性，骨穿刺提示造血组织增生活跃，三系比例大致正常。2022 年 2 月就诊外院，仍提示白细胞、血小板减少，胆红素升高，间接胆红素升高为主；乙肝表面抗原、甲肝及戊肝抗体阴性；CT 发现：①膈肌平面下腔静脉狭窄，布加综合征待除外；②脾静脉曲张，肝门区及腹膜后静脉曲张（侧支循环形成）；③脾大。经皮下腔静脉＋肝静脉造影术：下腔静脉管壁光滑，膈肌水平处呈偏心样狭窄，狭窄约 90%；肝右、肝中静脉血流通畅，管壁光滑无狭窄，肝左静脉未显影。外院考虑"布加综合征"。为进一步诊治于 2022 年 3 月 19 日收入我北院消化内科。患者精神、睡眠、食欲可，二便正常，体重无明显变化。

既往史：2017 年曾因皮肤痤疮口服中药 50 天（成分不详）。2019 年高考前体检：肝功能正常。

家族史：父母及一弟弟体健。

（二）体格检查

神志清楚，皮肤、巩膜轻度黄染，无肝掌、蜘蛛痣，无腹壁静脉曲张。心律齐，双肺呼吸音清。腹软，无压痛、反跳痛、肌紧张，肝剑下 3 指，质稍硬，无触痛，脾肋下及边，肠鸣音 3 次 / 分，移动性浊音阴性。

（三）辅助检查

血常规：白细胞 1.98×10^9/L，血红蛋白 134g/L，血小板 26×10^9/L。

粪便常规：褐色软便，隐血阴性。

肝肾功能：白蛋白 39g/L，总胆红素 63.7μmol/L，直接胆红素 11.6μmol/L，谷丙转氨酶 19U/L，谷草转氨酶 22U/L，碱性磷酸酶 61U/L，谷氨酰转移酶 26U/L，乳酸脱氢酶 178U/L，肌酐 55μmol/L。

凝血酶原时间 14.5 秒，D- 二聚体 0.15mg/L。

超敏 C 反应蛋白 0.74mg/L，血沉 9mm/h。

Ⅳ型胶原蛋白 140ng/ml。血氨 58μmol/L。

铁蛋白 111ng/ml；铜蓝蛋白 0.18g/L，24 小时尿铜浓度 8μg/L，尿铜含量 20.8μg/24h，眼底未见 K–F 环。

CMV、EBV 等嗜肝病毒均阴性；自身免疫性肝炎及系统性血管炎相关抗体谱均阴性。

网织红细胞比例 2.14%，直接抗球蛋白试验阴性，血浆游离血红蛋白 6.1mg/dl，6 磷酸葡萄糖脱氢酶、尿含铁血黄素试验、PNH 克隆均阴性。

影像学：超声心动图未见明显异常。肝脏超声及弹性成像：左肝体积增大，肝脏包膜光滑，实质回声增粗。胆总管 0.4cm，门脉主干内径 1.1cm。肝脏右叶剪切波弹性成像（SWE）中位值 6.9kPa，脾大。门静脉系统彩超提示脾静脉、胃左静脉增宽，门静脉流速稍低。腹部增强 CT 示门静脉主干至下腔静脉之间一支粗大迂曲的异常静脉影，考虑先天性肝外门体分流（病例 19 图 1）；脾大，脾静脉迂曲增粗。

因外院诊断"布加综合征"，复查血管造影：下腔静脉管腔通畅，血流速度良好，未见狭窄、扩张及充盈缺损，肝左、中、右静脉未见明显狭窄或扩张，经左肾静脉逆行造影可见脾肾分流，脾动脉多发小动脉瘤，肝动脉走形迂曲。间接门脉造影可见门静脉、脾静脉、胃冠状静脉迂曲增粗。所见符合门脉高压，但不支持布加综合征。

胃镜：自距门齿 38cm 起见曲张静脉，共 2 条，延伸至贲门，最宽处约 0.3cm，红色征阴性；胃底黏膜光滑，可见静脉显露，未见明显曲张静脉。诊断：食管静脉曲张（LeiD0.3RF0，轻度）、胃底静脉显露（病例 19 图 2）。

病理提示汇管区门静脉肝内分支管壁增厚，管腔扩张，血管增生，部分疝入肝小叶内，汇管区纤维组织增生不明显，可符合 INCPH：① HE 染色示汇管区门静脉肝内分支扩张，血管增生；② CD34 染色示肝小叶内可见疝入的门静脉分支；③ SMA 染色示门静脉血管壁增生（病例 19 图 3）。

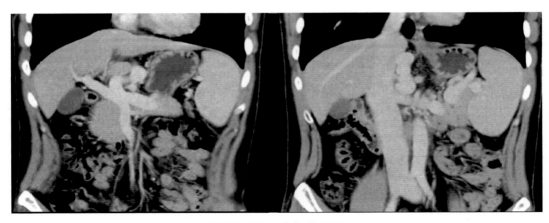

病例19图1　腹部增强CT

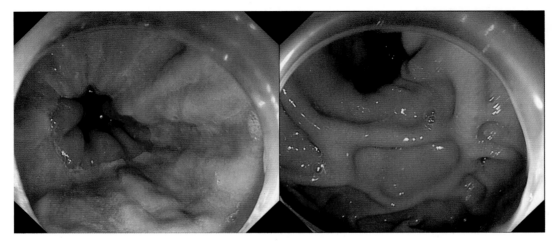

病例19图2　胃镜检查

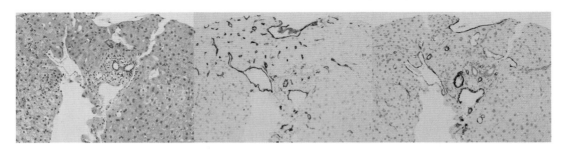

病例19图3　病理

二、诊治过程

　　患者门脉高压表现突出，已排除肝前及肝后因素导致的门脉高压，肝脏合成功能正常，肝硬化证据不充分。故输注血小板后行肝脏穿刺活检，病理提示汇管区门静脉分支管壁增厚，管腔扩张，疝入肝小叶内，未见经典肝硬化改变，形态符合"特发性非肝硬化性门脉高压"。

临床诊断：①特发性非硬化性门脉高压（INCPH），药物相关不除外，引起食管静脉曲张、脾功能亢进及血两系减低；②先天性肝外门体分流（Abernethy 畸形），可解释患者高非结合胆红素血症及高氨血症。

临床治疗：结合患者临床表现、实验室检查、影像学检查和病理检查结果，经影像科、病理科、介入科、血管外科及消化内科等多学科讨论后，决定择期行门体分流血管封堵，必要时行脾动脉栓塞，以缩小脾脏，减轻门脉高压，降低门脉高压相关并发症风险。患者血小板较低，肝穿刺有一定的风险性，故术前输注血小板予以纠正，并在穿刺后用吸收性明胶海绵封堵穿刺路径。患者既往曾服用成分不明的药物仅 2 个月，不除外药物所致 INCPH，但已很难证实。

三、病例讨论

该患者为青年男性，起病隐匿，以黄疸、白细胞及血小板减少为首要表现，外院影像学发现门脉高压表现，曾行血管造影提示下腔静脉狭窄，疑诊布加综合征，但我院重复血管造影予以排除，同时也排除了肝动脉 – 门静脉瘘、门静脉血栓、门脉海绵样变等肝前因素。2022 年 3 月 21 日我院腹部增强 CT 可见肝脏形态改变，脾脏明显增大，门静脉主干、左右分支及肠系膜上静脉管腔形态大致正常，自门静脉主干发出一异常粗大的分支，向头侧走行后经右肾静脉后方汇入下腔静脉，考虑先天性门体分流（congenital portosystemic shunts，CPSS）。CPSS 是一种罕见的门静脉发育畸形，根据其解剖特征分为肝内分流和肝外分流两大类。本例为肝外分流，又称为"Abernethy 畸形"[1]。CPSS 临床表现多样，包括胆汁淤积、门 – 体分流性脑病、肝肿瘤、肝肺综合征、肺动脉高压等。但因门静脉压力高于下腔静脉，故先天性门体分流难以解释患者门脉高压。肝脏穿刺病理符合特发性非硬化性门脉高压（idiopathic noncirrhotic portal hypertension，INCPH）。经多学科会诊后，考虑诊断为 INCPH 合并 CPSS。

CPSS 是一种罕见的门静脉发育畸形，1793 年由 Abernethy 首次报道。根据其解剖特征分为肝内分流和肝外分流两大类。肝外型又称为"Abernethy 畸形"，1994 年 Morgan 和 Superina 根据是否存在肝内门静脉，将其分为Ⅰ型和Ⅱ型。Ⅰ型为端 – 侧分流，肝内门静脉完全缺失。Ⅱ型为侧 – 侧分流，表现为门静脉与体静脉相交通，同时灌注肝内门静脉[2]。该患者为肝外分流，系 Abernethy 畸形Ⅱ型。CPSS 引起全部或部分门静脉血流不经过肝循环，肝脏存在一定程度的缺血、缺氧及形态改变，导致可伴有高非结合胆红素血症、肝酶升高和凝血功能异常。同时，由于肠系膜静脉所携带的半乳糖和血氨等物质不经过肝脏代谢而直接进入体循环，导致高氨血症及高半乳糖血症。故 CPSS 可解释本例高非结合胆红素血症及高氨血症，但难以解释门脉高压。

根据患者影像学及腹腔动脉造影提示明确存在门脉高压，而门静脉高压病因根据患者血管造影不支持布加综合征，可排除肝后性因素所致的门脉高压。影像学提示门静脉与下腔静脉之间存在分流血管，但门静脉压力高于下腔静脉，故肝外分流无法解释门脉高压。最终根据肝穿刺病理改变符合特发性非硬化性门脉高压（INCPH），表现为肝小叶结构存在，肝细胞未见萎缩；部分汇管区扩大，汇管区内门静脉分支扩张，血管壁增厚，伴血管增生，部分疝入肝小叶内，纤维组织轻度增生，胆管未见明显异常。免疫组化结果显示汇管区血管增多，门静脉分支管壁增厚，Masson 染色（＋），PAS 染色（＋），网织纤维（＋）。典型的 INCPH 通常可见不同程度的门静脉管腔狭窄、消失或硬化[3]，门静脉束周可见致密的纤维化，可伴或不伴有肝细胞结节性增生。本例汇管区存在门静脉形态改变，但程度较轻，属于病变早期。由于 INCPH 病灶分布不均匀，差异很大，且目前尚未形成统一的病理命名和分类系统，增加了诊断难度[4]。2019 年 Guido 等人推荐采用门静脉狭窄、门静脉疝、多血管化汇管区和汇管区周围异常血管作为标准命名[5]。其要临床表现为门脉高压（脾大、静脉曲张出血、腹水等），肝脏合成功能及肝酶相对正常，其病因多样，包括自身免疫疾病、感染、药物、毒物、肝移植后排异反应等[6]。

目前患者诊断为 CPSS（Abernethy 畸形）Ⅱ型合并 INCPH。系统检索文献未发现 CPSS 继发 INCPH 的报道，两者因果关系及治疗方案亦不明确。Abernethy 畸形会诱发肝性脑病，并增加肝肿瘤等风险。治疗原则是阻断门静脉与体静脉之间的异常交通，恢复门静脉向肝脏的血流灌注。应综合考虑年龄、症状严重程度、分流部位、分流血管粗细等因素，决定治疗策略[7]。术前首选评估方式是血管造影，建议经右肾静脉分流通道行门静脉造影和压力测定。然后再用球囊暂时阻断分流通道，再次造影观察门静脉及其肝内分支血供及门静脉压力变化。堵塞分流后，若门静脉压力明显升高，则不适合一期封闭分流通路，可采取分期逐渐缩窄的方式。若门静脉压力在球囊封堵后升高不明显，可选择一期封堵或结扎分流通路。而本例特殊之处在于 CPSS 合并门脉高压，引起食管静脉曲张、脾功能亢进及血两系减低，推测堵塞分流后门静脉压力可能会明显升高，届时可能需要通过部分性脾栓塞术（partial splenic embolization，PSE）以降低门静脉压力，从而达到与脾切除相似的效果。PSE 在降低门静脉压力并改善脾亢功能的同时，还能通过间接增加肝脏血供促进肝功能恢复。PSE 术后常见并发症主要有栓塞综合征，多表现为发热、腹痛、恶心或呕吐等，对症处理后多能缓解。少数患者可能发生脾脓肿，但合理操作和围术期应用抗生素有助于避免脾脓肿发生。上述治疗无效者应考虑肝移植[8]。

四、病例点评

该患者为青年男性，以黄疸为首发症状，辅助检查提示非结合胆红素升高。非结合型高胆红素血症主要由 3 种机制引起：①胆红素生成过量（溶血或无效造血）；②胆红素结合受损；③胆红素摄取减少。入院后通过完善检查，首先除外了血液病引起的非结合胆红素升高。患者既往肝功能正常，不支持遗传因素所致高非结合胆红素血症（例如 Gilbert 综合征）。因此重点考虑肝脏血流减少造成胆红素向肝细胞转运异常，肝脏摄取胆红素减少。该患者存在肝外门体分流，推测在门脉高压的驱动下，门体分流量逐渐增大，胆红素未经肝脏转化直接进入体循环加上 INCPH 引起的肝功能损伤，最终引起高非结合胆红素血症。经颈静脉肝内门腔静脉分流术（transjugular intrahepatic portosystemic shunt，TIPS）术后患者也会出现高非结合胆红素血症，其机制与本例类似。

先天性门体分流（CPSS）是一种罕见的门静脉发育畸形，主要特征为门静脉与体循环之间存在异常的分流血管，临床症状多样，包括胆汁淤积、门体分流性脑病等。特发性非硬化性门脉高压（INCPH）是一种门窦血管疾病，主要表现为门脉高压，而肝脏合成功能相对正常。由于 CPSS 无法解释患者门脉高压，且排除了免疫、代谢、感染等常见肝硬化的继发病因，通过肝脏穿刺活检而明确了 INCPH。该患者同时合并两种疾病，十分罕见，希望为临床工作提供参考。

（病例提供者：孙颖昊　常晓燕　中国医学科学院北京协和医院）

（点评专家：吴　东　中国医学科学院北京协和医院）

参考文献

[1]DiPaola F，Trout AT，Walther AE，et al.Congenital Portosystemic Shunts in Children：Associations，Complications，and Outcomes[J].Dig Dis Sci，2020，65（4）：1239-1251.doi：10.1007/s10620-019-05834-w.

[2]Baiges A，Turon F，Simón-Talero M，et al.Congenital Extrahepatic Portosystemic Shunts（Abernethy Malformation）：An International Observational Study[J].Hepatology，2020，71（2）：658-669.

[3]Fiel MI，Schiano TD.Idiopathic noncirrhotic portal hypertension[J].Semin DiagnPathol.2019，36（6）：395-403.doi：10.1053/j.semdp.2019.07.006.

[4]Kmeid M，Liu X，Ballentine S，et al.Idiopathic Non-Cirrhotic Portal Hypertension and Porto-Sinusoidal Vascular Disease：Review of Current Data[J].Gastroenterol Res，2021，14（2）：49-65.

[5]Guido M，Alves VAF，Balabaud C，et al.Histology of portal vascular changes associated with idiopathic non-cirrhotic portal hypertension：nomenclature and definition[J].Histopathology，2019，74（2）：219-226.

[6]Nicoară-Farcău O，Rusu I，Stefănescu H，et al.Diagnostic challenges in non-cirrhotic portal hypertension-Porto sinusoidal vascular disease[J].World J Gastroenterol，2020，26（22）：3000-3001.

[7]Rajeswaran S，Johnston A，Green J，et al.Abernethy Malformations：Evaluation and Management of Congenital Portosystemic Shunts[J].J VascIntervRadiol，2020，31（5）：788-794.doi：10.1016/j.jvir.2019.08.007.

[8]Uchida H，Sakamoto S，Kasahara M，et al.Longterm Outcome of Liver Transplantation for Congenital Extrahepatic Portosystemic Shunt[J].Liver Transplant，2021，27（2）：236-247.

肝脾肿大的少见病因-肝上皮样血管内皮细胞瘤伴门脉血栓

一、病历摘要

（一）病史简介

患者女性，34岁，主因"反复中上腹胀痛伴乏力、食欲缺乏2年，加重半个月"入院。

现病史：患者2年前无明显诱因出现中上腹持续性胀痛（肝区为主）无放射痛，伴乏力、食欲缺乏，皮肤巩膜无黄染，无恶心、呕吐、反酸、嗳气、咳嗽、咳痰、心累、气紧等不适，就诊于当地医院后症状无改善。2年期间，自行不规则服用消炎利胆片，稍有缓解。于1个月前因症状反复影响其正常生活质量，遂至外院就诊，行腹部B超提示：肝大（右叶最大斜径14.5cm），肝左叶团块状占位影（约4.8cm×4.0cm），胆囊结石（约1.6cm×0.7cm）；血液生化示：谷氨酰胺转肽酶263.5U/L↑、碱性磷酸酶418.6U/L↑、球蛋白升高（37.7g/L）、白球比偏低（1.06）、前白蛋白下降（96g/L），AFP及癌胚抗原不高。近半个月来上述症状进一步加重，为求进一步明确诊断及治疗，于2012年4月26日于我院门诊，行腹部B超示：①肝内多发实性占位；②胆囊结石；③腹腔少量积液；肝脏超声造影提示：转移性肝癌；血液生化示：前白蛋白75.0mg/L、谷氨酰胺转肽酶198.2U/L↑、碱性磷酸酶418.6U/L↑。患者患病以来体重明显减少：2年内减少约6kg。

婚育史及家族史：已婚，月经紊乱，育有一女。无不良嗜好及家族遗传病史。

（二）体格检查

体温37.6℃，全身皮肤及巩膜未见明显黄染，贫血貌。腹肌软，肝区轻压痛、无反跳痛，无液波震颤，全腹未触及包块，肝剑突下约5cm，脾肋下未触及。

（三）辅助检查

血常规：白细胞$10.1×10^9$/L↑，红细胞$3.39×10^{12}$/L↓，血红蛋白73g/L↓，血小板$365×10^9$/L↑。

凝血四项：凝血酶原时间 13.1 秒↑，纤维蛋白原 6.98g/L↑，凝血酶原时间 21.4 秒↑。

肝肾功能、电解质：尿素 7.41mmol/L↑，前白蛋白 45.5mg/L↓，γ-谷氨酰转肽酶 166.0U/L↑，碱性磷酸酶 355.0U/L↑。

查肿瘤标志物等未见明显异常。

二、诊治过程

患者肝脏疾病可能性更大，但患者为女性，长期月经紊乱，需排查妇科方面因素，腹部彩超检查示：①宫颈囊肿；②盆腔积液；③宫内节育器位置正常。患者入院后出现咳嗽，为明确胸部是否存在病变，完善胸部 CT 平扫示：双肺野散在小结节影，建议增强扫描；双侧腋窝小淋巴结显示。因患者长期腹胀，完善腹部 CT 提示：①肝实质内多发占位性病灶，建议进一步完善 MRI 增强；②肝硬化，少量腹水及脾大改变；③胆囊结石。仍不能排除胃肠道疾病，故行胃肠镜报告示：慢性浅表性胃炎伴胆汁反流。结肠镜检查：见直肠黏膜光滑，乙状结肠见一亚蒂息肉，大小约 0.5cm。肝曲黏膜光滑，见蓝色肝影。回盲部见一广基息肉，大小约 0.3cm，回盲瓣光滑呈唇形，阑尾口呈弧形。并在乙状结肠处取病理活检。病理诊断为：管状腺瘤。

妇科 B 超、胸部 CT 及胃肠镜均未发现特殊病变，故将筛查重点为肝脏疾病，行肝脏包块穿刺，在超声引导下 3 次取出 2 条黄白色、1 条红白相间软组织，固定后送病理检查（病例 20 图 1）。

经介入科会诊后，患者行肝动脉栓塞术，用 Seldinger 法，经右侧股动脉穿刺插管，将 5F 肝动脉导管插入腹腔动脉内造影，可见肝实质内散在异常血管团，实质期呈弥漫肿瘤染色，边界不清，未见静脉早显，门静脉未见确切异常；阅片后将导管插入肝固有动脉内灌注碘化油 15ml 乳化后进行栓塞治疗。

复查肝功能：总蛋白 55.1g/L↓，白蛋白 32.5g/L，球蛋白 22.6g/L，白球比例 1.44/L，前白蛋白 40.2mg/L↓，直接胆红素 5.6μmol/L，间接胆红素 4.5μmol/L，谷丙转氨酶 41.2U/L，谷草转氨酶 28.0U/L，γ-谷氨酰转肽酶 154.2U/L↑，碱性磷酸酶 394.7U/L↑，总胆汁酸 5.7μmol/L。

患者血红蛋白较低，建议行骨髓穿刺活检明确贫血原因，患者及家属拒绝并出院。

后续患者自行就医服用中药，于 2016 年 5 月因腹胀再次就诊我院，门诊检查结果示：谷氨酰胺转肽酶 386.8U/L↑，甲胎蛋白 8.92ng/ml；腹部 B 超示：腹腔积液；腹部增强 CT 示：肝内多发异常密度影，符合肝内多发占位经治疗后改变伴肝内多发再生结

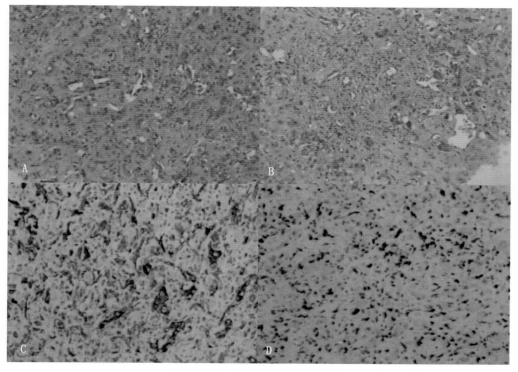

病例20图1　活检回示及免疫标记

A、B：活检回示：考虑上皮样血管内皮细胞瘤。免疫标记；C、D：瘤细胞：CD34（＋）、Fli-1（＋）、F8（＋）、Glypican-3（－）、CEA（－）、AFP（－）、CD68（－）、S-100（－）、Actin（－）、SMA（－）、bcl-2（－）、CK（＋）、Ki-67（＋、3％）。

节形成，门静脉右支局部栓子形成，脾静脉稍粗，腹腔积液，拒绝胃镜检查。因患者门静脉血栓形成未给予进一步特殊抗肿瘤治疗。2018年5月复查腹部CT提示：①肝占位介入术后，肝内多片状稍低密度影，伴不均匀强化，肝内多发致密影；②胆囊结石伴胆囊炎可能；③脾稍饱满，脾静脉稍粗（病例20图2）。

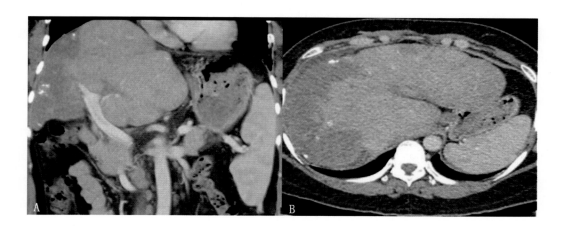

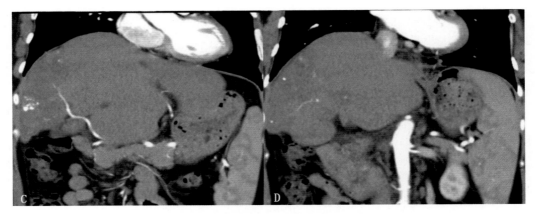

病例20图2　腹部CT检查

　　A：提示肝脏形态失常，体积增大，各叶比例失常；增强后可见轻度不均匀强化；B：肝内可见大量低密度弱强化区；C、D：提示脾脏稍饱满，脾静脉稍增粗。

三、病例讨论

　　上皮样血管内皮瘤（epithelioid hemangioendothelioma，EHE）是一类来源于血管内皮细胞的肿瘤，于1982年首次被描述[1]，多发生于全身各处软组织，亦可发生于肺、骨、大脑、小肠等脏器，而肝上皮样血管内皮细胞瘤（hepatic epithelioid hemangioendothelioma，HEHE）病例临床少见且预后不一，HEHE首次于1984年被Ishak等[2]报告。HEHE是一种可累及单个或多个器官的介于中恶性之间的血管源性肿瘤，呈慢性进行性发展过程，世界卫生组织将其归类为恶性肿瘤[3]。平均发病年龄42.5～47岁，女性较多见。其病因及发病机制尚不清楚，可能与口服避孕药、孕激素失调、肝创伤、慢性病毒性肝炎、酗酒、肝移植后长期使用免疫抑制剂或长期接触氯乙烯、石棉、二氧化钍等有关[4]。大多数HEHE患者无特异性临床症状，最常见的症状包括肝区疼痛、肝大和体重减轻，偶见发热、黄疸等症状[5-6]。约1/3的患者会出现肝外转移，最常见的肝外转移部位为肺[7]，本例患者HEHE合并结肠息肉，尚未由证据证明两者是否存在关联，但常有报道HEHE肠转移。HEHE患者实验室检查AFP、CEA和CA19-9等肿瘤标志物多数无异常，这与本病例中的患者相符。

　　近年来超声造影对HEHE的诊断价值受到了许多关注[8, 9]，有人认为超声造影和增强CT对HEHE的诊断均有很高的价值[10]，也有学者提出超声造影与增强CT结合更具诊断价值[11]。本例患者入院时肝脏超声造影提示：转移性肝癌。有研究表明HEHE声像图表现缺乏特异性，与肝血管瘤、转移性肝癌及胆管细胞癌难以鉴别[12]，有学者表示超声表现若出现多发病灶呈匍匐状生长更要高度警惕HEHE的存在性，尤其伴有其他部位转移但肿瘤指标正常且患者一般状况较好时要提示 HEHE 的可能[13]，本例患者2012 年入院时肿瘤标志物未见异常且当时怀疑肺转移，与之相符合。超声造影诊断错误可能与当时对此病认识程度不高缺乏临床诊断经验有关，当时患者并未有增强 CT 的影像资料，这也给诊断增加了困难。

HEHE 诊断的金标准是肝组织病理学染色，在本例中典型的肿瘤结构和 CD34 等内膜细胞标志物的免疫组织化学染色阳性均支持了 HEHE 的诊断。影响 HEHE 的预后因素尚不清楚，Grotz 等[14]预测了两个影响总体生存率和无病生存率的有利因素：最大肿瘤直径≤ 10cm、结节数量≤ 10 个，此外症状越明显、年龄越大、血清 CA19-9 越高者预后越差[15]。多器官的 EHE 患者尤其是同时累及肝和肺者预后较差，生存期更短[16]。该病隐匿性较强，误诊率高，疾病突然加重和恶化时提示预后较差，因此对于无肝脏基础疾病，发现肝脏占位性病变且影像学不典型者，应尽早行病理组织学检查进一步明确。

目前，HEHE 尚未有标准的治疗方案，以往研究表明其首选治疗方法是肝移植或肝切除等外科手术治。此外 HEHE 患者还可使用放化疗、免疫治疗和抗血管治疗，HEHE 对放化疗敏感性差，抗血管药物如沙利度胺[17]、来那度胺[18]、索拉非尼[19-20]具有抗血管生成活作用可提高患者的存活率，为患者提供了一个可行的非手术方案。出现症状以后患者服用消炎利胆片可有症状缓解，但其 B 超显示胆囊结石，故未能明确消炎利胆片的作用。遗憾的是，患者未做胸部增强 CT。未查明患者贫血原因。患者出院以后并未随访，未能及时发现和治疗其门静脉血栓。

四、病例点评

HEHE 病例临床少见且预后不一，是一种可累及单个或多个器官的介于中恶性之间的血管源性肿瘤，呈慢性进行性发展过程，病因及发病机制尚不清楚，HEHE 患者实验室检查甲胎蛋白、癌胚抗原和 CA19-9 等肿瘤标志物多数无异常。HEHE 患者临床表现可为右上腹痛或腹部不适，为非特异性表现，且早期症状较轻，常常被忽视，病情进展时可出现黄疸、食欲缺乏、消瘦等。本病例患者是一名青年女性，符合该病女性多见的特征，相较该疾病的发病平均年龄，该患者较年轻，只有 34 岁。该患者在入我院前病程就有 2 年左右的时间，症状从最初的中上腹持续性胀痛到后期出现腹腔积液等情况，该患者主要特征为 HEHE 合并门脉血栓，引起门脉高压。HEHE 组织学和免疫组化特征与其他肝脏恶性肿瘤不同，经有效治疗后患者生存率较高，生存期长，故早期的准确诊断至关重要。但该患者在治疗上拒绝胃镜检查，因患者门静脉血栓形成未给予进一步特殊抗肿瘤治疗。

该疾病是一种较为少见的生物学行为呈轻度恶性的肝脏血管源性肿瘤，生长缓慢，早中期多无临床表现易误诊及漏诊，因此需要引起临床医生的重视。对于肝脏多发肿瘤病变，及时进行肝穿刺活检病理及免疫组化检查有助于明确诊断，并积极选择治疗方案，密切随访及时根据治疗反应及病情变化调整治疗方案，以提高患者生存质量及改善预后。无论是及早的诊断，还是对于治疗方案的选择以及密切的随访评估治疗效果，对于患者预后都是十分有价值的。

（病例提供者：翁　敏　黄爱萍　中国人民解放军西部战区总医院）

（点评专家：汤善宏　中国人民解放军西部战区总医院）

参考文献

[1]Weiss SW，Enzinger FM.Epithelioidhemangioendothelioma：A vascular tumor often mistaken for a carcinoma[J].Cancer，1982，50（5）：970-981.

[2]Goodman ZD，Ishak KG，Sesterhenn IA，et al.Epithelioid hemangioendothelioma of the liver：A clinicopathologic and follow—upstudy of 32 cases[J].Hum Pathol，1984，15（9）：839-852.

[3]Fletcher CDM，Hogendoorn PCW，Mertens F，et al.WHO classification of tumours of soft tissue and bone[M].Lyon：IARC Press，2013：155-156.

[4]Treska V，Daum O，Svajdle RM，et al.Hepatic epithelioid he—mangioendothelioma-a rare tumor and diagnostic dilemma[J].InVivo，2017，31（4）：763-767.

[5]Mehrabi A，Fonouni H，Kashfi A，et al.Primary malignant hepatic epithelioid hemangioendothelioma：A comprehensive review of the literature with emphasis on the surgical therapy[J].Cancer，2006，107（9）：2108-2121.

[6]Chen MG，Lai QQ.New progress in diagnosis and treatment of liver epithelioid hemangioendothelioma[J].Shandong Med J，2018，58（41）：86-89.

[7]赵桂玖，王庆兵，曾蒙苏，等.肝上皮样血管内皮瘤的CT和MRI表现[J].中国临床医学影像杂志，2015，26（8）：577-580.

[8]赵岭，吴景艳，任贺.肝上皮样血管内皮瘤患者超声造影特征分析[J].实用肝脏病杂志，2018，21（03）：473-474.

[9]凌文武，罗燕，林玲，等.肝上皮样血管内皮瘤的常规超声及超声造影特征分析[J].四川大学学报（医学版），2017，48（4）：595-599.

[10]徐亚丹，王文平，王希，等.肝上皮样血管内皮瘤的超声造影和增强CT表现[J].中国医学

影像学杂志，2017，25（06）：452-456.

[11]李欣竹，李玲.肝上皮样血管内皮瘤患者的超声造影和增强CT诊断对比[J].实用癌症杂志，2018，33（12）：2052-2055.

[12]刘坤鹏，殷军，彭亚琼.超声误诊肝上皮样血管内皮瘤1例[J].临床超声医学杂志，2020，22（09）：659.

[13]徐亚丹，曹佳颖，张悦，等.肝上皮样血管内皮瘤的超声表现[J].中国超声医学杂志，2017，33（01）：32-34.

[14]Grotz TE，Nagorney D，Donohue J，et al.Hepatic epithelioidhaemangioendothelioma：Is transplantation the only treatment op-tion？[J].HPB（Oxford），2010，12（8）：546-553.

[15]Zhao YM，Zhou JM，Wang LR，et al.Clinical experience with primary hepatic epithelioid hemangioendothelioma：Retrospective stud-y of 33 patients[J].World J Surg，2012，36（11）：2677-2683.

[16]Cardinal J，de Vera ME，Marsh JW，et al.Treatment of hepatic epithelioid hemangioendothelioma：A single-institution experi-ence with 25 cases[J].Arch Surg，2009，144（11）：1035-1039.

[17]Raphael C，Hudson E，Williams L，etal.Successful treatment of metastatic hepatic epithelioid hemangioendothelioma with thalidomide：A case report[J].J Med Case Rep，2010，4（1）：413.

[18]Sumrall A，Fredericks R，Berthold A，et al. Lenalidomide stops progression of multifocal epithelioid hemangioendothelioma including intracranial disease[J].J Neurooncol，2010，97（2）：275-277.

[19]Sangro B，Iñarrairaegui M，Fernadez RN.Malignant epithelioidhemangioendothelioma of the liver successfully treated withSorafenib[J].Rare Tumors，2012，4（2）：106-109.

[20]崔云龙. 肝癌的靶向治疗[J].中华消化外科杂志，2018，17（5）：445-451.

常染色体显性多囊肾病合并多发肝囊肿患者上消化道出血

一、病历摘要

（一）病史简介

患者男性，40岁，主因"腹胀1年，呕血3小时"于2018年12月25日入院。

现病史：1年前患者因乏力、腹胀住院，查血常规：白细胞 5.08×10^9/L、红细胞 3.55×10^{12}/L、血红蛋白118g/L、血小板 74×10^9/L；肝功能：总胆红素 79.4μmol/L、直接胆红素 29.8μmol/L、间接胆红素 49.6μmol/L、总蛋白55g/L、白蛋白26.3g/L、球蛋白28.7g/L、谷丙转氨酶189.1U/L、谷草转氨酶113.8U/L、胆碱酯酶1991U/L；乙肝两对半：乙肝表面抗原、e抗原、核心抗体阳性，HBV-DNA定量 8.6×10^6U/ml；腹部B超：肝硬化、肝囊肿、腹水。予以恩替卡韦抗病毒以及对症治疗，患者症状逐渐好转，复查HBV-DNA定量 5.1×10^2U/ml，患者病情好转后出院。8个月前患者因呕血至当地医院治疗，病情好转后出院。3小时前患者呕吐鲜红色血液1次，量约80ml，至我院急诊并收住入院。

既往史：患者自诉10余年前体检发现乙肝表面抗原阳性，未定期至医院随访复查。

（二）体格检查

体温36.5℃，脉搏78次/分，呼吸18次/分，血压106/68mmHg。慢性肝病面容，贫血貌，神志清，精神尚可，全身皮肤巩膜无黄染，皮肤无淤点、淤斑，可见肝掌，未见蜘蛛痣，肝颈静脉回流征阴性。腹部平坦，未见腹壁静脉曲张，腹软，无压痛，无反跳痛，墨菲征阴性，全腹未触及包块，肝脾肋下未触及，移动性浊音阴性，肠鸣音正常。双下肢无水肿。

（三）辅助检查

入院检查：血常规：白细胞 4.46×10^9/L，红细胞 3.03×10^{12}/L，血红蛋白55g/L，血小板 83×10^9/L。

肝功能：总胆红素 19.6μmol/L，间接胆红素 13.2μmol/L，总蛋白56.9g/L，白蛋白

34.9g/L，球蛋白 22g/L，谷丙转氨酶 12U/L，谷草转氨酶 11.2U/L。

凝血功能：凝血酶原时间 14.7 秒，部分活化凝血酶原时间 31.6 秒，凝血酶原活动度 60.2%，国际标准化比值 1.27，纤维蛋白原 1.29g/L。

乙肝两对半示大三阳，HBV-DNA 定量 < 5.1×10^2U/ml。

2018 年 12 月 26 日、27 日患者均有解黑便，2018 年 12 月 26 日复查血常规：白细胞 4.07×10^9/L、红细胞 3.13×10^{12}/L、血红蛋白 61g/L、血小板 76×10^9/L，大便隐血试验阳性，输注红细胞悬液 1.5U。自 2018 年 12 月 28 日开始患者解黄色大便，12 月 28 日复查血常规：白细胞 3.46×10^9/L、红细胞 3.27×10^{12}/L、血红蛋白 67g/L、血小板 73×10^9/L（病例 21 表 2）。2018 年 12 月 29 日予以开放饮食，嘱托患者流质饮食，并行腹部 CT 检查：肝硬化、脾脏肿大，肝脏多发性囊肿，门静脉增粗，胆囊结石，胆囊炎，双侧肾脏囊肿（CT 见病例 21 图 1）。

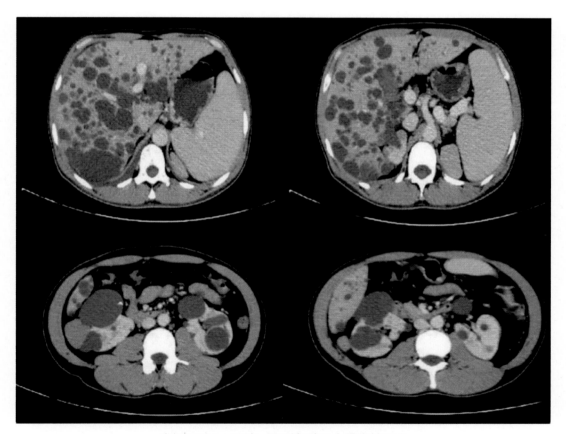

病例21图1　肝脏、双侧肾脏见大量囊性改变

患者基因检查结果见病例 21 表 1。

病例21表1　患者基因检查结果

基因（参考序列）	位置	cDNA 水平	蛋白水平	状态	变异分类
PKD2（4q22|NM_000297.3）	Exon7	c.1716G＞C	p.（Lys572Asn）	杂合	可疑致病

二、诊治过程

入院后立即予以禁食，动态监测生命体征，记24小时尿量，氨甲环酸氯化钠注射液1g、注射用雷贝拉唑钠20mg静脉滴注，醋酸奥曲肽注射液1.2mg/24h持续静脉泵入，注射用特利加压素1mg静脉注射，输注红细胞悬液3U、血浆40U，辅以静脉滴注复方甘草酸单铵S氯化钠注射液0.16g以及高糖、多重微量元素等营养支持治疗。2019年1月3日开始予以口服盐酸普萘洛尔片10mg/d。2019年1月9日行胃镜检查：食管胃底静脉重度曲张（病例21图2C、病例21图2D），在内镜下行食管曲张静脉套扎治疗（病例21图2A），并行胃底曲张静脉硬化剂注射治疗（病例21图2B），术中顺利，术后患者生命体征平稳，恢复可。2019年1月11日开始予以患者口服恩替卡韦分散片0.5mg/d。患者住院期间血常规和肝功能检查结果见病例21表2、病例21图3。2019年1月17日患者办理出院，嘱其长期口服恩替卡韦分散片、盐酸普萘洛尔片。

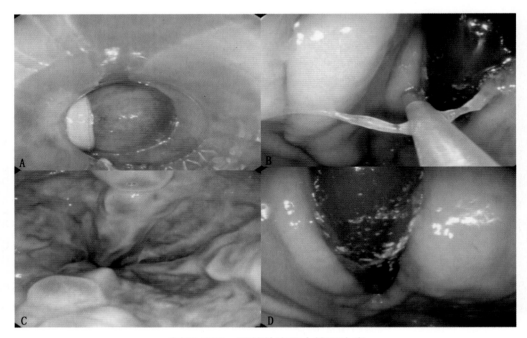

病例21图2　胃镜检查及内镜下治疗

A：内镜下行食管曲张静脉套扎治疗；B：胃底曲张静脉硬化剂注射治疗；C、D：食管胃底静脉曲张。

病例21表2　　患者住院期间血常规检查结果

	白细胞（10^9/L）	红细胞（10^{12}/L）	血红蛋白（g/L）	血小板（10^9/L）
2018 年 12 月 25 日	4.46	3.03	55	83
2018 年 12 月 26 日	4.07	3.13	61	76
2018 年 12 月 28 日	3.46	3.27	67	73
2019 年 1 月 10 日	3.92	3.63	72	74
2019 年 1 月 15 日	2.41	3.38	69	59

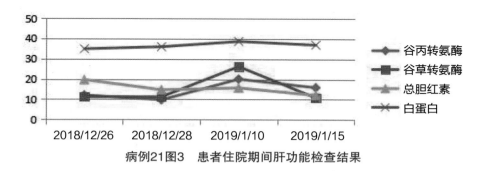

病例21图3　　患者住院期间肝功能检查结果

三、病例讨论

常染色体显性多囊肾病（autosomal dominant polycystic kidney disease，ADPKD）是人类最常见的单基因遗传性肾脏疾病，ADPKD 发病与 16 号染色体短臂上编码多囊蛋白 1（PC-1）的 PKD1 基因和 4 号染色体长臂上编码多囊蛋白 2（PC-2）的 PKD2 基因突变有关，两组分别占全部突变的约 85% 和 15%[1]，发病率在 1/400 ~ 1/1000[2]。ADPKD 的主要病变为双侧肾脏弥漫性囊肿形成及增大，破坏肾脏的结构和功能，并最终导致肾衰竭[3]。它是一种多系统性疾病，除双肾进行性囊性扩张的肾脏表现外，还有肾外表现，主要包括：①囊性表现：肝囊肿、胰腺囊肿、脾囊肿、甲状腺囊肿、卵巢囊肿、附睾囊肿等，多囊性肝病是 ADPKD 最常见的肾脏外表现，其中肝囊肿占总数的 40% ~ 60%；②非囊性表现：如动脉瘤等[4]。肝肾囊性疾病的一个重要问题是，囊肿的生长可能引起并发症：局部肾脏并发症（囊内感染、囊内出血）和局部肝脏并发症（囊肿压迫门静脉所致的门脉高压、压迫胆管导致反复胆管炎、压迫肝静脉导致功能性布加综合征，囊肿破裂和出血等）[5]。

多囊性肝病（polycystic liver disease PLD）的定义为肝脏内有 ≥ 20 个囊肿形成。多囊性肝病与两种遗传上截然不同的疾病有关：作为孤立性多囊肝病（primary phenotype in isolated polycystic liver disease PCLD）的主要表型，以及作为常染色体显性多囊肾病

（ADPKD）的肾外表现。PCLD 中约 20% 的患者由于 PRKCSH 和 SEC63 两个基因突变引起。女性、外源性雌激素的使用和多胎妊娠是肝囊肿生长的主要危险因素。多囊性肝病是一种良性疾病，肝大是患者早期常见症状，在一些患者中会表现为腹部疼痛。囊肿累及肝脏但并不改变其功能。治疗可采用内科保守治疗（生长抑素类似物可减少多囊肝体积，耐受性良好），对于有症状患者可采用外科治疗（包括抽吸硬化疗法、开窗术、肝节段切除和肝移植）[6]。

该患者中年男性，长期腹胀不适，此次入院以呕血为主。辅助检查：血常规提示：重度贫血，血小板降低。肝功能未见明显异常。腹部 CT 检查：肝硬化、脾脏肿大，肝脏多发性囊肿，门静脉增粗，胆囊结石，胆囊炎，双侧肾脏囊肿。胃镜发现：食管胃底静脉重度曲张。基因检查提示：PKD2 基因杂合突变。既往有乙肝病史明确，长期服用恩替卡韦。考虑诊断：多囊性肝肾疾病合并门静脉高压、乙型肝炎后肝硬化、食管胃静脉曲张破裂出血、失血性贫血。该患者反复出血的原因是门静脉压力的进行性增加，而该患者门静脉高压的形成可能包括乙型肝炎后肝硬化引起的病理生理改变，同时包括多囊性肝病的囊肿进行性肿大压迫门静脉，引起非肝硬化型门静脉增高。非肝硬化性门静脉高压症（non-cirrhotic portal hypertension，NCPH）是一组异质性门静脉疾病，主要是由于原发性肝脏疾病或全身性疾病对肝脏的影响导致门静脉压力升高，而无肝硬化形成[7]。NCPH 临床特点缺乏特异性，具有门静脉高压症表现，如食管胃底静脉曲张、脾大、腹水，但肝功能基本正常，极易误诊为隐源性肝硬化[8]。静脉曲张破裂出血是门静脉高压最常见并发症。

该病例报告的主要目的是强调 ADPKD 是一种具有多种并发症的侵袭性疾病，其中合并肝囊肿可引起门脉高压，这需要早期诊断以避免可能发生的并发症。存在门静脉高压的患者，应警惕非肝硬化因素，如 ADPKD，并通过临床表现、实验室、影像学、病理检查及基因检查进行鉴别与诊断。临床医生应提高对 ADPKD 疾病的认识，避免漏诊、误诊。

四、病例点评

常染色体显性多囊肾病是最常见的遗传性人类疾病之一。多囊性肝是该病最常见的肾外表现，影响多达 94% 的患者。多囊性肝病患者通常无明显症状，但在一些情况下，囊肿扩张导致出血、囊肿内感染性及邻近结构受压，从而引起临床表现。可能压迫门静脉、下腔静脉、肝静脉及胆管。压迫门静脉导致门静脉高压而发生脾大、食管胃底静脉曲张及破裂出血。压迫下腔静脉或肝静脉可能导致功能性布加综合征、腹水和下肢水肿。此时可以使用多普勒彩超、CT 血管造影和磁共振血管造影术或侵入性（如静脉造影术）来了解血管受压情况。治疗应根据患者不同情况采取不同的策略。当囊肿在肝脏浅表时，可行经皮囊肿穿刺引流。巨大浅表的囊肿，还可根据解剖结构行囊肿开窗联合硬化治疗。在严重的病例中，在尽量保留肝实质的情况下行部分肝切除。当囊性弥漫性和广泛的分布时，最好的治疗方法为肝移植。当患者合并晚期肾功能不全时，可考虑肝－肾双移植。当患者手术风险大、手术禁忌证患者可使用生长抑素类似物及雷帕霉素抑制剂等药物行保守治疗[9]。

多囊性肝病可能是孤立性多囊肝病（primary phenotype in isolated polycystic liver disease PCLD）的主要表型，也可能是常染色体显性多囊肾病（ADPKD）的肾外表现。两种疾病主要由基因监测鉴别。多囊性肝病主要不良结局主要因囊肿压迫症状。目前已有囊肿压迫门静脉导致反复食管胃静脉曲张破裂出血[10]、压迫肝静脉导致大量腹水[11] 等病例报道。临床中发现肝脏多发性囊肿合并不明原因上消化道出血、腹水等，应考虑有无多囊性肝病可能，其发病机制与治疗和临床常见的肝硬化导致门静脉高压、肝静脉阻塞截然不同，如果能够及时诊断，采取合适治疗方法，患者可获得良好预后。

（病例提供者：周　慧　南京市第二人民医院）

（点评专家：汤善宏　中国人民解放军西部战区总医院）

参考文献

[1]HarrisPC，TorresVE.Polycystic kidney disease[J].Annu Rev Med，2009，60（1）：321-337.

[2]Bergmann C，Guay-woodford LM，Harris PC，et al.Polycystic kidney disease[J].Nat Rev Dis Primers，2018，4（1）：50.DOI：10.1038/s41572-018-0047-y.

[3]徐雨辰，李奥，樊松，等.常染色体显性遗传多囊肾病的诊治现状与进展[J].中华泌尿外科杂志，2018，39（7）：550-552.DOI：10.3760/cma.j.issn.1000-6702.2017.07.024.

[4]陈成雯，郁胜强.常染色体显性多囊肾病颅内动脉瘤并发症的研究进展[J].中华肾脏病杂志，2009，25（7）：570-572.

[5]Fasie Dragos，Cimpineanu Bogdan，Catalina Oana，et al.Autosomal Dominant Polycystic Kidney Disease with Hepatic Cysts Complications in a Hemodialysis Patient：A Case Report[J].ARS Medica TomitanaVolum，2019，25（2）：64-68.

[6]Gevers TJ，Drenth JP.Diagnosis and management of polycystic liver disease[J].Nat Rev Gastroenterol Hepatol，2013，10（2）：101-108.

[7]Rsjesh S，Mukund A，Sureka B，et al.Non-cirrhotic portal hypertension：An imaging review[J]. Abdom Radiol（NY），2018，43（8）：1991-2010.

[8]李晓珂，薛舒文，杨新乐，等.非肝硬化性门静脉高压症的研究现状[J].临床肝胆病杂志，2020，36（11）：2565-2568.

[9]Abu-Wasel B，Walsh C，Keough V，et al.Pathophysiology，epidemiology，classification and treatment options for polycystic liver diseases[J].World J Gastroenterol，2013，19（35）：5775-5786.

[10]Laing IA，Buist TA，Fraser MS.Percutaneous transhepatic occlusion for bleeding oesophageal varices in polycystic disease[J].Arch Dis Child，1981，56（12）：954-956.

[11]de Menezes Neves PDM，Balbo BEP，Watanabe EH，et al.Functional Budd-Chiari Syndrome Associated With Severe Polycystic Liver Disease[J].Clin Med Insights Gastroenterol，2017，10：1179552217713003.

原发性淀粉样变致巨大肝伴高尿酸血症

一、病历摘要

（一）病史简介

患者男性，55岁，主因"腹部胀痛、食欲缺乏1个月，加重伴双下肢水肿4天"入院。

现病史：患者入院前1个月无明显诱因出现腹部胀痛、食欲缺乏，为阵发性隐痛，腹胀呈进行性加重，饮食量较前明显减少，大便干燥，3天1次，偶尔大便表面带血，遂到某医院住院治疗，肝功能示：谷丙转氨酶23U/L，谷草转氨酶49U/L，γ-谷氨酰转肽酶742U/L，碱性磷酸酶295U/L，白蛋白25.9g/L。腹部CT：①肝脏肿胀，脾稍大；②脾脏边缘中度强化团块影，局部隆起；③胆囊壁增厚，呈明显强化；④门静脉主干增粗，下腔静脉显影较淡；⑤腹腔积液。下腔静脉造影未见明显异常。给予对症治疗后腹胀缓解不明显，且逐渐加重，伴有双下肢水肿，现为求进一步治疗转入我科。

（二）体格检查

生命体征平稳，神清，精神稍差，正常面容，皮肤巩膜无黄染，未见蜘蛛痣及肝掌。腹部膨隆，腹壁未见静脉曲张，全腹轻微压痛，剑突下7cm、肋缘下8cm可触及肝脏下缘，质硬，触之疼痛，肝区叩击痛明显，移动性浊音阳性。肠鸣音正常，3~4次/分，未闻及振水音及血管杂音。

（三）辅助检查

血常规：白细胞7.22×10^9/L，中性粒细胞百分比56.60%，红细胞4.8×10^9/L，血红蛋白95g/L，血小板447×10^9/L。

血生化：钠129.30mmol/L、钾5.29mmol/L，葡萄糖5.10mmol/L，尿素31.78mmol/L、肌酐157.00μmol/L、尿酸630.30μmol/L、白蛋白24.27g/L、总胆红素15.16μmol/L、谷丙转氨酶42.70U/L、谷草转氨酶55.40U/L、γ-谷氨酰转肽酶613.80U/L、碱性磷酸酶470.70U/L；甲胎蛋白4.80ng/ml。

凝血四项：凝血酶原时间11.90秒、纤维蛋白原2.87g/L、国际标准化比值1.12、活化部分凝血活酶时间29.90秒、凝血酶原时间22.40，余未见异常。

心电图、心脏彩超及胸部平片未见明显异常，患者行超声引导下肝穿刺活检，经HE 染色可见肝细胞及网状支架间见大量淀粉样物质沉积，肝细胞萎缩，局部肝细胞消失，细胞排列混乱，为典型肝脏淀粉样变性（病例22图1）。因此患者得以确诊，由于患者血清尿素及肌酐轻微增高，因此未行肾脏穿刺病理活检。

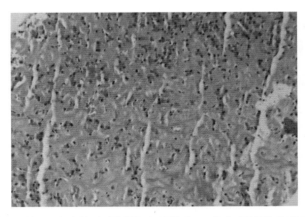

病例22图1　患者肝穿刺活检病理检查HE染色示肝淀粉样变性

二、诊治过程

入院后给予腹腔穿刺引流，保肝（复方甘草酸酐胶囊 150mg 3 次 / 日）、口服泼尼松片（40mg 1 次 / 日）、利尿（呋塞米 40mg 1 次 / 日；螺内酯 100mg 1 次 / 日），患者症状明显好转出院。出院后继续保肝（复方甘草酸酐胶囊 150mg 3 次 / 日）、口服泼尼松片（40mg 1 次 / 日）、利尿（呋塞米 40mg 1 次 / 日；螺内酯 100mg 1 次 / 日）治疗，2 个月后来院复查，肝肾功能、电解质、尿酸及凝血功能等较出院时无明显变化，腹部超声示少到中量腹水。

三、病例讨论

肝淀粉样变性是一种罕见的临床疾病，淀粉样变性是由于特异性淀粉样糖蛋白沉积于多个组织器官细胞外组织中，引起一组临床综合征。而侵袭肝脏相对较少，常表现为淀粉样蛋白沉积于肝细胞间或网状纤维支架[1]，由于缺乏特异性临床症状及体征容易导致误诊，目前国内、外报道病例数不多。本文通过对 1 例确诊为原发性淀粉样变致巨大肝伴高尿酸血症患者的临床特点、治疗及随访资料进行分析，以供大家更多的认识肝淀粉样变，提高对该病的了解，从而减少误诊率。

巨型肝可由晚期肝癌引起，也可见于布加综合征、充血性心力衰竭、肝豆状核变性、肝糖原累积症等患者，肝淀粉样变性也可引起巨型肝，是临床极为罕见的一类疾病。肝淀粉样变性致巨型肝可能是由于不可溶性单克隆免疫球蛋白轻链（具有特殊 β 折叠结构的原纤维）沉积于肝细胞外，致广泛的肝组织结构及功能改变[2, 3]。临床表现一般为肝功能受损症状，包括乏力、消化不良、体重减轻及右上腹肝区不适等，经过长期发展，可致肝大、门静脉高压及其相关并发症。据报道此类患者肝脏增大比例达 80%[4]。有些患者肝脏下缘位于剑突下 10cm，肋下 10cm[5]。肝淀粉样变性临床诊断较为困难，主要依赖于肝穿刺活检病理确诊。

淀粉样变性是一种不明原因全身多系统淀粉样糖蛋白沉积，导致器官功能受损的一组临床综合征。而肝脏是淀粉样变性侵袭靶器官之一，往往患者出现肝脏增大后才进行肝脏穿刺病理活检诊断明确，除此之外，少数患者可出现黄疸、皮肤瘙痒等症状[6]，但多数由于其临床表现缺乏特异性，临床医师对该病认识不足，导致肝淀粉样变性被误诊为原发性硬化性胆管炎[7]、肝硬化及肝癌等。目前国外有关肝淀粉样变病案报道多达 500 篇，但国内肝淀粉样变性病例报道不到 100 例，最多报道的为解放军总医院消化内科闫文姬等报道 7 例[5]以及吉林大学第一医院胡玉琳等报道 4 例[8]。其原因可能是由于国外肝脏穿刺较为普及。

本例患者由于肝功能损害及门静脉高压表现入院，最明显特点为巨型肝，肝上界位置正常，但肝下缘位于剑突下 7cm、肋缘下 8cm，来我院前已在多家医院就诊，被误诊为肝硬化、布加综合征等，我院经肝穿刺活检病理证实为肝淀粉样变性。目前该疾病尚无特效治疗方法，常规方案以白消安联合泼尼松治疗，也可在此基础上加秋水仙碱，该病一般预后较差，生存期一般为 6 ～ 12 个月[5]。本例患者经保肝、利尿、口服激素、腹腔穿刺放腹水及对症等治疗后症状好转出院。有报道此类患者经肝移植或干细胞移植能取得较好的疗效，由于该患者不具备相应条件而无法接受肝移植或干细胞移植治疗。另外，本例患者合并高尿酸血症，尿酸是嘌呤代谢最终产物，其主要经过肾脏排泄，由于患者肾功能轻微受损，因此尚不至于导致尿酸排泄障碍，目前尚未见肝淀粉样变性患者合并高尿酸血症报道，其具体机制有待进一步深入研究。

该例患者肝功能轻度异常，与其肝巨大的特征不相吻合。据研究报道，由于淀粉样蛋白的沉积会增加肝实质的刚性，因此肝淀粉样变性可导致肝脏硬度变大，而对肝功能影响相对较小[9]，Janssens F 等人[10]报道 2 例肝淀粉样变性患者，肝瞬时弹性成像发现这两位患者肝脏硬度明显增高；Loustaud-Ratti VR 等人[11]报道，FibroScan 检测肝脏硬度能够使肝淀粉样变性与肝硬化相鉴别，当肝脏硬度大于 17.3kPa 时对于淀粉样变性有一定的诊断价值，因此对于发现肝硬度与临床表现不一致时建议及时肝脏穿刺病理活检。这些研究表明，肝淀粉样变性患者可能存在其特异性检测指标及方法，尚需进一步深入研究发现。

对于肝淀粉样变性目前尚无特效治疗方法，可通过减少前体蛋白的合成和对症支持治疗[12, 13]。间歇白消安和泼尼松治疗可改善患者肝、肾功能，肝体积的减少，化疗能阻止组织中的淀粉样蛋白的沉积，改善原发性淀粉样变性的预后[14]。干细胞移植对可明显改善肝淀粉样变性患者血清学指标[15]，Katoh N 等[16]报道对 1 例 52 岁肝淀粉样变性患者进行干细胞移植后获得较好疗效，患者血清学应答较好。大剂量白消安化疗联合自体外周血干细胞移植可对全身性淀粉样变性病患者血清学生化改善及延长患者存活时间[17]。

四、病例点评

淀粉样变性是一种不明原因全身多系统淀粉样糖蛋白沉积，导致器官功能受损的一组临床综合征。本例报道了一例由肝淀粉样变性致巨肝伴高尿酸血症的罕见病例，今后临床遇到指出不明原因的肝脏肿大合并碱性磷酸酶增高、γ-谷氨酰转肽酶、蛋白尿及出现肝外淀粉样变性的表现，应警惕少见病种并可考虑活检病理检查，使患者能得到及时诊断与治疗。

（病例提供者：王群茹 程双平 中国人民解放军西部战区总医院）

（点评专家：汤善宏 中国人民解放军西部战区总医院）

参考文献

[1]Gillmore JD，Lovat LB，Hawkins PN.Amyloidosis and the liver[J].J Hepatol，1999，30（1）：17-33.

[2]Perfetto F，MoggiPignone A，Livi R，et al.Systemic amyloidosis：a challenge for the rheumatologist[J].Nat Rev Rheumatol，2010，6（7）：417-429.

[3]刘素英，刘飞，季慧范，等.原发性系统性淀粉样变性1例报告[J].临床肝胆病杂志，2014，30（5）：455-457.

[4]Kyle RA，Gertz MA.Primary systemic amyloidosis：Clinical and laboratory features in 474 cases[J].Seminars in hematology，1995，32（1）：45-59.

[5]闫文姬，罗小洋，杨云生，等.7例肝淀粉样变性的临床分析[J].胃肠病学和肝病学杂志，2012，21（4）：339-341.

[6]鲍旭丽，田洲，陈庆峰，等.以黄疸为特征的原发性干淀粉样变性1例报告[J].临床肝胆病杂志，2013，29（12）：943-944.

[7]Hirano K，Ikemura M，Mizuno S.Two cases with hepatic amyloidosis suspected of having primary sclerosing cholangitis[J].Hepatol Res，2013，43（8）：911-916.

[8]胡玉琳，潘煜，辛桂杰，等.4例肝淀粉样变性的临床特点和分析[J].临床肝胆病杂志，2010，26（1）：65-67.

[9]Mueller S，Sandrin L.Liver stiffness：a novel parameter for the diagnosis of liver disease[J].Hepat Med，2010，25（2）：49-67.

[10]Janssens F，Spahr L，Rubbia-Brandt L，et al.Hepatic amyloidosis increases liver stiffness measured by transient elastography[J].Acta Gastroenterol Belg，2010，73（1）：52-54.

[11]Loustaud-Ratti VR，Cypierre A，Rousseau A，et al.Non-invasive detection of hepatic amyloidosis：FibroScan，a new tool[J].Amyloid，2011，18（1）：19-24.

[12]Sattianayagam PT，Hawkins PN，Gillmore JD.Systemic amyloidosis and the gastrointestinal tract[J].Nat Rev Gastroenterol Hepatol，2009，6（10）：608-617.

[13]Qu Z，Liu G，Wang HY.The pathogenesis of amyloidosis and the rapeutic prospect[J].Chin J Intern Med，2008，47（2）：165-167.

[14]Bradstock K，Clancy R，Uther J，et al.The successful treatment of primary amyloidosis with intermittent chemotherapy[J].Aust N Z J Med，1978，8（2）：176-179.

[15]Kumar KS，Lefkowitch J，Russo MW，et al.Successful sequential liver and stem cell transplantation for hepatic failure due to primary AL amyloidosis[J].Gastroenterology，2002，122（7）：2026-2031.

[16]Katoh N，Matsushima A，Kurozumi M，et al.Marked and Rapid Regression of Hepatic Amyloid Deposition in a Patient with Systemic Light Chain（AL）Amyloidosis after High-dose Melphalan Therapy with Stem Cell Transplantation[J].Intern Med，2014，53（17）：1991-1995.

[17]Girnius S，Seldin DC，Skinner M，et al.Hepatic response after high-dose melphalan and stem cell transplantation in patients with AL amyloidosis associated liver disease[J].Haematologica，2009，94（7）：1029-1032.

TIPS术后肝动脉–门静脉瘘形成所致食管胃底静脉曲张出血

一、病历摘要

（一）病史简介

患者男性，70岁，主因"TIPS术后20个月余，反复呕血、黑便伴意识障碍2天"入院。

现病史：20个月余前患者因酒精性肝硬化门静脉高压并食管胃底静脉曲张破裂出血于外院行TIPS手术治疗。术后患者规律口服保肝及通便药，未服用抗凝及抗血小板药，未常规复查胃镜，偶伴头晕及解黑色大便。期间多次因腹腔积液于外院住院治疗，住院期间复查肝功能较前无明显变化，给予利尿消肿等对症治疗后出院。2天前患者无明显诱因再次出现呕鲜血，约1000ml，无血凝块，无咳嗽、咳痰、气紧等不适，伴解黑色大便约500g，无腹痛、腹泻，无里急后重等不适。于外院就诊，给予输血、补液抗休克及止血、抗感染、灌肠等对症治疗后，仍反复呕血，次数频繁、量大，无固体物质，未见明显血凝块，且出现解鲜红色大便，呈喷射状，总共量约1000ml，伴意识不清，嗜睡，不能对答，无四肢抽搐、口角歪斜、肢体活动不能等。遂转至我院，我院以"消化道出血"收入重症医学科。患者患病以来精神差，乏力，食欲差，睡眠正常，体重无明显变化，大便如上所述，排尿减少。

既往史：既往患者"酒精性肝硬化"病史15年余。20个月余前于当地医院行TIPS术。

（二）体格检查

体温36℃，脉搏107次/分，呼吸20次/分，血压116/60mmHg。神志嗜睡，精神差，贫血貌，全身皮肤黏膜无黄染、出血点、蜘蛛痣及皮疹，无肝掌。两肺呼吸音清，未闻及干湿性啰音，语音传导两侧对称。心率107次/分，律齐，心音正常，未闻及心音分裂、奔马律，未闻及心包叩击音，各瓣膜听诊区未闻及杂音，P2＞A2，心包摩擦音未闻及。腹肌软，无压痛、反跳痛，无液波震颤，全腹未触及包块，肝脾肋下未触及，肝–颈静脉回流征阴性，胆囊未触及明显异常，墨菲征（–）、库瓦西耶氏征（–），膀胱不胀，双肾未触及。腹部叩诊呈鼓音。移动性浊音（－），肝上界位于右锁骨中线上平第 5 肋间，肝区叩击痛（－），双侧肾区叩击痛（－）。听诊肠鸣音正常，6 ～ 10 次 / 分，未闻及振水音及血管杂音。

（三）辅助检查

血常规：白细胞 9.66×10^9/L ↓，红细胞 2.40×10^{12}/L ↓，血红蛋白 64g/L ↓，红细胞压积 19.40% ↓，血小板 30×10^9/L ↓，中性粒细胞百分比 87.31% ↑，淋巴细胞比率 5.82% ↓，红细胞压积 19.40% ↓。

肝功能：总蛋白 45.32g/L ↓、白蛋白 28.72g/L ↓、前白蛋白 72.72mg/L ↓，总胆红素 68.88μmol/L ↑、直接胆红素 14.03μmol/L ↑、间接胆红素 54.85μmol/L ↑，其余未见明显异常。

凝血功能：凝血酶原时间 16.30 秒 ↑，国际标准化比值 1.48 ↑，纤维蛋白原 0.86g/L ↓，活化部分凝血活酶时间 53.30 秒 ↑。

传播九项：乙肝表面抗体阳性（＋）、乙肝核心抗体阳性（＋）。

尿常规：隐血 1+ ↑、红细胞 125.80/μl ↑。D- 二聚体 0.74mg/L ↑。

血氨 42.48μmol/L。血气分析：pH 7.47，二氧化碳分压 31mmHg，氧分压 114mmHg，氧饱和度 99%，乳酸 3.8mmol/L，标准钙 0.96mmol/L。

腹部彩超：①肝硬化；门静脉系增宽；脾大；腹水；②肝内 TIPS 支架管位置正常，中段支架管弯曲处血流呈花色，速度稍增快。

二、诊治过程

入院后，经积极抗休克、止血及治疗肝性脑病后，患者病情趋于平稳，急行电子胃十二指肠镜检查提示重度食管胃底静脉曲张破裂出血，遂予以胃镜下套扎止血治疗。为进一步寻找 TIPS 术后食管静脉曲张反复出血原因，行腹部增强 CT 提示：动脉期门静脉右支显影，并显著强化增粗，强化程度同动脉（病例 23 图 1）。

综合患者病史、临床表现、治疗反应，以及内镜下治疗和增强腹部 CT 检查结果，初步诊断为 TIPS 术后并发肝动脉 - 门静脉瘘。遂行动脉门脉瘘口封堵术治疗，术中经股动脉行肝动脉造影，显示肝固有动脉系统显影强度较弱，同时可见右侧门静脉系统部分显影，证明 TIPS 术后肝动脉 - 门静脉瘘诊断明确，遂行肝动脉 - 门静脉瘘封闭术，术中采用 3mm 的血管环（COOK，美国）配以凝胶海绵封堵肝动脉 - 门静脉瘘口。封堵后再次肝动脉造影显示门静脉未再显影，且肝动脉系统显影显著增强（病例 23 图 2），提示瘘口封堵成功。术后患者上消化道曲张静脉未再出血，患者病情逐渐好转后出院。

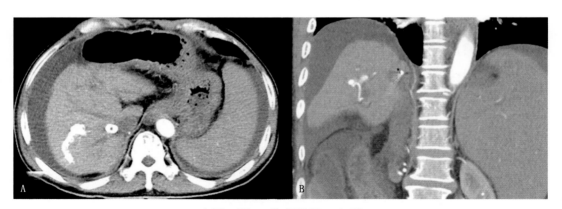

病例23图1　腹部增强CT扫描

A：动脉期水平位增强CT扫描示门静脉右支增粗并早期异常强化；B：动脉期矢状位增强CT扫描示一肝固有动脉右支部分直接与门静脉右支交通。

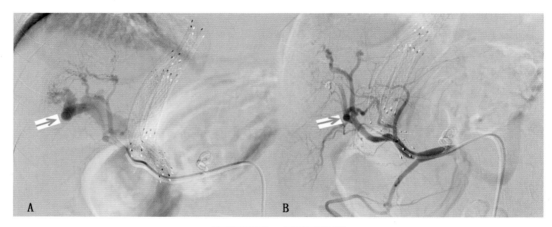

病例23图2　肝动脉造影

A：肝总动脉注射造影剂后，肝固有动脉系统显影，强度稍弱，同时伴门静脉部分显影，强度同肝固有动脉；B：肝动脉－门静脉瘘封堵后再次肝总动脉造影，未见门静脉显示，同时肝固有动脉系统显影强度较封堵前明显增强。

三、病例讨论

1969年德国Rosch教授首次报道在犬体内成功建立门体分流道，从此TIPS应运而生。1989年，Richter教授将该技术成功应用于临床。1992年，中国医科大学附属第一医院徐克教授在国内首次开展TIPS临床研究并完成国内首例TIPS手术。TIPS应用初期采用的是裸支架，因此导致术后再狭窄率及闭塞率较高，据统计当时术后1、2、5年分流道再狭窄或闭塞率分别为5%～64%、33%～70%、60%～85%[1]。较高的再狭窄率、闭塞率导致了TIPS手术在临床中的应用受限。随着TIPS分流道狭窄的病理研究以及 TIPS 器械研究进步，尤其在覆聚四氟乙烯内膜的可膨式支架出现以后，明显地降低了术后再狭窄率、闭塞率，因此 TIPS 手术又一次成为临床研究热点，并逐渐成为门静脉高压相关并发症的重要治疗手段。

截至目前，TIPS 的适应证已进一步扩大，主要有针对药物、内镜无法治疗的静脉曲张出血的治疗与预防以及难治性腹水、肝性胸水、布加综合征、肝窦阻塞综合征及肝肾综合征等的治疗等。尽管如此，TIPS 术后的并发症仍一定程度限制了其临床应用，其并发症大致可分三类：一是操作相关并发症，如误穿颈动脉、肝动脉、门静脉及肝被膜等导致的出血；二是门体分流导致的肝性脑病，门体分流性脊髓病及急性脑血管病如脑栓塞、脑水肿、脑出血等；三是 TIPS 特有的相关并发症，如手术相关溶血性贫血，支架狭窄、脱位引起的心律失常[2]。其中肝性脑病发生率最高，术后发生率高达 24% ～ 34.6%[3-4]。

相比肝性脑病，肝动脉 - 门静脉瘘在 TIPS 术后并发症中相对少见，属于 TIPS 术中操作相关并发症。当前 TIPS 手术多采用细针在肝实质中盲穿的术式，存在损伤肝实质引起相关并发症的风险，如损伤肝内血管及胆管可导致肝内血肿、肝内动脉 - 门静脉瘘及胆道 - 门静脉瘘等[5]；同时可能贯穿肝外门静脉导致腹腔大出血，其他的并发症还有胆瘘、胆道出血、胆道梗阻等[6]。正常情况下，肝内动脉压显著高于门静脉压，即使是进展期肝硬化患者，肝内动脉压也至少是门静脉压的 2 倍，因此当门静脉与肝内动脉直接交通后，大量动脉血直接进入门静脉系统，门静脉血容量急剧增加，门静脉扩张，导致严重门静脉高压，患者可能出现难治性上消化道静脉曲张出血、腹水、腹泻、脾大和疼痛等。如不及时封堵肝动脉 - 门静脉瘘，患者可能死于大出血等并发症。因此 TIPS 术中在肝内的穿刺位置的选择至关重要，选择门静脉左支至肝静脉的分流道较短，穿刺行程短，从而降低穿刺过程中对肝实质及血管的损伤，可降低操作过程中的相关并发症，包括肝动脉 - 门静脉瘘。与此同时，部分研究表明 TIPS 术中，相比穿刺门静脉右支或门静脉主干或分叉处，选择穿刺门静脉左支建立分流道可有效降低术后长期再狭窄率及肝性脑病发生率[7-8]。

导致动脉 - 门静脉瘘的其他医源性原因还包括：腹部外科手术、经皮肝穿刺活检等[9-10]。除外医源性原因，肝动脉 - 门静脉瘘可分为先天性和继发性。已经有多例关于先天性肝内动脉 - 门静脉瘘导致的门静脉高压的病例报道[11]。此外还有研究报道了先天性右髂总动脉 - 肠系膜上静脉瘘导致门静脉高压病例[12]，以及另外一例先天性脾动静脉分流至门脉高压病例[13]，均采用支架植入封堵后成功治愈。肝固有动脉、腹主动脉及脾脏血管瘤及腹部外伤等均可导致继发性动脉 - 门静脉系统瘘，引起门静脉高压相关并发症[14, 15]。本文报道的病例前期因反复的呕血及黑便而接受 TIPS 治疗。治疗前 CT 检查明确无动脉 – 门静脉瘘，因此可以排除先天性原因。TIPS 术后的 20 个月内，患者未经历其他导致动脉 – 门静脉瘘的诱因，比如肝脏活检、外科手术及外伤等，同时结合临床表现、血液检测以及腹部影像学检查均排除了肝癌可能。我们因此得出结论，此例患者的动脉 – 门静脉瘘是由 TIPS 术中肝内穿刺损伤动脉所致。

回溯此例患者病史，TIPS 术后患者多次因顽固性腹水及静脉曲张出血就诊外院门诊甚至多次住院治疗，应考虑到 TIPS 术后门静脉高压持续存在的可能，并及时评估门静脉压力，分析查找原因。其原因根据分流道血流情况可大致分为有以下三种：一是 TIPS 分流道分流不佳：如分流道狭窄、闭塞、分流道与门静脉夹角过小、侧支循环分流过大、TIPS 支架脱位及门静脉血栓等情况导致 TIPS 分流效果不佳；二是 TIPS 分流道分流正常，但门静脉血流量增加，如医源性损伤致动静脉瘘；三是上述两种混合型，即有分流道血流不畅甚至闭塞，同时伴有门静脉血流量增加。临床上发现患者 TIPS 术后静脉曲张出血或者顽固性腹水等门脉压降低不明显的情况时，应及时采用 CT 血管成像评估门静脉及侧支循环情况，腹部超声（必要时可用超声造影）评估分流道狭窄情况，适时测定肝静脉压力梯度评估门静脉压力等，全面检查明确诊断，争取尽早针对病因治疗。

除了选择合适的穿刺点可缩短穿刺行程从而降低损伤肝实质的风险，TIPS 术后的常规评估肝内血管损伤情况似乎存在一定的必要性。虽然 TIPS 手术中可及时检测分流前后的肝静脉压力梯度（hepatic venous pressure gradient，HVPG），以反映门静脉压力的变化，但无法及时评估有无肝内外动脉的损伤情况。考虑术后动静脉瘘的发生率相对较低，因此建议仅在 TIPS 术后门静脉压力降低不明显、复发性静脉曲张出血及难治性腹水患者中，检查评估分流道狭窄情况及门静脉血流量情况。当分流道狭窄和肝动脉 – 门静脉瘘同时存在时，需要评估哪个是引起门静脉压力增加的主要原因和次要原因，继而依次进行治疗，有利于快速控制如上消化道曲张静脉大出血等紧急情况，增加早期治疗成功率。

四、病例点评

经颈静脉肝内门体分流术（transjugular intrahepatic portosystemic shunt，TIPS）因其创伤小、起效快等优势，已成为当前临床中治疗门静脉高压症及其相关并发症的重要手段。随着越来越多的循证医学证据支持，其适应证也不断增多，但 TIPS 术后并发症包括肝性脑病、肝功能损害、腹腔出血、胆瘘、感染等，仍是限制其临床应用的主要因素。该患者因酒精性肝硬化门静脉高压并食管胃底静脉曲张破裂出血行 TIPS 治疗后再次出现上消化道出血，完善腹部增强 CT 后考虑肝动脉 - 门静脉瘘，行动脉门脉瘘口封堵后好转。在其众多并发症中，肝动脉 - 门静脉瘘发生极为罕见。可能与术中穿刺路径中损伤邻近的肝动脉、门静脉，导致肝动脉与门静脉相通。当肝动脉血流涌入门脉系统会使 TIPS 分流后降低的门脉压力再次升高，一般常考虑支架狭窄、移位等原因。但除这些原因外，还需考虑动脉 - 门静脉瘘形成可能，其确诊依赖于完善的影像学检查。如果能够及时诊断，及时治疗，将提高患者的生存预后。

（病例提供者：金治安　周晓蕾　陈　洁　中国人民解放军西部战区总医院）

（点评专家：汤善宏　中国人民解放军西部战区总医院）

参考文献

[1]陈光.经颈静脉肝内门体分流术中国临床实践指南解读[J].实用器官移植电子杂志，2020，8（5）：386.

[2]赖姝婕，匡怡.经颈静脉肝内门体分流术的罕见并发症及其防治[J].胃肠病学和肝病学杂志，2021，30（2）：1006-5709.

[3]Bucsics，Theresa，Schoder，et al.Transjugular intrahepatic portosystemic shunts（TIPS）for the prevention of variceal re-bleeding-A two decades experience[J].PLoS ONE，2018，13（1）：1-15.

[4]Trebicka J，Bastge D，Byrtus J，et al.Smaller-diameter covered transjugular intrahepatic portosystemic shunt stents are associated with increased survival[J].Clin Gastroenterol Hepatol，2019，17（13）：2793-2799.

[5]Sedat J，Padovani B，Chanalet S.Arterioportal fistula after transjugular intrahepatic portosystemic shunt placement[J].AJR Am J Roentgenol，1995，164（1）：259.

[6]Siramolpiwat S.Transjugular intrahepatic portosystemic shunts and portal hypertension-related complications[J].World J Gastroenterol，2014，20（45）：16996-17010.

[7]陈斯良，赵剑波，陈勇，等.覆膜支架TIPS术中门静脉穿刺位置对术后长期疗效的影响[J].中国介入影像与治疗学，2016，13（9）：530-534.

[8]褚建国，黄鹤.经颈静脉肝内门腔静脉支架分流术中门静脉分流支血管的选择及其临床意义[J].中华介入放射学电子杂志，2013，1（1）：4.

[9]Iwaki T，Miyatani H，Yoshida Y，et al.Gastric variceal bleeding caused by an intrahepatic arterioportal fistula that formed after liver biopsy：a case report and review of the literature[J].Clin

J Gastroenterol，2012，5（2）：101-107.

[10]Suchak AA，O'Kelly K，Al Saif F，et al.Hepatic artery-portal venous fistula after percutaneous intraportal islet cell transplant[J].Transplantation，2007，83（5）：669-670.

[11]Tannuri AC，Tannuri U，Lima FR，et al.Congenital intrahepatic arterioportal fistula presenting as severe undernutrition and chronic watery diarrhea in a 2-year-old girl[J].Journal of pediatric surgery，2009，44（10）：19-22.

[12]Qin J，Tang S，Jiang M，et al.Portal hypertension caused by right common iliac artery-superior mesenteric vein fistula[J].Jpn J Radiol，2015，33（5）：291-294.

[13]Moghaddam MB，Kalra M，Bjarnason H，et al.Splenic arteriovenous fistula：successful treatment with an Amplatz occlusion device[J].Ann Vasc Surg，2011，25（4）：556.

[14]Al-Khayat H，Haider HH，Al-Haddad A，et al.Endovascular repair of traumatic superior mesenteric artery to splenic vein fistula[J].Vasc Endovascular Surg，2007，41（6）：559-563.

[15]Vammen S，Sandermann J.Aortovenous fistula to the inferior mesenteric vein in a ruptured abdominal aortic aneurysm[J].Eur J Vasc Endovasc Surg，1998，15（1）：84-85.

TIPS手术并发急性心包填塞

一、病历摘要

（一）病史简介

患者男性，56岁，主因"发现肝硬化2年，呕血伴解黑便1⁺天"入院。

现病史：患者于2年前因结肠息肉在我科住院期间行腹部彩超：符合肝硬化超声声像改变，肝囊肿，胆囊壁增厚，不光滑，脾大，脾侧静脉增宽，前列腺增大；胃镜：食管静脉曲张（重度），十二指肠球部溃疡A1期，慢性浅表性胃窦炎；肠镜：结肠多发性息肉，经肠镜特殊治疗（内镜下结肠息肉电凝切除术），结肠炎，直肠静脉曲张；血常规：白细胞1.96×10^9/L，血红蛋白98g/L，红细胞比容32.6%，血小板66×10^9/L，中性粒细胞70.4%。但患者无腹痛、腹胀、恶心、呕吐、黑便、便血、黄疸，无食欲缺乏、消瘦，无厌油、尿少，出院后患者间断口服藏药治疗（具体不详），未正规治疗溃疡，未门诊随访，未复查胃镜、肠镜。1年前患者出现解黑色成形大便，每次量50～100g，2～3次/天，内无血凝块，水冲不红，伴上腹不适，无明显头昏、乏力、心悸，无腹痛、腹胀、恶心、呕吐，在我科住院诊断为"①食管静脉曲张伴有出血；②酒精性肝硬化失代偿期，脾大，脾功能亢进；③失血性贫血；④前列腺增大"，予以治疗后好转出院。1⁺天前，患者无明显诱因出现呕血1次，为暗红色液体，约300ml，伴解黑便1次，量约200g，水冲不见红，伴发热、乏力，为进一步诊治来我院就诊。在急诊查血常规示：白细胞3.42×10^9/L，血红蛋白68.0g/L，血小板42.0×10^9/L，肝功能：白蛋白33.4g/L，尿素14.34mmol/L。在急诊予以耐信泵入抑酸、生长抑素泵入减缓内脏血流、补液对症治疗。后以"消化道出血、肝硬化失代偿期"收入住院治疗。

既往史：无特殊。

（二）体格检查

体温36.2℃，脉搏78次/分，呼吸20次/分，血压89/47mmHg，疼痛评分：0。慢性病容、贫血面容，神志清楚，精神较差，自主体位，检查合作，问答切题。全身皮肤黏膜无黄染、皮疹及出血点，睑结膜苍白，巩膜无黄染。口唇无发绀，气管居中。双肺叩诊呈清音，双肺呼吸音清晰，未闻及干、湿性啰音。心率78次/分，律齐，心音未见异常，各瓣膜听诊区未闻及病理性杂音。腹平坦，未见腹壁静脉曲张，未见胃肠型及蠕动波，腹软，全腹无压痛，无肌紧张及反跳痛，腹部无包块，肝脾肋下未触及，肝区无叩击痛，肾区无叩击痛，移动性浊音阴性，肠鸣音 4 次 / 分。双下肢无水肿。生理反射存在，病理反射未引出。

（三）辅助检查

血常规＋超敏 CRP：白细胞 $1.80×10^9$/L，红细胞 $2.02×10^{12}$/L ↓，血红蛋白 49.00g/L，中性粒细胞 $1.38×10^9$/L ↓，血小板 $39.00×10^9$/L，超敏 C- 反应蛋白 24.54mg/L ↑，中性粒细胞百分比 76.20% ↑。

凝血分析＋D 二聚体：纤维蛋白原 182.00（mg/dl）↓。

肝肾功能、血糖：总蛋白 49.80g/L ↓，白蛋白 28.50g/L ↓，前白蛋白 86.90mg/L ↓，尿素 8.83mmol/L ↑，尿酸 457.00μmol/L ↑，视黄醇结合蛋白 16.00mg/L ↓，葡萄糖测定 7.32mmol/L ↑，碱性磷酸酶 33.00U/L ↓，其余未见明显异常。

血脂及电解质：总胆固醇 2.38mmol/L ↓，高密度脂蛋白胆固醇 0.64mmol/L ↓，低密度脂蛋白胆固醇 1.48mmol/L ↓，氯 113.44mmol/L ↑，钙 1.91mmol/L ↓，磷 0.70mmol/L ↓。

输血前 / 手术前九项检查：乙型肝炎病毒表面抗体测定（化学发光法）23.16mIU/ml ↑，其余未见明显异常。

肿瘤标志物：铁蛋白 23ng/ml ↓，其他未见异常。

隐血试验：弱阳性（±）。

胸部＋腹部 CT：①小叶中央型肺气肿；双肺少许纤维灶；双肺少许较密实小结节，考虑肉芽肿可能；②主动脉及冠脉钙化；③肝硬化，脾大，侧支循环开放；④门静脉高压征象；肠系膜上静脉、门脉主干内见偏心性充盈缺损，考虑血栓；⑤胆囊增大，急性胆囊炎征象；⑥升结肠及右半横结肠局部肠壁肿胀。

胃镜：食管静脉曲张（重度），心脏彩超：心脏形态结构超声未见明显异常，左室收缩功能测值正常，舒张功能降低。肺功能检查示：BR 轻度下降，DLCO 中度下降，VE > 10L，患者弥散功能中度降低，通气储备功能轻度下降，过度通气，肺功能中度受损。

二、诊治过程

入院后予以禁食禁饮、耐信 80mg 2 次 / 日微泵泵入抑酸、生长抑素 3mg 2 次 / 日微泵泵入减缓内脏血流、乳果糖 10ml 3 次 / 日口服通便、呋塞米 20mg 1 次 / 日、螺内酯 60mg 1 次 / 日口服利尿、重组人粒细胞刺激因子 150μg 皮下注射 2 次 / 日升白细胞、补液对症治疗。术前未发现手术相关禁忌证，于入院后第 6 日在介入室全身麻醉下行经颈静脉肝内门体分流术（TIPS）手术。手术过程如下：患者仰卧操作台上，术前患者心率 65 次 / 分，血压 130/80mmHg。常规消毒、铺巾，全身麻醉下，采用 Seldinger 技术经右侧颈内静脉穿刺，成功置入 5F 导管鞘；在导丝导引下换入 RUPS100 肝内穿刺系统，经 RUPS100 外鞘送入导管至肝右静脉，造影确认，在肝右静脉入下腔静脉处测压为 1mmHg；采用 RUPS100 行右肝静脉 - 右门静脉主干穿刺成功，行门静脉测压为 20mmHg，造影可见门静脉明显增粗，并可见明显粗大的胃冠状静脉，胃底及食管下段可见明显增粗迂曲的静脉血管网；置入球囊行右肝静脉 - 右门静脉穿刺道扩张后，置入 8mm×60mm VIATORR 支架一条，并再次置入球囊行支架内后扩张，支架展开良好，造影示支架通畅。但患者诉气促、胸闷不适。立即测血压为 81/53mmHg，透视提示心脏搏动减弱，考虑心包填塞可能，立即剑突下消毒铺巾，局部麻醉后行心包穿刺，注射造影剂证实在心包内，植入 6F 猪尾导管，抽出暗红色不凝血，后再次在剑突下穿刺处穿刺注射造影剂证实在心包内，再次植入 6F 猪尾导管，请超声科术中急会诊动态观察心包积液量（病例 24 图 1），请胸外科、麻醉科等相关科室急会诊，猪尾导管持续心包抽液，其中共抽得不凝血 1200ml，患者诉胸痛，给予吗啡静脉推注止痛、镇静，抽出不凝血后行自体血回输，大量静脉补液，静脉使用鱼精蛋白共约 50mg 中和肝素，立即联系输血科合血输血，共输红细胞悬液 4U，血浆 400ml，自体回输血 300ml，穿刺桡动脉行有创血压监测，经过上述处理后，患者诉胸闷、气促症状较前缓解，血压逐渐上升至 120/90mmHg 左右，肢端温暖，患者病情趋于稳定，猪尾导管未再抽得血液，透视提示心脏搏动幅度明显增强。术后转入重症监护室进一步监护治疗。在 ICU 予以甘乐（二氯醋酸二异丙胺）80mg 2 次 / 日静脉滴注、瑞甘（门冬氨酸鸟氨酸颗粒）10g 1 次 / 日天静脉滴注保肝、泮托拉唑 40mg 2 次 / 日静脉滴注抑酸对症等治疗。予以复查彩超示：餐后胆囊，肝硬化，脾脏长大；脾静脉及门静脉主干增粗；心脏可显示切面超声形态结构及血流未见明显异常，左室收缩功能测值正常。复查血常规＋超敏 CRP：白细胞 $2.47×10^9/L$ ↓，红细胞 $2.67×10^{12}/L$ ↓，血红蛋白 75.00g/L ↓，血小板 $51.00×10^9/L$ ↓；肝功能：白蛋白 31.70g/L，前白蛋白 91.00mg/L ↓，视黄醇结合蛋白 13.00mg/L ↓，谷草转氨酶 117.00U/L ↑，谷酰转肽酶 123.00U/L ↑，谷丙转氨酶 154.00U/L ↑，总胆红素 57.02μmol/L ↑，直接胆红素 28.39μmol/L ↑，间接胆红素 28.63μmol/L，总胆汁酸 30.44μmol/L ↑，总蛋白 60.00g/L。后患者未诉胸闷、气促、腹痛、腹胀，无恶心、呕吐，无畏寒、发热、咳嗽、咯痰等。查体：神清，睑结膜稍苍白，巩膜稍黄染，双肺未闻及湿啰音，心率 76 次 / 分，腹软，无压痛、反跳痛，双下肢不肿。予以出院。

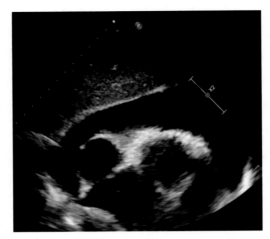

病例24图1　床边B超提示心包积液

三、病例讨论

经颈静脉肝内门腔静脉分流术（transjugula intrahepatic portosystemic shunt，TIPS）原理是采用特殊的介入治疗器械，在影像设备引导下，经颈静脉入路，建立肝内的位于肝静脉及门静脉主要分支之间的人工分流通道，使得一部分门静脉血直接回流到下腔静脉以此来降低门静脉压力，从而控制和预防食道胃底静脉曲张破裂出血，促进腹水吸收等。于 1989 年始用于临床[1]。经过 10 余年的临床检验证明，其可有效降低门脉压，从而在治疗急慢性食管、胃静脉曲张破裂出血、顽固性腹水和肝性胸水等疾病方面卓有成效。TIPS 并发症可发生在 TIPS 术中及术后，依据发生机制不同可分为操作及分流相关并发症。操作相关并发症包括：胆道出血及损伤、腹腔出血、支架异位、肝动脉损伤、胆汁性腹膜炎、肾功能不全及穿刺部位血肿等。分流相关并发症主要包括 HE、急性肝衰竭、肺动脉高压与心力衰竭、急性肾损伤、急性血栓形成等[2]。

正常心包腔内有少量淡黄色液体润滑心脏表面，外伤性心脏破裂或心包内血管损伤造成心包腔内血液积存称为血心包或心包填塞，是心脏创伤的急速致死原因。由于心包的弹力有限，急性心包积血达 150ml 即可限制血液回心和心脏跳动，引起急性循环衰竭，进而导致心搏骤停。胸闷和呼吸困难是最主要症状，同时可出现心前区疼痛，出汗、乏力、恶心、焦虑、谵妄，甚至休克和意识丧失；面色苍白、发绀、动脉压下降、脉压小、奇脉、静脉压升高、体循环静脉淤血、颈静脉怒张、肝大、颈静脉回流征阳性、心尖冲动微弱、心浊音界扩大、心音遥远、心包摩擦音等[3, 4]。术中应谨慎操作，避免动作粗暴。如发生应紧急做心包引流或心包修补术。心包穿刺术是当心包膜腔内有积液、积血或积脓时，心包穿刺术既可作为确诊的措施，又是解除心包压塞的紧急治疗措施。有 2 种途径：①胸骨旁途径：只宜用于大量心包积液的病例，否则可能污染胸膜腔。患者坐位或半卧位。前胸皮肤消毒后，用 1% 普鲁卡因浸润麻醉，用心包穿刺针经胸骨左旁第 4 肋间，距胸骨边缘 1cm 处垂直刺入心包腔，抽吸积液；②剑突旁途径：较常采用。患者平卧位或半卧位。前胸皮肤消毒，用 1% 普鲁卡因浸润麻醉，以心包穿刺针经剑突左旁与肋软骨弓之间刺入皮肤，然后针尖与皮肤成 45° 角斜行向上、向后稍向内徐徐进入。当通过膈面心包膜进入心包腔时，有落空感，即可试行抽吸积液[5, 6]（病例 24 图 2）。

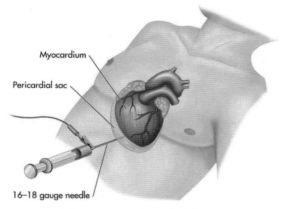

病例24图2　心包积液穿刺方法

四、病例点评

该患者因肝硬化食管静脉曲张出血行 TIP 治疗中出现胸闷、气促，血压下降，行 X 线检查提示心脏搏动减弱，考虑心包填塞可能，立即行心包穿刺、输血等治疗后好转。TIPS 操作时引起心包积血和心包填塞者，发生率为 1% ~ 3%，急性心包填塞使患者的死亡风险大大增加。发生原因和可能因素：右心房与肝静脉解剖上相隔较近，导丝进入肝静脉后位置较高，穿刺前导丝没有稳住脱落并回缩进行右心房，行穿刺后引起右心房针刺样损伤，导致心包血性积液。急性心包填塞的预后与早期发现、早期处理密切相关，术中发生急性心包填塞的初始症状不典型，医护人员可根据术中的影像学资料及早发现病情变化[7]。术中密切监测患者的生命体征，注意倾听患者的主诉。若发现大量造影剂积聚在心包内及时有效的心包引流是抢救成功的关键。对有效引流出血量大的患者，可以基本保证血流动力学的稳定，利于进一步得到有效的外科治疗，减少病死率[8-12]。医护人员快速敏捷的应急能力与娴熟的抢救技术是提高抢救成功率的保障。

（病例提供者：杨 晓 谢 丽 涂 颖 成都市龙泉驿区第一人民医院）

（点评专家：姚 欣 中国人民解放军西部战区总医院）

参考文献

[1]Richter GM，Palmaz JC，Nöldge G，et al.The transjugular intrahepatic portosystemic stent-shunt.A new nonsurgical percutaneous method[J].Radiologe，1989，29（8）：406-411.

[2]中华医学会消化病学分会消化微创介入协作组.经颈静脉肝内门体静脉分流术治疗门静脉高压专家共识[J].中华消化杂志，2023，43（5）：289-307.

[3]Friedrich SP，Berman AD，Baim DS，et al.Myocardial perforation in the cardic catheterization laboratory：incidence，presentation，diagnosis，and management[J].Cathet Cardiovasc Diagn，1994，32（2）：99-107.

[4]Castaner A，Kostreva DR，Kampine JP.Changes in autonomic nerve activity during acute pericardial tamponade[J].Cardiology，1980，66（3）：163-173.

[5]纪承寅，魏永堂，齐艾江，等.心脏介入性操作致心脏压塞的诊断与治疗[J].临床军医杂志，2006，35（1）：94.

[6]洪浪，陈章强，王洪，等.超声引导下心包置管引流在心脏介入术并发急性心包填塞诊治中的应用[J].中国全科医学，2010，13（12）：4013.

[7]Markiewicz W，Borovik R，Ecker S.Cardiac tamponade in medical pa-tients：treatment and prognosis in the echocardiographic era[J].AmHeart J，1986，111（6）：1138-1142.

[8]唐承薇，李肖.肝硬化门静脉高压治疗策略[J].中国实用内科杂志，2011，31（1）：79-80.

[9]任书瑶，柏明，祁兴顺，等.经颈静脉肝内门体静脉分流术的适应证和并发症[J].中华消化杂志，2014，34（01）：62-64.

[10]梁宝松，李怀斌，李修岭，等.经颈静脉肝内门体静脉分流术及并发症的随访分析[J].中国误诊学杂志，2003，3（06）：820-822.

[11]吴性江，曹建明，吴学豪，等.经颈内静脉肝内门体分流术适应证与并发症的防治[J].中华外科杂志，1995，（12）：762-764.

[12]Guang-Peng Zhou，Yi-Zhou Jiang，Li-Ying Sun，et al.Early transjugular intrahepatic portosystemic shunt for acute variceal bleeding：a systematic review and meta-analysis[J].European Radiology，2021，31（7）：5390-5399.

肝内外胆管囊性扩张致窦前性门脉高压

一、病历摘要

（一）病史简介

患儿男性，7岁，2022年6月20日因"咳嗽、咳痰3天，腹痛半天，呕血2次"于我院就诊。

现病史：患儿入院3天前无明显诱因出现咳嗽、咳痰，为黄痰，最高体温为39℃，伴寒战，无抽搐、流涕等其他不适，于当地诊所就诊，予以"输液"治疗（具体不详），后患儿未再发热，仍有咳嗽。入院半天前患儿诉腹痛，中上腹部为主，阵发性疼痛，性质不能描述，后出现呕暗红色血2次，含血凝块及食物残渣，量约有"100ml"，呕吐后腹痛有缓解。

既往史：患儿3年余前于外院检查发现"胰腺囊肿"（具体不详），2年前无明显诱因出现"巩膜及面部黄染"，予以"中药"治疗（具体不详）后好转，否认其他特殊疾病史，否认家族中类似疾病史。

（二）体格检查

体温36.8℃，脉搏98次/分，呼吸23次/分，血压84/40mmHg。神志嗜睡，精神差，中度贫血貌，全身可见皮疹恢复期色素沉着。双侧扁桃体Ⅱ度肿大，表面光滑，咽部稍充血。两肺呼吸音稍粗。腹软，脐周有轻压痛，无反跳痛、肌紧张，肝脏右肋下及剑突下可扪及，脾脏左侧肋下3cm，质硬。

（三）辅助检查

血常规：白细胞7.65×10^9/L，血红蛋白93g/L（最低时55g/L），血小板86×10^9/L，中性粒细胞百分比70.0%，淋巴细胞百分率22.2%。

肝功能、传播九项、自身免疫性抗体、凝血四项等未见异常。

肝、胆、胰、脾、肾、输尿管超声：提示肝内外胆管扩张，脾大。

内镜检查提示：上消化道出血；食管静脉曲张（中度，RC+++）；胃窦、幽门口、十二指肠球部压迫；胃窦溃疡（A1期）。

腹部CT：肝内外胆管广泛性扩张、肝门部为甚，呈囊状改变，提示先天性胆管囊

肿？脾大（病例25图1）；320排CT门脉造影：门脉主干迂曲粗大，多发侧支循环，食
管下段、胃底静脉曲张；肝内门静脉左、右支在肝门部囊性胆管处纤细狭窄，门脉入肝
后左、右支明显受压，肝内远端门脉显影浅淡（病例25图2）。

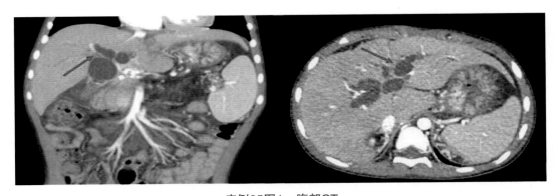

病例25图1　腹部CT

肝内外胆管多发扩张，部分呈囊状改变（箭头处），以肝门部明显。

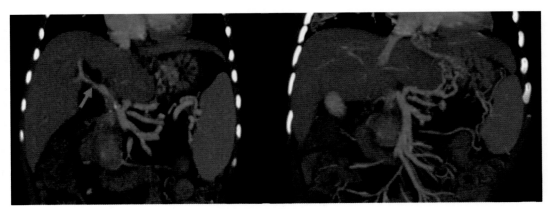

病例25图2　门脉CT造影

门脉主干迂曲粗大，多发侧支循环，食管下段、胃底静脉曲张；肝内门静脉左、右支在肝门部囊
性胆管处受压明显，纤细狭窄（箭头处），肝内远端门脉显影浅淡。

二、诊治过程

入院后评估患儿病情重，立即予以禁食水，床旁持续性心电、血压及血氧饱和度监
测，吸氧、止血、抑酸护胃及静脉补液等综合治疗。根据患者病史及辅助检查最终诊
断为：先天性肝内外胆管广泛性囊性扩张症；窦前性门脉高压；食管、胃底静脉曲张；
上消化道出血；失血性休克；失血性贫血（重度）；脾大。密切监测血常规提示血红蛋
白进行性下降，继续予以禁食水、扩容、止血、输血、抑酸护胃、抗感染等综合治疗。

患儿未再出现呕血，生命体征平稳，与患儿家属详细沟通病情后，家属决定于 2022 年 6 月 23 日转外院进一步治疗。

外院住院期间行肝脏专科彩超示：肝内胆管扩张，三级支管径最粗约 0.3cm；肝外胆管呈囊状扩张、长约 4.2cm，管径最粗约 2.4cm；肝外门静脉管径约 9mm，流速约 30.43cm/s。肝脏硬度：STE 肝脏硬度测值为 23.27kPa，肝脏欠均匀改变。MRCP 提示肝内外胆管多发扩张，部分呈囊状，较大者位于肝门部，直径约 2.8cm；门脉主干显示不清，周围多发迂曲增多的小血管影，门脉左支纤细；胃底、食管下段静脉曲张，脾－肾静脉交通可能；肝尾状叶饱满，实质表面欠光滑；右肾囊肿。于 2022 年 7 月 8 日全身麻醉下行胃镜检查＋食管胃底静脉曲张套扎术，术中见胃底迂曲扩张血管；胃镜诊断：食管静脉曲张（重度）；胃静脉曲张（GOV1）；门脉高压性胃病伴痘疹。2022 年 7 月 13 日行肝脏组织穿刺活检示：肝细胞片状坏死，伴炎细胞浸润。经全科讨论，患儿肝功能尚不稳定，行胆总管囊肿切除术风险较大，遂于 2022 年 7 月 18 日行超声引导下经皮肝穿刺胆道引流（PTCD）术，术后病情稳定，予以出院。目前追踪过程中了解到患儿拟行肝移植手术治疗（配型中），后续将继续追踪患儿情况。

三、病例讨论

本例患儿因呕血入院，增强 CT 显示门静脉主干增粗、脾大、食管胃底静脉曲张，考虑门脉高压诊断成立。门脉高压主要分为肝前性、肝内性及肝后性门静脉高压，肝内性门脉高压又分为窦前性（如血吸虫感染、特发性门脉高压、先天性肝纤维化等）、窦性（如肝硬化）及窦后性（如肝窦闭塞综合征）；而肝后性门脉高压则主要由布加综合征、心衰、缩窄性心包炎等导致。肝前性门脉高压主要由动－门脉瘘[1, 2]、门静脉血栓、门静脉畸形[3]、外源性压迫[4]等原因所致，该患儿无任何该类疾病证据，肝前性门脉高压可能性小；该患儿无心力衰竭、心包积液，下腔静脉及肝静脉均通畅，肝脏无淤血肿大证据，因此窦后性门脉高压可能性小，重点考虑肝内原因导致门脉高压。引起肝内门脉高压最常见的病因为肝硬化，该患儿肝脏增强 CT 示肝脏边缘光滑、肝组织强化均匀，加上肝功能大体正常，肝脏组织穿刺未见肝硬化征象，因此肝硬化可能性小；增强 CT 可见该患儿肝内外胆管广泛性囊性扩张，肝门部静脉主干左右支明显狭窄，肝内门静脉分支纤细，而门静脉主干明显增粗，因此考虑肝门部门脉左右支受压导致的窦前性门脉高压诊断可能性大。肝门部门脉左、右支静脉受压被阻塞后，可使入肝血流量减少，门脉血流压力增高，脾脏逐渐淤血肿大，脾动脉及肠系膜动脉会逐渐增粗，进一步导致门脉压力升高的高动力循环状态，之后在肝内外胆道及胆囊周围有侧支静脉形成，最终互相迂曲缠绕成血管团即产生门静脉海绵样变[5]。

先天性胆管扩张症（congenital biliary dilatation，CBD）既往也曾被称为先天性胆总管囊肿（congenital choledochal cyst，CCC），是一种临床上常见的先天性胆道畸形，病变可发生在肝内、肝外及肝内外任何部分胆管，呈囊状、柱状或梭形状扩张。本病在东方人群中发病率高于西方人群，且年轻女性患者居多，男女比率约为1：3。主要以腹痛、呕吐、黄疸及发热等为临床表现，而腹痛、腹部包块及黄疸被称为CBD三联征，但同时出现者较少[6, 7]。CBD的发病机制尚未完全清楚，目前主要认为与胚胎发育异常、胰－胆管异常合流[7]以及遗传学机制[8]等有关。其分型种类较多，但仍以Todani分型[9]系统应用最为广泛，共分为5型：Ⅰ型：胆总管囊性扩张，临床上最常见，又分为三个亚型：Ⅰa型：弥漫性胆总管囊性扩张；Ⅰb型：局限性胆总管囊性扩张；Ⅰc型：弥漫性胆总管梭状扩张。Ⅱ型：肝外胆管憩室样扩张，临床上少见。Ⅲ型：胆总管末端囊性扩张，本型罕见。Ⅳ型：肝内外胆管囊性扩张，又分为两个亚型，Ⅳa型：肝内外胆管多发性囊性扩张，Ⅳb型：肝外胆管多发性囊性扩张。Ⅴ型：肝内胆管单发或多发性囊性扩张，又称为Caroli病。按此分型，该患儿属于Ⅳa型，其在所有胆管扩张中的发生率为30%～40%[10]。随着时间推移，病情进展，囊性扩张的胆管会进一步压迫门静脉，加重门脉高压；另外还可导致胆汁淤积，胆石形成，反复发生胆管炎，同时也进一步增加了发生胆管癌的风险。因此，对于该病及其并发症的早发现、早诊断、早治疗尤为重要。

治疗上，目前尚无可针对胆管囊性扩张的特效药物，因此，患儿当前主要应解决门脉高压及胆管扩张问题。针对目前门脉高压及胃、食管静脉曲张出血问题，对患儿进行内镜下曲张静脉套扎、组织胶或硬化剂可暂时止血，经皮肝穿刺胆道引流（PTCD）术可暂时解除部分压力。TIPS可为缓解门脉高压的另一选择方案，但该患儿肝内胆管囊性扩张，若行TIPS途径安放支架，对解除囊性压迫作用有限，且TIPS肝内穿刺难度及风险极大，因此TIPS不能作为该病例门脉高压的治疗选择；针对患儿脾大问题，必要时可行脾动脉栓塞术，暂时减轻脾亢及门静脉高压，为后续治疗争取过渡时间。最终行外科手术治疗才是唯一可根治切除胆管囊肿的方法，当前针对该病的手术方法众多，而囊肿切除＋肝管空肠Roux-en-Y吻合术是最主要的手术方式，但针对不同类型患者应个体化治疗。对于Todani-Ⅳ型的手术治疗方案目前仍存在较多争议，唐能[11]等认为对于Todani分型ⅣA型的患者应根据累及中央肝管的位置决定手术方式，若累及2级及2级以下中央肝管则行胆囊、肝门部扩张胆管、肝外病变胆管切除＋肝管空肠Roux-en-Y吻合术；若累及3级及3级以上中央肝管则行胆囊切除＋受累半肝切除＋肝外病变胆管切除＋胆管空肠 Roux-en-Y 吻合术。李斌[12]等认为对于同时合并肝内、外胆管扩张的Ⅳa 型囊肿，为尽可能彻底切除囊肿、解除胆管腔内狭窄，同时进一步降低术后出现肝衰竭等并发症风险，需采取"计划性大范围肝切除联合肝外胆管囊肿切术"的手术方案。而对于呈现肝内弥漫分布的胆管扩张，肝移植可能是更好的选择[13]。Cerwenka[14]也认为对合并有肝内胆管结石、胆管炎及胆汁淤积性肝硬化的 Todani-Ⅵ型患者，对于肝内胆管扩张较局限者可行局部肝切除术，而肝内胆管扩张弥漫性分布者则应选择肝脏移植术。

综上所述，该患儿存在广泛性肝内外胆管扩张，手术完全切除可能性小，难度及风险极大，手术只能切除部分扩张胆管暂时减轻部分压力；因此，针对此类型疾病，最终要想完全根治，提高患者预后生存，唯有肝移植方可解决。

四、病例点评

本病例详细阐述了一例肝内外胆管囊性扩张致窦前性门脉高压患者，诊断明确。对于遇到原因不明的门静脉高压患者应考虑肝内外胆管囊性扩张可能。该疾病主要以腹痛、呕吐、黄疸及发热等为临床表现，而腹痛、腹部包块及黄疸被称为先天性胆管扩张症三联征，但同时出现者较少，当胆管扩张产生压迫门静脉、胆管时会产生相应压迫症状。CT 或门脉 CT 造影显示肝内外胆管囊性扩张诊断该疾病的"金标准"。行外科手术治疗是唯一可根治切除胆管囊肿的方法，而囊肿切除＋肝管空肠 Roux-en-Y 吻合术是最主要的手术方式，对于有禁忌患者可行肝移植。临床中需提高对该类疾病的认识，从而早期诊断、早期治疗，提高患者预后。

（病例提供者：龙　军　刘冬阳　陈美娟　中国人民解放军西部战区总医院）

（点评专家：汤善宏　中国人民解放军西部战区总医院）

参考文献

[1]Tang SH，Zeng WZ，Qin JP，et al.Gastric Variceal Bleeding Caused by an Arterioportal Fistula Formation After TIPS and Related Complications[J].Dig Dis Sci，2016，61（8）：2442-2444.

[2]Qin JP，Tang SH，Jiang MD，et al.Portal hypertension caused by right common iliac artery-superior mesenteric vein fistula[J].Jpn J Radiol，2015，33（5）：291-294.

[3]秦森，杨建江，王孝平，等.先天性门静脉狭窄致肝前性门脉高压症1例报告[J].西南国防医

药，2018，28（12）：1300-1301.

[4]汤善宏，何卿玮，何乾文，等.胰腺脓肿压迫脾静脉致区域性门静脉高压1例报告[J].临床肝胆病杂志，2015，31（05）：773-774.

[5]曾海军，汤善宏，秦森，等.肝血管系统疾病临床诊治进展[J].中华肝脏病杂志，2020，28（11）：977-980.

[6]Hamada Y，Ando H，Kamisawa T，et al.Diagnostic criteria for congenital biliary dilatation 2015[J].J Hepatobiliary Pancreat Sci，2016，23（6）：342-346.

[7]Ishibashi H，Shimada M，Kamisawa T，et al.Japanese clinical practice guidelines for congenital biliary dilatation[J].J Hepatobiliary Pancreat Sci，2017，24（1）：1-16.

[8]Wong JK，Campbell D，Ngo ND，et al.Genetic study of congenital bile-duct dilatation identifies de novo and inherited variants in functionally related genes[J].BMC Med Genomics，2016，9（1）：75.

[9]Todani T，Watanabe Y，Narusue M，et al.Congenital bile duct cysts：Classification，operative procedures，and review of thirty-seven cases including cancer arising from choledochal cyst[J].Am J Surg，1977，134（2）：263-269.

[10]Todani T，Watanabe Y，Fujii T，et al.Congenital choledochal cyst with intrahepatic involvement[J].Arch Surg，1984，119（9）：1038-1043.

[11]唐能，宰红艳，朱勤，等.小儿先天性胆管扩张症的诊治：附44例报告[J].中国普通外科杂志，2020，29（02）：212-219.

[12]李斌，邱智泉，刘辰，等.先天性胆管囊肿外科治疗要点及"三类五型"分型系统的临床意义[J].中华肝胆外科杂志，2021，27（02）：86-90.

[13]Romine MM，White J.Role of Transplant in Biliary Disease[J].Surg Clin North Am，2019，99（2）：387-401.

[14]Cerwenka H.Bile duct cyst in adults：interventional treatment，resection，or transplantation？[J].World J Gastroenterol，2013，19（32）：5207-5211.

腹腔镜活检诊断肝窦阻塞综合征

一、病历摘要

（一）病史简介

患者男性，46 岁，农民，主因"腹胀 20 余天"于 2018 年 7 月 20 日入我院。

现病史：2018 年 6 月初患者自觉上腹不适，于当地诊所服用中药 3 天后出现腹壁紧绷、腹胀症状，遂停药，当时未重视。后腹部症状逐渐加重伴间断隐痛，无畏寒、发热，无恶心、呕吐，无腹泻，无呕血、黑便，为进一步检查及治疗于我院就诊。

（二）体格检查

体温 36.5℃，脉搏 80 次 / 分，呼吸 20 次 / 分，血压 105/69mmHg。神志清，精神可，皮肤巩膜轻度黄染。双肺呼吸音清，未闻及干湿性啰音。心率 80 次 / 分，节律齐，心音正常，未闻及心音分裂、奔马律，各瓣膜听诊区未闻及杂音。腹部膨隆，全腹无压痛、反跳痛及肌紧张，肝脾肋下未触及，移动性浊音阳性。双下肢无水肿。

（三）辅助检查

入院后查肝功能：谷丙转氨酶 376.2U/L，谷草转氨酶 294.8U/L，白蛋白 25.9g/L，总胆红素 84.4μmol/L，直接胆红素 28.3μmol/L，总胆红素 56.1μmol/L。

凝血功能：凝血酶原时间 15.4 秒，D- 二聚体 3.21mg/L，国际标准化比值 1.27。

腹水生化、腹水常规：提示漏出液；腹水脱落细胞学：查见间皮细胞及炎性细胞。

甲型肝炎、乙型肝炎、丙型肝炎、戊型肝炎病原学均阴性。

巨细胞病毒抗体、EB 病毒抗病原学均阴性。

结核相关 T-SPOT、腹水结核分枝杆菌检测（X-Pert）、PPD 实验均为阴性。

自身免疫肝炎九项、血清铁、铜蓝蛋白、IgG4、肿瘤标志物等未见明显异常。

胸腹部 CT：①双肺上叶、右肺下叶纤维增殖钙化灶，右肺中下页及左肺下叶炎性改变，请结合临床实验检查除外结核可能；②双肺支气管炎改变；③右肺下叶支气管内结节状密度增高影，炎性改变？痰栓？建议随访；④纵隔内淋巴结稍增大，主动脉壁钙化；⑤右侧胸腔少量积液；⑥肝硬化；⑦盆腹腔积液，大网膜多发小结节，请结合临床除外结核；⑧胆囊炎；⑨腹膜后多个淋巴结显示；⑩升结肠、横结肠肠壁增厚水肿。

二、诊治过程

结合患者上述病史、体征和实验室检查，临床诊断考虑为：肝硬化、腹膜结节肿瘤待排。患者入院后给予流质饮食、多烯磷脂酰胆碱，阿拓莫兰（谷胱甘肽）保肝、喜美欣（注射用丁二磺酸腺苷蛋氨酸）退黄、补充白蛋白、利尿、腹腔穿刺抽腹水等对症支持治疗，患者腹水消退不明显，抽液后数小时内复胀。经上述治疗后患者肝功能较前好转、白蛋白回升、尿量尚可，但腹水消退欠佳。结合辅助检查，再次追问病史：患者共服用中药 1 剂、服药 3 天、3 次/日，成分含土三七、回头香、三古筝、虎杖、十大功劳等。再次与影像学教授阅片提示：肝脏可见弥漫性肿大，肝脏密度不均匀减低，肝实质呈现地图样不均质强化改变，合并腹水征象（病例 26 图 1）；同时肝血管超声提示肝静脉及肝后下腔静脉管腔变细，血流束变细；综上考虑肝窦阻塞综合征可能性大，腹膜肿瘤待排。多学科会诊讨论：患者病程短，起病急，既往短期服用吡咯生物碱相关中药，结合影像学表现高度怀疑肝窦阻塞综合征，但缺乏病理活检且腹膜结节性质待定，结合患者腹腔大量积液暂不建议行经皮穿刺肝活检，与患者及家属沟通并取得同意后行腹腔镜及取活检术。腹腔镜直视下腹腔内无粘连带，大网膜散在结节样颗粒；肝圆韧带大量充血充盈，腹腔内大量黄绿色腹水，肝脏圆润肿大，呈暗紫色淤血表现，活检后局部血流丰富（病例 26 图 2）；肝脏及腹膜活组织病理：（大网膜结节）充血水肿伴局灶出血；（肝脏）见大片出血坏死，局灶显结节状增生。轻度淤胆，中央静脉周围肝细胞出血坏死，汇管区存在一定程度纤维化，少量炎细胞浸润（病例 26 图 3）；结合病理结果考虑腹膜结节系肝窦阻塞综合征（HSOS）所致非典型表现。结合患者病史、体征、辅助检查及活组织检查结果诊断 HVOD 明确。予以前列地尔 $10\mu g$ 1 次/日静脉推注改善微循环及肝素抗凝治疗（抗凝治疗后凝血相关指标及抗凝药物间的关系见病例 26 图 4）后抽放腹水较前回升速度较前降低，结合影像学表现，考虑经药物充分抗凝治疗后，肝静脉闭塞较前缓解（病例 26 图 1），肝脏血供较前恢复，但仍有大量腹水，建议患者复查腹部 CT，同时与患者家属沟通若药物治疗效果欠佳应复查腹部 CT，并建议行肝移植，患者及家属拒绝行相关辅助检查并由于个人原因要求出院。于 2018 年 8 月 22 日自动出院，回当地医院继续治疗，1 个月后回访，患者死亡。

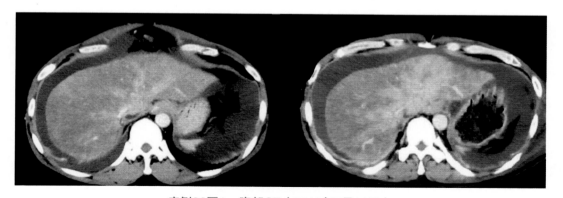

病例26图1　腹部CT（2018年7月11日）

提示：肝脏呈现地图样改变。抗凝治疗后（2018 年 8 月 22 日）肝脏淤血有所改善。

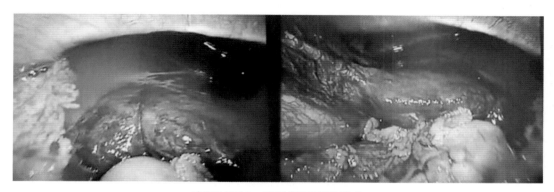

病例26图2　腹腔镜下取活检术

内镜下肝脏及腹膜形态学表现。腹腔内无粘连带，大网膜散在结节样颗粒；圆韧带大量充血充盈，腹腔内大量黄绿色腹水，肝脏圆润肿大，呈暗褐色淤血样表现。取肝实质及大网膜结节送病理活检。

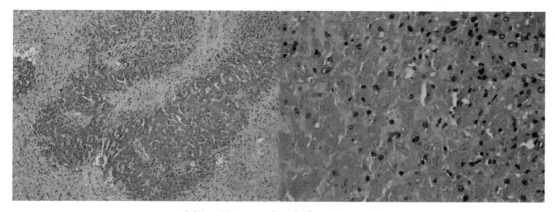

病例26图3　肝脏及腹膜活组织病理

（大网膜结节）充血水肿伴局灶出血；（肝脏）见大片出血坏死，局灶显结节状增生。轻度淤胆，中央静脉周围肝细胞出血坏死，汇管区存在一定程度纤维化，少量炎细胞浸润。

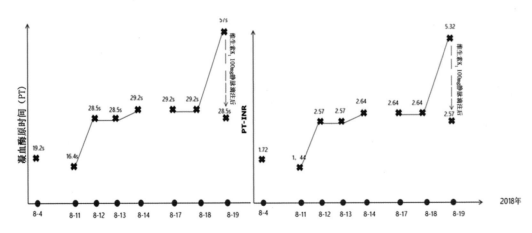

病例26图4　患者诊断明确后经抗凝治疗后动态监测凝血相关指标变化

说明：2018 年 8 月 4 ~ 11 日：依诺肝素 100U/kg 2 次 / 日皮下注射；2018 年 8 月 11 日衔接华法林钠片 2.5mg 1 次 / 日；于 2018 年 8 月 13 日停依诺肝素，同日行腹腔穿刺提示血性腹水，遂停华法林钠片，继续予以依诺肝素 100U/kg 2 次 / 日皮下注射；2018 年 8 月 16 日停依诺肝素，予以华法林钠片 2.5mg 1 次 / 日；2018 年 8 月 19 日凝血异常升高，立即予以维生素 K_1 10mg 静脉滴注，当日复查凝血功能：凝血酶原时间 28.5 秒；PT-INR 2.57。

三、病例讨论

本病例患者初入我科治疗，结合患者既往中药服用史，查体皮肤巩膜黄染、腹部膨隆，腹部移动性浊音阳性；血清学指标提示肝功能异常，谷草转氨酶中度升高为主，胆红素升高不明显，伴有低蛋白血症；排除嗜肝、非嗜肝、自身免疫性、遗传代谢、肿瘤等常见致肝功能异常因素；影像学提示：肝硬化、多浆膜腔积液、大网膜多发小结节、腹膜后多个淋巴结显示；结合患者症状体征及辅助检查考虑肝硬化，腹膜结节肿瘤待排；入院后予以保肝、利尿、补充蛋白等治疗，患者腹水消退不理想，抽取腹水后迅速回升；治疗效果欠佳，遂再次追问服药史，明确服用含"土三七"等中药共计 3 日后即出现明显腹胀不适；患者腹水消退欠佳考虑由土三七致肝内淤血、肝损伤和肝内窦后门静脉高压所致。

肝窦阻塞综合征（hepatic sinusoidal obstruction syndrome HSOS）也被称作肝小静脉闭塞症（HVOD）。1954 年，Bras 等首次提出了 HVOD 的概念。1999 年 DeLeve 等在动物实验中发现，HVOD 的主要病理损伤为肝窦内皮的损伤，而不是中央静脉闭塞，因此建议以 HSOS 代替 HVOD。HSOS 病因较多，在国外 HSOS 被认为是一种常见的与大剂量化疗、放疗和骨髓造血干细胞移植（HSCT）有关的并发症。国内，随着中医药现代化与国际化的迅速发展，中药及其制剂的广泛应用，含吡咯里西啶生物（PAs）的中草药为 HSOS 发病的首要因素，其次化疗药物及免疫抑制剂也常有发现。据统计，含 PAs 的植物 6000 余种，例如菊科、紫草科、兰科、豆科、夹竹桃科等。常见致肝损伤的有土三七、千里光、一点红、野百合、泽兰、猪屎豆、紫草科的天芥菜等，以土三七最多。在我国致肝损伤的土三七又名菊三七或菊叶三七，又名"红背三七""狗头三七"，有破血散瘀、消肿止血之功效，始载于《滇南本草》，容易与主要产自云南的五加科三七（亦称参三七）相混淆。目前对于 PA-HSOS 的发病机制尚不完全清楚，研究表明 PA 属于双环氨基醇衍生物，可分为饱和型和不饱和型，其中饱和型无明显毒性或具有低毒性，不饱和型的结构类型对人类有较强的肝毒性，还可对心脏、肺、脑等产生毒性。我国学者总结了我国近年关于 HSOS 临床报道，绝大多数患者均有服用土三七药物史，服用方式有生食、泡酒、水煎等。在服用 PAs 后至发病的时间最短为 1 周，最长为 10 年，最小总剂量 20g，最大总剂量为 1000g；患者多数在服用含 PA 植物后 1 个月内发病，也可经过较长时间后出现临床症状。临床表现主要为腹胀、肝区疼痛、腹水、黄疸、肝脏肿大、肝性脑病等，病情较重者可能进一步并发呼吸和或肝肾衰竭导致死亡。实验室血清学指标特异性不高，主要表现为转氨酶升高，多位轻中度升高，以谷草转氨酶升高为主，胆红素升高以直接胆红素升高为主，若短期内迅速升高常提示病情预后欠佳；同时伴有凝血酶异常、血小板、血清总蛋白及白蛋白降低、CA125 升高等表现。文献数据统计提示：肝脏病理结果多提示：肝窦淤血、扩张、肝实质细胞变性、坏死、萎缩、中央静脉或小叶下静脉内皮水肿或纤维化、可见炎细胞浸润、汇管区变性、坏死、纤维化、少数患者有假小叶形成。

　　HSOS 患者血清学指标不典型，但 HSOS 其影像学表现特异性高；据研究统计超声多表现为肝大，肝回声增粗、回声不均，呈"豹纹征"或"斑片征，肝静脉显示不清，下腔静脉肝段变细，门静脉血流减慢或反向血流。腹部增强 CT 可见肝大、腹水，肝密度不均匀降低，增强后肝实质强化延迟、强化不均，呈"地图状"改变。肝静脉显示不清或变细，下腔静脉变扁，无阻塞物。静脉造影患者中，下腔静脉造影提示下腔静脉、肝静脉血流通畅，无阻塞性病变，下腔静脉肝段受压变扁。肝静脉造影提示无肝静脉主干狭窄，肝小静脉走形不规则，末梢肝静脉"羽毛状"或"斑片状"造影剂滞留。腹部 MRI，均可见肝实质强化不均，肝静脉纤细或显示不清，下腔静脉肝段狭窄等。上述影像学表现中以腹部 CT 及 MRI 价值最高；一旦发现特异性表现即可诊断明确。

　　根据 2017 年 HSOS 专家共识意见指出：根据病程和临床表现的不同特点，大体上可将其分为急性期 / 亚急性期、慢期。急性期 / 亚急性期：一般指起病 3 日至 4 周，患者有腹胀、肝区疼痛、腹水，肝脏迅速肿大、叩击痛，可伴有食欲缺乏、恶心、呕吐等症状，绝大部分患者可有黄疸。慢性期：病程一般在发病数月以腹水和（或）食管胃静脉曲张破裂出血等门静脉高压并发症为主要表现，与失代偿期肝硬化的临床表现相似。而当前 HSOS 仍缺乏特异性的治疗方法，董晓峰等 18 年对 199 例 HSOS 患者治疗方法相关文献报道指出单纯保肝对症治疗组 47 例，治愈 14 例（30%）；抗凝溶栓联合保肝对症治疗组 100 例，治愈 58 例（58%）；激素治疗组 8 例，治愈 3 例（37.5%）；行 TIPS 治疗 4 例，有效及好转 4 例（100%）；肝移植组 4 例，治愈 4 例（100%）。对于我国大多数患者而言内科药物治疗为其主要选择的治疗方式，由此可见及时抗凝治疗对疾病转归至关重要。本病例患者确诊后予改善微循环、抗凝等治疗后肝静脉闭塞较前缓解，肝脏血供较前恢复，但仍有大量腹水恢复欠佳，考虑与药物剂量、就诊时间和抗凝启动时间节点等多因素均相关。

该患者活检后使用肝素期间曾出现血性腹水，导致抗凝治疗一度中断，之后工作中再次遇到具有典型影像学改变和相关中药服用史的数例患者，在排除相关疾病基础之上，我们未再谋求病理学依据，而是取得患方理解后，积极第一时间使用抗凝治疗，取得良好效果（病例 26 图 5），现将经验总结如下：

当患者既往中药服用史伴腹胀入院，若明确腹腔大量积液行腹腔穿刺放液后腹水快速回升，需警惕 HSOS 可能，建议追问明确中药成分，同时尽快完善上腹部 CT、MRI 等影像学检查；为患者争取治疗最佳时机。若患者有典型影像学表现且高度怀疑 HSOS 但需排除肿瘤等疾病时，必要时可考虑行腹腔镜或 NOTES 在镜下直观观察肝脏形态学表现及镜下获取病理组织明确诊断、指导治疗。

HSOS 明确的早期患者，建议尽快行抗凝治疗；若患者腹水消退困难，抽液后迅速复胀，即使辅助检查提示肝脏呈肝硬化趋势等慢性期表现可能性大，但结合患者凝血功能尚可，仍建议在充分告知患者病情发展及相关风险后行低分子肝素抗凝治疗，桥接华法林后动态监测凝血酶原时间、国际标准化比值，建议国际标准化比值调整期间为 2.0 ~ 3.0，既可满足较佳的抗凝强度也有较好的安全性。但对于肝脏已有肝硬化表现的患者建议可将国际标准化比值维持在指南建议值低值，同时密切关注患者腹围、体重、尿量等情况，观察有无出血征象，监测凝血功能及腹部影像学表现及时调整抗凝药物剂量。华法林为指南推荐的长期抗凝治疗的主要口服药物，但其治疗剂量范围窄，个体差异大，药效易受多种食物和药物影响，是否能选用更好、更安全的口服抗凝治疗药物（譬如利伐沙班）替代华法林在 HSOS 中发挥抗凝作用，目前报道甚少，值得我们期待。

HSOS 作为一种相对少见的门脉高压性腹水相关疾病，进展快，死亡率高。治疗失败患者究其原因，可能与服用中药的成分剂量和就医后明确诊断与治疗时间多因素密切相关，前者由于相关中药的提炼工艺纯度等多因素难以控制，后者如能加强基层医务工作者及中药生产者的宣传，充分认识 PA 植物的巨大危害，甄别参三七和土三七，从而减少此类疾病的发生，一旦接触可疑患者，早期识别病史和影像学特征，及时开始抗凝治疗及监测，与时间赛跑，将为患者赢来生的希望。

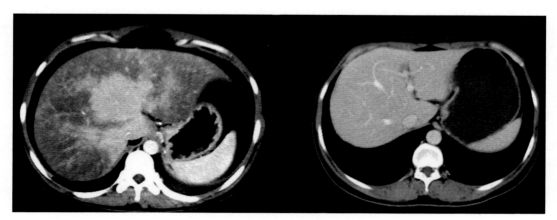

病例26图5　腹部CT（2021年3月22日）

提示肝脏呈现地图样淤血改变，结合病史诊断 HSOS 成立，给予抗凝治疗后（2021 年 5 月 31 日）肝脏血流通畅，未见明显淤血及阻塞性病变，影像学改变较前明显好转。

四、病例点评

肝窦内皮细胞、肝小静脉及小叶间静脉内皮损伤是 HSOS 主要的发病基础，任何原因损伤肝窦内皮细胞及肝小静脉内皮均可导致 HSOS 的发生发展[1]。HSOS 经典三联征包括：①黄疸；②肝大伴触痛；③体重增加。目前认为，服用含吡咯生物碱的植物或中草药、骨髓造血干细胞移植、化疗药物及细胞毒药物、肝移植、遗传等因素均与 HSOS 发生相关[2]。我国 HSOS 发生的主要病因是食入含吡咯里西啶生物（PAs）的中草药，虽然目前对 PAs 诱导的 HSOS 机制仍存在许多盲区，但众所周知的是：PAs 诱导的 HSOS 初发事件是 PAs 的代谢产物对肝窦内皮细胞的毒性损害[3]。

由于 HSOS 临床表现与大多数慢性肝病表现相似，临床上极易漏诊或误诊。目前对于 HSOS 诊断的金标准当属肝脏穿刺活检，但有些患者可能出现肝脏穿刺禁忌证，比如本例报道的患者。因此，我们应当足够了解 HSOS 的临床表现及诊断标准。对于我国引起 HSOS 的主要病因而言，"南京标准"是较为理想的诊断标准，它包括：确切摄入含 PAs 中草药史，且符合下列 3 项标准或经病理活检确诊，同时排除其他病因导致的肝脏损害：①肝区疼痛、肝脏肿大和腹水；②肝功能异常；③典型的增强 CT 或 MRI 表现。

有研究指出"南京标准"对 PAs-HSOS 诊断的特异度达到 100%，灵敏度达到 94.74%[4]。

有报道称 PAs 诱发的 HSOS 的死亡率为 16% ~ 40%，常见的死亡原因是肝衰竭[5]。在本例报道的患者中，虽然存在肝脏穿刺禁忌证，但我们的临床医生"另辟蹊径"的通过腹腔镜取活检准确、及时地找到了该患者肝窦阻塞综合征的病理证据，为患者进一步治疗提供了有效帮助。从本例所报道的 HSOS 患者，我们应当学习到 HSOS 的临床表现、检查手段及治疗方法，及时准确地为患者排忧解难。同时，也启发我们对诊断困难的患者我们应该积极寻找有效的检查手段，临床医生的知识包括但不仅限于书本。

（病例提供者：吉　清　陆军军医大学第一附属医院）

（点评专家：汤善宏　中国人民解放军西部战区总医院）

参考文献

[1]柯子良，刘玉兰.肝窦阻塞综合征研究进展[J].中华肝脏病杂志，2022，30（12）：1298-1303.

[2]Yang XQ，Ye J，Li X，et al.Pyrrolizidine alkaloids-induced hepatic sinusoidal obstruction syndrome：Pathogenesis，clinical manifestations，diagnosis，treatment，and outcomes[J].WORLD J GASTROENTERO，2019，25（28）：3753-3763.

[3]Zhuge YZ，Wang Y，Zhang F，et al.Clinical characteristics and treatment of pyrrolizidine alkaloid-related hepatic vein occlusive disease[J].Liver Int，2018，38（10）：1867-1874.

[4]刘璐，张玮，张明，等.吡咯生物碱相关肝窦阻塞综合征诊断"南京标准"的初步临床验证[J].中华消化杂志，2019，39（02）：119-123.

[5]Wang Y，Qiao D，Li Y，et al.Risk factors for hepatic veno-occlusive disease caused by Gynura segetum：A retrospective study[J].BMC Gastroenterol，2018，18（1）：156.

脾切除治疗慢性肝窦阻塞综合征致巨大脾脏

一、病历摘要

（一）病史简介

患者女性，54岁，主因"厌油半年，加重伴乏力7天"入院。

现病史：患者缘于半年前无明显诱因出现厌油，无恶心、呕吐、腹痛、腹泻、腹胀、乏力等不适，未引起重视。5个月前患者偶然间发现左腰部包块，具体大小不详，触之无压痛，未就诊治疗。7天前患者无明显诱因出现全身乏力，仍有厌油，无尿黄、腹痛、腹胀、腹泻、畏寒、发热等不适，就诊于当地医院，查血常规示：红细胞 3.38×10^{12}/L、血红蛋白95g/L、白细胞 1.10×10^9/L、血小板 50×10^9/L；腹部彩超示肝脾肿大，未行特殊治疗。患者为进一步诊治来我院就诊，门诊以"肝脾肿大"收入我科。

患者既往无肝病史。

（二）体格检查

身高1.55m，体重46kg。贫血貌，全身皮肤及巩膜无黄染，全身浅表淋巴结未扪及肿大，肝脾肿大（肝肋下4横指，脾肋下8横指）。

（三）辅助检查

血常规：白细胞 1.29×10^9/L，血红蛋白97g/L，血小板 52×10^9/L。

肝功能：白蛋白32.0g/L，前白蛋白57mg/L，总胆红素 $35.9 \mu mol/L$，谷丙转氨酶155.9U/L，谷草转氨酶212.7U/L，γ-谷氨酰转肽酶241.2U/L，碱性磷酸酶830.1U/L。

凝血四项：纤维蛋白原1.26g/L、活化部分凝血活酶时间43.40秒、凝血酶原时间22.50秒，B型钠尿肽正常、肝炎病毒系列阴性、自身免疫抗体阴性、TORCH阴性、EB病毒DNA阳性（+）。

肝胆胰脾彩超：肝脏增大，慢性肝病损害可能，有形成肝硬化倾向，门静脉增宽，重度脾大。腹部CT显示：肝脾肿大、轻度淤血表现，门静脉、脾静脉及肠系膜上静脉增粗，肝静脉较细且僵直（病例27图1）。

胃镜检查未见曲张静脉。骨髓活检显示：骨髓增生活跃。

肝组织活检显示：汇管区小叶间静脉扩张，小胆管形态、数目正常，间质少量炎细胞浸润，汇管区周围肝细胞轻度脂肪变性，肝窦广泛扩张、淤血，以腺泡三区为主，库普弗细胞增生，红细胞渗入窦周间隙，伴肝细胞萎缩，中央静脉无明显异常，符合HSOS 的组织病理学改变（病例 27 图 2）。

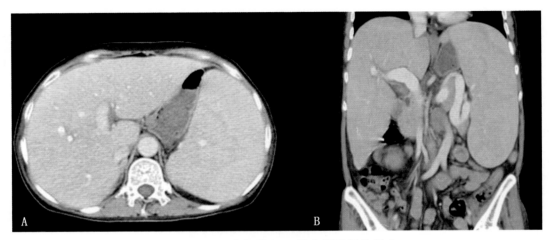

病例27图1　腹部增强CT检查及冠状位重建

A：静脉期：肝脾肿大伴轻度淤血；B：冠状位重建：门静脉、脾静脉及肠系膜上静脉增粗，肝静脉较细且僵直。

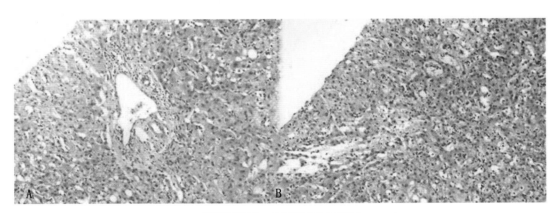

病例27图2　肝穿刺活检结果

A：汇管区小叶间静脉扩张，小胆管形态、数目正常，间质少量炎细胞浸润，汇管区周围肝细胞轻度脂肪变性；B：肝窦广泛扩张、淤血，以腺泡三区为主，库普弗细胞增生，红细胞渗入窦周间隙，伴肝细胞萎缩，中央静脉无明显异常。

二、诊治过程

综上所述，门脉高压相关巨大脾脏、脾功能亢进导致血三系降低、乏力是患者此次就诊的主要原因，患者门静脉高压多考虑系肝小静脉闭塞导致，再次追问病史，患者

2 年前曾食用土三七粉炖猪蹄两次。因此，结合患者诱因、症状、体征、影像学及病理学，最终诊断为 PA-HSOS 伴脾功能亢进。

患者此次就诊的主要矛盾为巨大脾脏导致三系尤其是白细胞重度低下，乏力症状逐渐加重且难以改善，感染风险极高，因此纠治巨脾对临床转归价值最大。经检索文献，目前尚无脾栓塞及脾切除治疗 PA-HSOS 的相关报道。经与血液科、感染科、病理科、肝胆外科等相关科室进行 MDT 讨论后，为患者制订脾切除术及术后抗凝治疗等综合治疗方案。在患者及其家属充分知情同意后，于 2019 年 9 月 24 日行脾切除术，术中镜下可见肝脏呈"花斑样"淤血改变，肝圆韧带扩张分流（病例 27 图 3）。术后脾脏病理示：慢性淤血性脾大。术后予以抗感染、抗血小板、抑酸、保肝营养支持等对症治疗。术后第 4 天复查血常规示：红细胞 3.24×10^{12}/L，白细胞 7.70×10^9/L，血小板 428×10^9/L，血红蛋白 95g/L；肝功能：总胆红素 22.8μmol/L，谷草转氨酶 80.6U/L，谷丙转氨酶 137U/L。患者术后一般状况可，复查血三系较术前显著回升，遂安排出院并定期随访。术后 3 周复查血常规示：红细胞 4.02×10^{12}/L，白细胞 7.11×10^9/L，血小板 183×10^9/L，血红蛋白 117g/L；肝功能示：总胆红素 11.8μmol/L，谷草转氨酶 71.3U/L，谷丙转氨酶 89.3U/L，D- 二聚体 2.47mg/L，继续华法林抗凝等治疗。术后 8 个月随访，患者乏力症状明显好转，体重较术前增加 20kg，复查血常规示：红细胞 4.57×10^{12}/L，白细胞 7.40×10^9/L，血小板 217×10^9/L，血红蛋白 138g/L；肝功能示：总胆红素 12.0μmol/L，谷草转氨酶 42.9U/L，谷丙转氨酶 37.4U/L，D- 二聚体 0.33mg/L，血常规、肝功能、凝血功能达到正常水平。

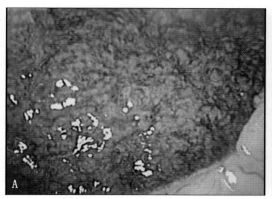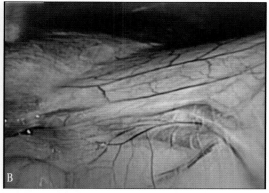

病例27图3　脾切除术镜下改变

A：肝脏呈"花斑样"淤血改变；B：肝圆韧带扩张分流。

三、病例讨论

肝窦阻塞综合征（hepatic sinusoidal obstruction syndrome，HSOS）是一种肝血管疾病，通常表现为肝窦、肝小静脉和小叶间静脉内皮细胞的损伤，腹胀、肝区疼痛、黄疸、腹水、肝大是 HSOS 的常见临床表现[1]。在病因方面，西方国家 HSOS 多因服用细胞毒物或免疫抑制剂引起[2, 3]，而在中国，摄入含有吡咯烷类生物碱（pyrrolidine alkaloid，PA）的中草药是 HSOS 的主要原因[4, 5]。我国 PA–HSOS 患者的误诊率高达 92.18%，6 个月死亡率为 77.55%[6]。目前，尚无针对 PA–HSOS 的特异性疗法，一旦确定诊断，应立即停止服用 PA 相关物质，并给予保肝、利尿、改善微循环等支持治疗，积极处理相关并发症[7]。肝大及门脉高压是急性 HSOS 常见并发症，脾大及三系减低则是其慢性进展的表现[8]。

肝脾肿大除消化系统疾病外，需考虑血液系统及感染性疾病的可能。肝脾肿大常见的血液系统疾病包括骨髓纤维化、各种类型淋巴瘤、急慢性白血病、噬血细胞综合征及溶血性疾病等[9]。病史、体格检查、影像学和骨髓检查是诊断和鉴别诊断的重要工具。该患者以肝脾肿大、三系降低为主要临床表现就医，首先需要考虑血液系统问题，但该患者经骨髓穿刺示骨髓为增生活跃，系血液中三系降低的生理性代偿所致，而非骨髓造血能力低下导致贫血，不支持血液系统疾病可能。病毒、细菌、钩端螺旋体、寄生虫等感染均可导致肝脾肿大，包括巨细胞病毒、EB 病毒、人免疫缺陷病毒、布氏杆菌、伤寒杆菌、疟原虫、杜氏利什曼原虫、血吸虫等[10]。本例患者实验室检查示 EB 病毒 DNA（+），需排除传染性单核细胞增多症可能，该疾病为自限性疾病，病程短（1~3 周），典型临床表现为发热、咽痛、淋巴结肿大，外周血中淋巴细胞显著增多且常见异常淋巴细胞，肝脾肿大多为异常的多形性淋巴细胞浸润引起。该患者无发热病史，病程长，血常规示单核细胞和异型淋巴细胞均正常，肝组织病理学改变也不支持，综上可排除传染性单核细胞增多症可能。

患者增强 CT 示门静脉、脾静脉和肠系膜上静脉均明显增宽，提示门脉血回流肝脏阻力增大，符合门脉高压表现，因此重点考虑门脉高压引起。而对患者行肝穿刺病理活检发现没有假小叶形成，见肝窦扩张，基本可排除各种原因导致肝硬化，因此诊断考虑肝脏疾病继发脾功能亢进。肝窦广泛扩张，中央静脉基本正常，说明门脉高压的根源在于肝窦与中央静脉之间，即肝小静脉闭塞[11]。肝窦广泛扩张需排除淤血性肝病包括布加综合征、右心衰竭、缩窄性心包炎等，病理提示中央静脉基本正常，腹部增强 CT 肝静脉纤细，不符合淤血性肝病的改变，可排除中央静脉之后包括肝静脉、下腔静脉及心脏问题等导致的门脉高压。

《吡咯生物碱相关肝窦阻塞综合征诊断和治疗专家共识意见》及"南京标准"的推广应用，对 PA-HSOS 的诊治具有深远的指导意义[12, 13]。PA-HSOS 的典型临床表现包括肝区不适、肝大、黄疸、腹水、食管胃底曲张静脉、腹胀、食欲缺乏等。实验室检查主要表现为：血清总胆红素升高，可伴有谷丙转氨酶、谷草转氨酶、碱性磷酸酶、谷氨酰转肽酶异常，凝血功能多表现为活化部分凝血酶原时间、凝血酶原时间轻度异常、D- 二聚体升高，腹水多为漏出液[14]。特征性的 CT 表现包括肝脏密度不均匀或弥漫性降低，静脉期和平衡期呈不均匀地图样或斑片状强化，肝段下腔静脉受压变细和肝静脉显示不清[15, 16]。腹部超声造影同样可见动脉期、静脉期，以及延迟期均呈现地图样不均匀强化[17]。研究表明，PA-HSOS 的发病程度与 PA 的浓度、持续时间等密切相关，引起 HSOS 的最低 PA 含量估计为 7.58mg/d[8]。该患者 2 年前服用"土三七"含量相对较低，对肝小静脉损伤不严重，没有出现肝脏淤血坏死、大量腹水，因此患者肝脏增强 CT 并未出现"地图样"或"花斑样"等急性肝窦阻塞综合征的典型表现。文献报道，奥沙利铂相关 HSOS 的发展是一个相对慢性的过程，从肝窦扩张、出血到形成门静脉高压，往往持续数月，并伴有肝结节再生增生、脾大、血小板减少，腹水相对少见[18]。该患者服用 PA 后发病过程与奥沙利铂相关 HSOS 相似，肝小静脉受损后内皮细胞脱落及微血栓形成导致肝窦扩张及门脉增宽，门脉压力轻度升高（无食管胃底曲张静脉），脾静脉因走行迂曲进一步增加回流阻力，压力传导至脾门区时显著增高，经过两年恶性循环最终导致脾脏淤血肿大，因此出现了患者以巨大脾脏导致血三系降低尤其是白细胞降低为主要临床表现就医的特殊现象。另外从治疗效果看，患者抗凝治疗后凝血功能及肝功能恢复，也支持肝窦阻塞综合征的诊断[19]。结合患者服用"土三七"病史、临床表现、辅助检查、抗凝治疗效果等，最终诊断为慢性肝窦阻塞综合征伴脾功能亢进。

HSOS 患者的预后存在较大差异性，临床观察仅适用于自限性轻度 PA-HSOS，而中度或重度 PA-HSOS 需要进一步药物治疗，甚至肝移植治疗[20]。本病患者因两次食用土三七炖猪蹄，PA 药物浓度相对较低，对肝窦及肝小静脉损害相对较轻，因此未出现急性肝窦阻塞综合征相关大量腹水、肝衰竭等表现，但 PA 对肝微循环有一定影响，致门脉回肝脏阻力增大，出现相对较轻的门脉高压。根据指南及文献报告，TIPS 术是降低患者门脉压力的重要方法，主要是针对大量腹水、上消化道曲张静脉破裂出血等严重并发症，该患者虽然门脉主干明显增宽，但无食管胃底曲张静脉或大量腹水，因此 TIPS 门体分流对该患者不太合适[21]。患者因巨大脾脏导致血三系降低尤其是白细胞降低就医，可行脾栓塞介入治疗。然而行脾栓塞术不易把握治疗程度，栓塞范围不足则达不到治疗脾亢的效果，若栓塞范围过大，因患者白细胞重度低下，继发坏死及化脓感染风险非常大，因此不作为常规推荐。如果药物和介入治疗不适用或无效，末期 HSOS 患者则考虑肝移植，但肝移植对 PA-HSOS 患者的有效性尚无定论。

患者表现为继发于慢性 PA-HSOS 的门静脉高压伴脾功能亢进，导致三系降低，尤其是白细胞水平重度低下，引起乏力为就诊原因，如果无法改变三系降低，患者生存质量会显著降低，甚至威胁患者生命。因此改善脾功能亢进是该患者治疗最主要的方向[22, 23]。经文献检索，目前尚无脾切除治疗肝窦阻塞综合征报道。根据指南推荐，脾切除的适应证包括外伤性脾破裂、门静脉高压脾功能亢进、脾脏占位性疾病、血液系统疾病等；禁忌证包括骨髓纤维化、再障等造血功能低下疾病[21]。脾切除术争议较大，各有利弊，需要结合实际情况进行评估[24]。该患者为慢性肝窦综合征所致巨大脾脏，暂无手术禁忌证，可行脾切除术。研究表明，抗凝治疗对改善脾切除术后患者预后具有重要意义，抗凝治疗可以降低门静脉系统血栓形成的发生率且不增加出血的风险[25]。患者脾切除及术后抗凝治疗后，脾功能亢进明显好转，术后 8 个月复查血常规、肝功能等各项指标均基本达到正常水平。因此，本例患者的成功实践表明，脾切除加术后抗凝治疗对肝窦综合征合并脾功能亢进是可行的，进一步研究有望填补相关指南的空白。

四、病例点评

本病例为一名女性，主因肝脾肿大、三系降低就医，影像学检查未出现"地图样"或"花斑样"等急性肝窦阻塞综合征的典型表现。患者既往有服用土三七病史，结合症状、体征、影像学、病理学等，最终诊断为慢性 PA-HSOS 伴脾功能亢进。目前国内尚无针对 PA-HSOS 的特异而有效疗法，去纤苷是唯一被证明可有效预防和治疗 HSOS 的药物，但在我国尚未上市[26]。一旦确诊 HSOS，应立即停止服用 PA 相关物质，并给予保肝、利尿、改善微循环等对症支持治疗，积极处理相关并发症。HSOS 致脾大伴脾功能亢进是该患者的核心问题，该患者并不适用 TIPS、脾栓塞等介入治疗，能否行外科脾切除治疗肝窦阻塞综合征目前尚无报道，经过多学科讨论，为患者制订脾切除术及术后抗凝治疗等综合治疗方案。在患者及其家属充分知情同意后行腹腔镜下脾切除术并给予术后抗凝治疗，术后 8 个月复查血常规、肝功能、凝血功能等各项指标均基本达到正常水平，患者乏力症状明显改善。该病例系首例采用脾切除术治疗慢性 PA-HSOS 的成功案例，通过多学科讨论明确诊断并制订科学的治疗方案，旨在为该类特殊患者的诊疗提供经验借鉴。

（病例提供者：李　浩　易　波　中国人民解放军西部战区总医院）

（点评专家：汤善宏　中国人民解放军西部战区总医院）

参考文献

[1]Valla DC，Cazals-Hatem D.Sinusoidal obstruction syndrome[J].Clin Res Hepatol Gastroenterol，2016，40（4）：378-385.

[2]Imai K，Emi Y，Iyama KI，et al.Splenic volume may be a useful indicator of the protective effect of bevacizumab against oxaliplatin-induced hepatic sinusoidal obstruction syndrome[J].Eur J Surg Oncol，2014，40（5）：559-566.

[3]Han NY，Park BJ，Kim MJ，et al.Hepatic Parenchymal Heterogeneity on Contrast-enhanced CT Scans Following Oxaliplatin-based Chemotherapy：Natural History and Association with Clinical Evidence of Sinusoidal Obstruction Syndrome[J].Radiology，2015，276（3）：766-774.

[4]Wang X，Qi X，Guo X.Tusanqi-Related Sinusoidal Obstruction Syndrome in China：A Systematic Review of the Literatures[J].Medicine（Baltimore），2015，94（23）：e942.

[5]张玮，诸葛宇征.《吡咯生物碱相关肝窦阻塞综合征诊断和治疗专家共识意见（2017年，南京）》解读[J].医学新知杂志，2019，29（1）：17-20.

[6]Ou P，Liu X，Tang Z，et al.Gynura Segetum Related Hepatic Sinusoidal Obstruction Syndrome：A Liver Disease with High Mortality and Misdiagnosis Rate[J].Curr Pharm Des，2019，25（35）：3762-3768.

[7]Wang JY，Gao H.Tusanqi and hepatic sinusoidal obstruction syndrome[J].J Dig Dis，2014，15（3）：105-107.

[8]Zhu L，Zhang CY，Li DP，et al.Tu-San-Qi（Gynura japonica）：the culprit behind pyrrolizidine alkaloid-induced liver injury in China[J].Acta Pharmacol Sin，2021，42（8）：1212-1222.

[9]Pozo AL，Godfrey EM，Bowles KM.Splenomegaly：investigation，diagnosis and management[J].Blood Rev，2009，23（3）：105-111.

[10]Aldulaimi S，Mendez AM.Splenomegaly：Diagnosis and Management in Adults[J].Am Fam Physician，2021，104（3）：271-276.

[11]王丽丹，刘开才，吕维富，等.土三七致肝窦阻塞综合征19例的影像及病理特征分析[J].中国中西医结合影像学杂志，2021，19（2）：150-153.

[12]Zhang W，Liu L，Zhang M，et al.Validation of the Nanjing Criteria for Diagnosing Pyrrolizidine Alkaloids-induced Hepatic Sinusoidal Obstruction Syndrome[J].J Clin Transl Hepatol，2021，9（3）：345-352.

[13]诸葛宇征，王烜.吡咯生物碱相关肝窦阻塞综合征研究进展[J].实用肝脏病杂志，2021，24（5）：617-620.

[14]朱成凯，张峰，诸葛宇征，等.菊三七相关肝窦阻塞综合征115例的临床特征分析[J].中华消化杂志，2017，37（7）：448-452.

[15]Shao H，Chen HZ，Zhu JS，et al.Computed tomography findings of hepatic veno-occlusive disease caused by Sedum aizoon with histopathological correlation[J].Braz J Med Biol Res，2015，48（12）：1145-1150.

[16]施婷婷，何健，史炯，等.土三七致肝小静脉闭塞症的CT影像分析[J].实用放射学杂志，2016，32（6）：875-878.

[17]邵玉，倪景远，孙志霞.超声造影诊断早期肝窦阻塞综合征一例[J].中华医学杂志，2018，98（31）：2525-2526.

[18]Zhu C，Ren X，Liu D，et al.Oxaliplatin-induced hepatic sinusoidal obstruction syndrome[J].Toxicology，2021，460：152882.

[19]Peng C，Zhang X，Zhang F，et al.Clinical efficacy and safety of anticoagulation therapy for Pyrrolizidine alkaloids-induced hepatic sinusoidal obstruction syndrome：a retrospective multicenter cohort study[J].Eur J Gastroenterol Hepatol，2020，32（9）：1168-1178.

[20]Chao N.How I treat sinusoidal obstruction syndrome[J].Blood，2014，123（26）：4023-4026.

[21]中华医学会肝病学分会.肝硬化诊治指南[J].中华肝脏病杂志，2019，27（11）：846-865.

[22]Kedia S，Goyal R，Mangla V，et al.Splenectomy in cirrhosis with hypersplenism：improvement in cytopenias，Child's status and institution of specific treatment for hepatitis C with success[J].Ann Hepatol，2012，11（6）：921-929.

[23]Nomura Y，Kage M，Ogata T，et al.Influence of splenectomy in patients with liver cirrhosis and hypersplenism[J].Hepatol Res，2014，44（10）：E100-E109.

[24]Weledji EP.Benefits and risks of splenectomy[J].Int J Surg，2014，12（2）：113-119.

[25]Qi X，Bai M，Guo X，et al.Pharmacologic prophylaxis of portal venous system thrombosis after splenectomy：a meta-analysis[J].Gastroenterol Res Pract，2014，2014（Pt.2）：292689.

[26]Aziz MT，Kakadiya PP，Kush SM，et al.Defibrotide：An Oligonucleotide for Sinusoidal Obstruction Syndrome[J].Ann Pharmacother，2018，52（2）：166-174.

膜性阻塞型布加综合征的病因及治疗策略

一、病历摘要

（一）病史简介

患者男性，44岁，主因"体检发现肝脾肿大，下腔静脉狭窄1个月"于2017年10月入住我院。

现病史：无腹痛、腹胀、黄疸，无呕血及黑便。

既往史：发现右下肢静脉曲张加重伴溃烂于2011年"右侧大隐静脉高位结扎＋曲张静脉剥脱术"。否认肝炎、外伤、深静脉血栓病史。否认烟酒史。

（二）体格检查

腹壁静脉轻微曲张，精索静脉轻微曲张；深呼吸时剑突下3cm触及肝下缘，肝区深压痛，脾脏肋下未触及。双下肢胫前色素沉着，无肿胀、溃疡。

（三）辅助检查

血常规：血小板 76×10^9/L，其余未见明显异常。

肝功能：总胆红素 20.9μmol/L，白蛋白 50.4g/L，丙氨酸氨基转移酶 22U/L，门冬氨酸氨基转移酶 23U/L，碱性磷酸酶 96U/L，谷氨酰转肽酶 39U/L。

凝血功能：凝血酶原时间 12.1秒，国际标准化比值 1.03。Child-Pugh 评分 5分。凝血因子筛查提示蛋白C活性 78%（正常值范围：70% ~ 140%），蛋白S活性 41.8%（正常值范围：60% ~ 130%），抗凝血酶Ⅲ 82.8%（正常值范围：75% ~ 125%），同型半胱氨酸 13.7μmol/L（正常值范围：< 15μmol/L），静脉血栓高危基因 PAI-1 检测结果为 4G/5G 杂合型，凝血因子Ⅱ G20210A 突变检测、凝血因子Ⅴ G1691A 突变检测、JAK2 V617 基因突变检测、CD55、CD59、狼疮抗凝物、β$_2$糖蛋白Ⅰ型抗体、抗心磷脂抗体、巨细胞病毒抗体均为阴性。

多普勒超声提示：左肝静脉及中肝静脉未见直接汇入下腔静脉，通过肝短静脉与右肝静脉相通，右肝静脉可见直接汇入下腔静脉（病例28图1A）。

CT上腹部血管三维重建增强扫描见：第二肝门平面下腔静脉明显狭窄，肝静脉汇入部受累。肝脏边缘波浪状，肝裂增宽，肝实质粗糙；门静脉主干增粗，管径约1.6cm，脾静脉、食管胃底静脉增粗迂曲扩张，奇静脉、半奇静脉及下纵隔静脉增大（病例28图 1B）。

二、诊治过程

入院行下腔静脉造影，术中猪尾导管置于肝后下腔静脉造影见：下腔静脉穿膈处膜性闭塞，上段下腔静脉血流反向经奇静脉回流（病例28图 1C）。导丝导管配合通过闭塞段进入右心房，选用 Cordis Powerflex Pro 球囊 6mm/8mm/10mm 渐进性扩张闭塞段下腔静脉（病例28图 1D、病例28图 1E），10mm 球囊扩张时患者诉胸部轻微胀痛，未再选用 12mm 球囊扩张。术后复查造影见：下腔静脉穿膈段开通成功，但管腔内可见充盈缺损，考虑慢性血栓（病例28图 1F）。术后给予依诺肝素 0.6ml 1 次 /12 小时皮下注射 3 天，后改用华法林长期口服，维持国际标准化比值在 2 ~ 3。术后腹壁及精索静脉曲张明显缓解。

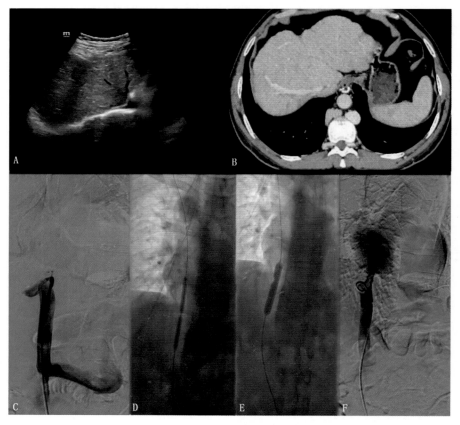

病例28图1　CT上腹部血管三维重建增强扫描及下腔静脉造影

2020年4月复查彩色多普勒超声提示：左肝静脉及中肝静脉未见直接汇入下腔静脉，通过肝短静脉与右肝静脉相通，右肝静脉直接汇入下腔静脉。下腔静脉穿隔处管径约4mm，管腔内未见异常回声填充。下腔静脉肝后段管径约9mm。复查血常规、肝功能、凝血功能未见异常。行下腔静脉造影，术中插管至下腔静脉造影示：下腔静脉穿隔段明显狭窄（病例28图2A），血液回流受限，侧支循环开放，部分血流经左肾静脉 - 奇静脉返回上腔静脉。测下腔静脉 - 右心房压力梯度为8mmHg。分别以15mm×40mm、20mm×40mm、25mm×40mm球囊扩张下腔静脉狭窄段（病例28图2B），末次造影示下腔静脉回流通畅，侧支血管未再显影（病例28图2C）。复测下腔静脉 - 右心房压力梯度为1mmHg。抗凝方案同上。半年后复查彩色多普勒超声提示：左肝静脉及中肝静脉纤细，可见汇入下腔静脉，右肝静脉管径未见明显异常，可见直接汇入下腔静脉。下腔静脉穿隔处管径约7mm，管腔内未见异常回声填充，下腔静脉肝后段管径约6mm（病例28图2D、病例28图2E）。

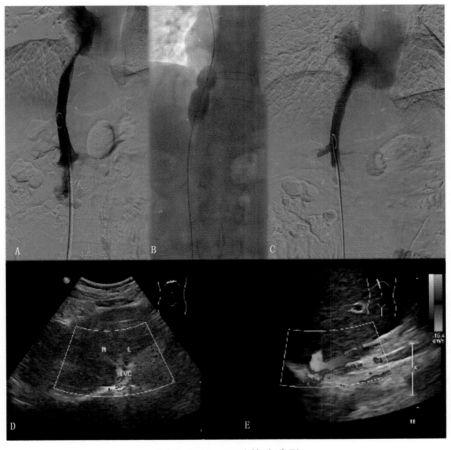

病例28图2 下腔静脉造影

三、病例讨论

布加综合征（budd-chiari syndrome，BCS）是一类少见的以肝静脉流出道阻塞为特征的肝脏血管性疾病，以门静脉高压和下腔静脉高压引起的临床症状为主要表现，如腹水、食管胃底静脉曲张、下肢水肿和溃疡等，同时排除肝窦综合征及心脏疾病[1]。目前，该病从梗阻的部位及程度主要分为以下几类：①肝静脉阻塞型：亚型：肝静脉/副肝静脉膜性阻塞；肝静脉节段性阻塞；肝静脉广泛性阻塞；肝静脉阻塞伴血栓形成；②下腔静脉阻塞型：亚型：下腔静脉膜性带孔阻塞；下腔静脉膜性阻塞；下腔静脉节段性阻塞；下腔静脉阻塞伴血栓形成；③混合型：亚型：肝静脉和下腔静脉阻塞；肝静脉和下腔静脉阻塞伴血栓形成[2]。西方国家的患者以肝静脉阻塞型为主，多表现为急性病程[3]；而在中国、日本、印度、尼泊尔等亚洲国家的患者以膜性阻塞型病变为主，且多为混合型，表现为慢性病程，甚至长达数十年[4]。一项包含了2项亚洲研究和4项欧洲研究的荟萃分析显示，每年布加综合征发病率为每百万人1例（95% CI 0.225 ~ 3/百万），患病率为每百万人11例（95% CI 4 ~ 21/百万）[5]。一项法国的布加综合征患者流行病学调查显示，在2010年新增原发性布加综合征患者30例，发病率和患病率分别为0.68/百万和4.04/百万[6]。而一项关于中国布加综合征患者的发病率和患病率的系统评价[7]，分析了1990—2014年发表的期刊文章，共纳入了20 191例BCS患者，显示我国布加综合征患者多分布在黄河下游及整个淮河流域，约80%的布加综合征患者分布在河南、山东、北京、江苏和安徽，发病率和患病率每年分别为0.88/百万和7.69/百万。基于中国庞大的人口数量，仍然可以推断中国人群存在相当数量的布加综合征患者。而在我国又以膜性阻塞型病变为特征的混合型为主，肝静脉和副肝静脉开口处膜性阻塞在国内肝静脉阻塞型中占82.1%，下腔静脉膜性阻塞型发生率占下腔静脉阻塞60%[2, 8]。

膜性阻塞的发生机制仍不清楚。膈膜厚度的定义是在5mm以下[2]。到目前为止，发生机制主要有以下推论：①早期的研究多认为是一种先天的血管发育异常[9]。但先天理论并不能解释此类病变在新生儿、婴幼儿及儿童中的罕见。绝大部分患者都是成年以后才发病；②目前多数学者认为这是一类获得性疾病，是血栓机化的结果。日本的一项针对下腔静脉膜性阻塞患者的详细组织病理学研究描述了从血栓到纤维结缔组织和钙化的转变[10]。此外，Ding等人报道的3例肝静脉阻塞性患者经球囊扩张治疗后，随访过程中出现下腔静脉膜性阻塞似乎也证明了这是一类获得性疾病[11]。该理论也可以解释这种病变类型的慢性起病过程。但不能解释为什么此病变类型在拥有更多血液高凝状态疾病（如骨髓增殖性疾病等）的欧美病患中少见，而在中国、日本、印度、尼泊尔等没有确切合并血液高凝状态疾病的患者群体中更多地被发现，也不能解释血栓总是发生在下腔静脉与右心房结合处的正下方或横膈膜水平，所以又提出了细菌感染假说[9]。认为横膈膜对呼吸的持续运动以及从肝静脉回流的高压血流会对膈膜附近的下腔静脉内壁造成微观内膜损伤，这会给细菌感染和血栓形成创造条件。菌血症患者在微内皮损伤部位发生血栓性静脉炎。而肠道感染和（或）革兰阴性菌血症在发展中国家很常见，特别是在经济卫生差的地区。这也成为该病在尼泊尔高发的可能解释。

根据西方的临床指南，大约80%的BCS患者至少存在一个血栓危险因素，30% ~ 50%的患者有两个或以上的血栓危险因素[12]。所以，推荐常规筛查血栓形成的危险因素。但因为既往中国基层医疗工作者整体对该病的认识不足以及技术条件受限，针对中国BCS患者系统的凝血异常筛查及研究很少。目前也多沿用西方指南推荐的筛查方案[1]。而在凝血异常方面，中西方患者存在明显差异。如徐州医学院Wang等人报道的JAK2 V617F基因突变率为2.37%（7/295）[13]；西京医院Fan等人在针对418例患者的研究中报道JAK2 V617F基因突变率为3.5%（13/376），CALR基因突变率为2.2%（5/226），抗凝血酶Ⅲ缺乏1.5（6/404），抗磷脂综合征7.3%（26/357），阵发性睡眠性血红蛋白尿0.5%（2/372），而JAK2exon12、MPL、凝血因子Ⅱ G20210A、凝血因子Ⅴ G1691A均未发现突变[14]。但西京医院Qi等人的一项观察性研究发现合并高同型半胱氨酸血症比例为50%（64/128），5，10-亚甲基四氢叶酸还原酶C677T突变率为71%（96/135）[15]。说明中国BCS患者存在凝血异常因素，未来仍需要更大样本量的筛查，以及针对中国患者特点的深入研究。

彩色多普勒超声检查是布加综合征的一线筛查手段。它的敏感度能够达到89%[16]。在20世纪80年代末期，超声技术已被用于膜性结构的检测。对膜性阻塞型病变的诊断准确率明显优于CT检查[17]。膈膜在超声下呈新月形、网状、纤维条索状回声改变，压缩管腔。除此之外，微小的钙化灶也能被发现。除了这些能被观察到的直接征象外，多普勒超声检查还能探查到膈膜下方管腔扩张、血流反向、肝内侧支循环、尾状叶增大等间接征象[18]。对于可疑或合并血栓且需要精确评估范围的病例，超声造影检查可能更有意义[19]。传统CT检查可以准确地描述布加综合征的间接征象，但直接征象可能不能得到一致的和准确的描述[20]。由于CT是目前广泛应用的无创诊断工具，Liu等人研究了CTA在膜性阻塞型BCS患者中的诊断准确率为93.6%，敏感度为86.1%[21]。MRI可以用来描述布加综合征的所有方面，包括血管改变、形态学改变、肝内外侧支循环的形成、肝脏结节的特征[20]。这得益于它能多平面、多序列的成像方式。特别是下腔静脉可以完整的在冠状图像上显示出来。Lu 等人研究了 MRV 在下腔静脉阻塞型布加综合征中的诊断价值，其敏感度达到了 100%，特异度为 57.1%[22]。虽然对膜性阻塞型病变的准确率要低于经导管静脉造影组，但因为它具有无创、无放射性等特点，所以目前已被推荐作为 BCS 的二线诊断手段[20]。经导管静脉造影是诊断的金标准，可以在术前同时进行，但它也具有侵入性、耗时长、需要专业技能等局限性，所以不作为首选推荐[23]。

布加综合征的治疗目前已基本达成阶梯式治疗策略的共识。通常，遗传性或获得性血栓前疾病在西方的 BCS 患者中占 50% 以上，在西方的疾病诊疗指南中多可看到终生抗凝治疗的建议[1]。而在以膜性阻塞型病变为主的中国 BCS 人群中，这个比例不到 10%，终生抗凝治疗仍存在争议[24]。同时膜性阻塞型病变的发生机制目前也仍存在争议。所以，血管成形术成为此类型患者的首选治疗方案。

Kucukay 分析了 32 例经球囊扩张治疗的下腔静脉膜性阻塞型患者长期随访结果，4 年的通畅率达到了 90% 以上，3 例出现再狭窄的患者进行了再次球囊扩张治疗，4 年通畅率达到了 100%，且均没有放置支架[25]。Huang 对比了下腔静脉膜性阻塞型与节段性阻塞型的介入治疗的远期疗效，128 例膜性阻塞型患者中 115 例行单纯球囊扩张治疗，11 例（9.5%）发生了再狭窄，12 例同时联合支架植入治疗的患者，仅 1 例（7.6%）发生了再狭窄。1 年、3 年、5 年的累积生存率分别为 98.3%、90.7%、83.8%，且均优于下腔静脉节段性阻塞型患者[26]。Ding 分析了 93 例 BCS 患者经单纯球囊扩张治疗的预后，其中肝静脉膜性阻塞型有 91 例，下腔静脉膜性阻塞型有 23 例，术后 1 年、2 年、5 年、8 年的累计通畅率分别为 97.5%（78/80）、92.9%（65/70）、90%（63/70）和 86.5%（32/37）；术后 1 年、2 年、5 年、8 年的累计生存率分别为 98.75%（79/80）、98.6%（69/70）、100% 和 100%[27]。由此看出，单纯球囊扩张治疗在膜性阻塞型 BCS 中能达到良好的疗效，对扩张不良或反复狭窄的患者可以考虑选择性的支架植入。而 Wang 的一项比较单纯球囊扩张与常规联合支架植入治疗布加综合征患者的随机对照试验中，总共 88 例患者中，膜性阻塞性患者有 62 例（70.5%），结论是单纯球囊扩张组与常规联合支架植入组的 1 年通畅率分别为 75.6% 和 100%，3 年通畅率分别为 60.4% 和 96%，而两组患者在累积生存率方面没有明显差异[28]。在维持血管通畅性方面似乎联合支架植入似乎更有优势。但支架毕竟是外源材料，有研究已报道了有支架末端纤维增生引起的再狭窄案例[29]，同时因为中西方在病因特点及病变类型上的差异，导致该结果是否适用于西方人群仍存在争议[30]。

对于混合型布加综合征患者，只有小部分患者需要同时处理下腔静脉和肝静脉阻塞。由于慢性病程的特点，导致代偿形成大量肝内外侧支循环及副肝静脉的代偿扩张以缓解肝静脉和门静脉压力。所以只要有 1 支以上肝静脉或副肝静脉通畅，就可以通过单纯下腔静脉成形术来缓解门静脉和下腔静脉高压症状[31, 32]。本例患者在行下腔静脉球囊扩张治疗后，随访过程中腹壁及精索静脉曲张得到长期缓解，这也充分支持了上述观点。

综上所述，以膜性阻塞型为特点的混合型病变是我国布加综合征的主要类型。而膈膜的形成机制仍需进一步研究。对于膜性阻塞型病变单纯球囊扩张治疗能取得良好的效果，联合支架植入可以作为备选方案。

四、病例点评

布加综合征是一种罕见的肝静脉系统疾病，主要指肝脏血液流出道阻塞引起肝后型门静脉高压和下腔静脉高压为主要表现的复杂性肝脏疾病，目前关于该病的发病机制仍不明确。临床上布加综合征的患者常慢性起病，病程可长达数十年，发病早期一般无特异症状，随疾病进展，存在肝功能失代偿的患者可表现为肝功能损害、脾大、腹腔积液、严重的食管胃底静脉曲张等门静脉高压症以及下肢静脉曲张、足靴区色素沉着、慢性溃疡等下腔静脉高压综征的临床表现，而目前诊断 BCS 布加综合征主要依靠彩超 CTV、MRI、DSA 等影像学检查，介入治疗是该病的首选治疗方案。

本病例患者出现肝脾肿大、腹壁静脉曲张和下肢静脉区长等失代偿肝硬化表现，病程达 6 年，影像学检查明确该患者为下腔静脉膜性阻塞型布加综合征，手术使用 Cordis Powerflex Pro 球囊 6mm/8mm/10mm 渐进性扩张闭塞段下腔静脉，术后复查显示下腔静脉穿膈段开通成功，术后随访患者恢复良好，这表明球囊扩张在治疗下腔静脉膜性阻塞型患者中的有效性，为今后该病的治疗提供有力依据。

（病例提供者：宋金偏　绵阳市第三人民医院）

（点评专家：罗薛峰　四川大学华西医院）

参考文献

[1]Simonetto DA，Singal AK，Garcia-Tsao G，et al.ACG Clinical Guideline：Disorders of the Hepatic and Mesenteric Circulation[J].Am J Gastroenterol，2020，115（1）：18-40.

[2]中国医师协会腔内血管学专业委员会腔静脉阻塞专家委员会.布-加综合征亚型分型的专家共识[J].介入放射学杂志，2017，26（3）：195-201.

[3]Mancuso A.Budd-Chiari syndrome in the West and the East：Same syndrome，different diseases[J].Liver Int，2019，39（12）：2417.

[4]Shin N，Kim YH，Xu H，et al.Redefining Budd-Chiari syndrome：A systematic review[J].World Journal of Hepatology，2016，8（16）：691-702.

[5]Li Y，De Stefano V，Li H，et al.Epidemiology of Budd-Chiari syndrome：A systematic review and meta-analysis[J].Clinics and Research in Hepatology and Gastroenterology，2019，43（3）：468-474.

[6]Ollivier-Hourmand I，Allaire M，Goutte N，et al.The epidemiology of Budd-Chiari syndrome in France[J].Dig Liver Dis，2018，50（9）：931-937.

[7]Zhang W，Qi X，Zhang X，et al.Budd-Chiari Syndrome in China：A Systematic Analysis of Epidemiological Features Based on the Chinese Literature Survey[J].Gastroenterol Res Pract，2015，2015（Pt.3）：738548.

[8]Qi X，Han G，Guo X，et al.Review article：the aetiology of primary Budd-Chiari syndrome-differences between the West and China[J].Aliment Pharmacol Ther，2016，44（11-12）：1152-1167.

[9]Shrestha SM，Kage M，Lee BB.Hepatic vena cava syndrome：New concept of pathogenesis[J].Hepatology Research，2017，47（7）：603-615.

[10]Kage M，Arakawa M，Kojiro M，et al.Histopathology of membranous obstruction of the inferior vena cava in the Budd-Chiari syndrome[J].Gastroenterology，1992，102（6）：2081-2090.

[11]Ding PX，Liu C，Han XW，et al.Obstructed membranous transformation of the inferior vena cava in patients with hepatic vein-type Budd-Chiari syndrome：A case series[J].Clin Res Hepatol Gastroenterol，2020，44（2）：e17-e24.

[12]European Association for the Study of the Liver.Electronic address eee.EASL Clinical Practice Guidelines：Vascular diseases of the liver[J].J Hepatol，2016，64（1）：179-202.

[13]Wang H，Sun G，Zhang P，et al.JAK2 V617F mutation and 46/1 haplotype in Chinese Budd-Chiari syndrome patients[J].J Gastroenterol Hepatol，2014，29（1）：208-214.

[14]Fan J，Wang Q，Luo B，et al.Prevalence of prothrombotic factors in patients with Budd-Chiari syndrome or non-cirrhotic nonmalignant portal vein thrombosis：A hospital-based observational study[J].Journal of gastroenterology and hepatology，2020，35（7）：1215-1222.

[15]Qi X，Wu F，Ren W，et al.Thrombotic risk factors in Chinese Budd-Chiari syndrome patients. An observational study with a systematic review of the literature[J].Thromb Haemost，2013，109（5）：878-884.

[16]Gupta P，Bansal V，Kumar MP，et al.Diagnostic accuracy of Doppler ultrasound，CT and MRI in Budd Chiari syndrome：systematic review and meta-analysis[J].Br J Radiol，2020，93

（1109）：20190847.

[17]Zhang LM，Zhang GY，Liu YL，et al.Ultrasonography and computed tomography diagnostic evaluation of Budd-Chiari syndrome based on radical resection exploration results[J].Ultrasound Q，2015，31（2）：124-129.

[18]Das CJ，Soneja M，Tayal S，et al.Role of radiological imaging and interventions in management of Budd-Chiari syndrome[J].Clin Radiol，2018，73（7）：610-624.

[19]De Gottardi A，Berzigotti A，Buscarini E，et al.Ultrasonography in Liver Vascular Disease[J]. Ultraschall Med，2018，39（4）：382-405.

[20]Bansal V，Gupta P，Sinha S，et al.Budd-Chiari syndrome：imaging review[J].Br J Radiol，2018，91（1092）：20180441.

[21]Liu SY，Xiao P，Cao HC，et al.Accuracy of computed tomographic angiography in the diagnosis of patients with inferior vena cava partial obstruction in Budd-Chiari syndrome[J].J Gastroenterol Hepatol，2016，31（12）：1933-1939.

[22]Lu X，Yang C，Xu K，et al.Magnetic resonance venography in the diagnosis of inferior vena cava obstruction in Budd-Chiari syndrome[J].Eur Rev Med Pharmacol Sci，2015，19（2）：256-264.

[23]Song RX，Cai SF，Ma S，et al.Magnetic Resonance Venography Findings of Obstructed Hepatic Veins and the Inferior Vena Cava in Patients with Budd-Chiari Syndrome[J].Korean J Radiol，2018，19（3）：381-388.

[24]Valla DC.Budd-Chiari syndrome/hepatic venous outflow tract obstruction[J].Hepatol Int，2018，12（Suppl 1）：168-180.

[25]Kucukay F，Akdogan M，Bostanci EB，et al.Percutaneous Transluminal Angioplasty for Complete Membranous Obstruction of Suprahepatic Inferior Vena Cava：Long-Term Results[J]. Cardiovasc Inter Rad，2016，39（10）：1392-1399.

[26]Huang Q，Shen B，Zhang Q，et al.Comparison of Long-Term Outcomes of Endovascular Management for Membranous and Segmental Inferior Vena Cava Obstruction in Patients With Primary Budd-Chiari Syndrome[J].Circ Cardiovasc Interv，2016，9（3）：e003104.

[27]Ding PX，Zhang SJ，Li Z，et al.Long-term safety and outcome of percutaneous transhepatic venous balloon angioplasty for Budd-Chiari syndrome[J].J Gastroenterol Hepatol，2016，31（1）：222-228.

[28]Wang Q，Li K，He C，et al.Angioplasty with versus without routine stent placement for Budd-Chiari syndrome：a randomised controlled trial[J].The Lancet Gastroenterology & Hepatology，2019，4（9）：686-697.

[29]Li WD，Yu HY，Qian AM，et al.Risk factors for and causes and treatment of recurrence of

inferior vena cava type of Budd-Chiari syndrome after stenting in China: A retrospective analysis of a large cohort[J].Eur Radiol，2017，27（3）：1227-1237.

[30]Payance A，Plessier A，Valla D，et al.Angioplasty with stenting for Budd-Chiari syndrome[J]. Lancet Gastroenterol Hepatol，2019，4（9）：657-659.

[31]Cheng DL，Xu H，Li CL，et al.Interventional Treatment Strategy for Primary Budd-Chiari Syndrome with Both Inferior Vena Cava and Hepatic Vein Involvement：Patients from Two Centers in China[J].Cardiovasc Intervent Radiol，2019，42（9）：1311-1321.

[32]Fu YF，Li Y，Cui YF，et al.Percutaneous recanalization for combined-type Budd-Chiari syndrome：strategy and long-term outcome[J].Abdom Imaging，2015，40（8）：3240-3247.

布加综合征

一、病历摘要

（一）病史简介

患者男性，46岁，主因"乏力7个月"入院。

现病史：患者入院前7个月，无明显诱因出现乏力，无食欲缺乏、恶心、呕吐，无身黄、尿黄，无腹痛、腹胀、腹泻等不适，于外院门诊就诊。上腹部CT血管成像提示肝中静脉未直接汇入下腔静脉，左肝内静脉与肝右静脉可见侧支循环沟通，考虑布加综合征，予以口服复方鳖甲软肝片2g 3次/日治疗，未予其他处理，患者乏力症状无明显缓解。入院前5天，患者来我院门诊完善腹部彩超提示肝右静脉近心端及肝左静脉变细，肝左与肝中静脉汇合后汇入下腔静脉，提示布加综合征，为求进一步诊治入我院。

既往史：无特殊。

（二）体格检查

体温36.5℃，脉搏70次/分，呼吸20次/分，血压123/71mmHg。神志清，精神欠佳，全身皮肤、巩膜无黄染。浅表淋巴结未触及肿大，无肝掌、蜘蛛痣。双肺呼吸音清。腹部平坦，未见腹壁静脉曲张，未见胃肠型及蠕动波。腹部柔软，全腹无压痛、反跳痛及肌紧张，全腹未触及包块，未见异常搏动，无液波震颤，肝肋下未触及，脾肋下未可触及，肝-颈静脉回流征阴性，胆囊未触及明显异常，墨菲征阴性，双肾未触及。腹部叩诊呈鼓音，移动性浊音阴性，肝上界位于右锁骨中线第5肋间，肝区叩击痛阴性，双肾叩击痛阴性。肠鸣音2～3次/分，未闻及振水音及血管杂音。生理反射存在，病理反射未引出。

（三）辅助检查

入院后完善肝功能、肾功能、电解质、凝血功能未见明显异常。乙肝两对半定量、丙肝、甲丁戊抗体、自免肝抗体谱阴性。上腹部增强CT（病例29图1）提示下腔静脉近右心房开口处管腔变窄内似见膈膜影，以下平面下腔静脉增宽，肝左静脉变细，肝中静脉与肝左静脉可见交通支，肝中与肝右静脉于第二肝门平面下方汇入下腔静脉。入院后第2天行下腔静脉造影术，术中见（病例29图2）：下腔静脉上段（近右心房口处）

管腔明显狭窄，呈鸟嘴样改变，狭窄处血流通过明显受阻，受累长度约为 13.1mm，并见副肝静脉开放。

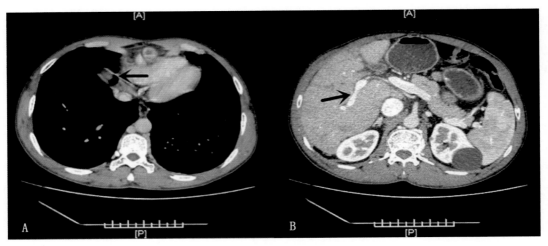

病例29图1　上腹部增强CT

A：下腔静脉近右心房开口处管腔变窄内似见膈膜影；B：肝中静脉与肝左静脉可见交通支。

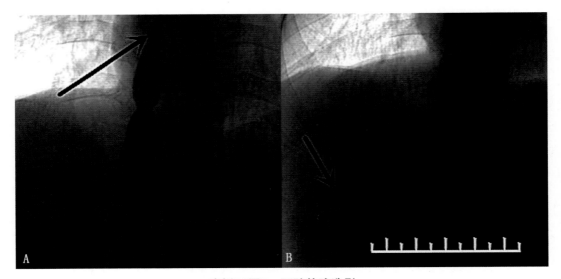

病例29图2　下腔静脉造影

A：下腔静脉上段（近右心房口处）管腔明显狭窄，呈鸟嘴样改变；B：副肝静脉开放。

二、诊治过程

目前根据患者腹部增强 CT 及造影结果诊断布加综合征明确。溶栓治疗适用于新鲜血栓形成所致的布加综合征急性发作患者，而血管成形术则适用于无新鲜血栓形成的布加综合征慢性发作患者。目前患者症状不明显，血生化检查未见明显异常，考虑慢性过程。排除禁忌后予以球囊扩张术＋支架置入术。术后患者乏力症状缓解，术后第 5 天复查门静脉系彩超，提示下腔静脉置入支架内血流通畅，予以氢氯吡格雷 50mg 1 次 / 日，治疗至今。

三、病例讨论

该患者为中年男性，因乏力入院，入院后完善腹部彩超提示肝右静脉近心端及肝左静脉变细；腹部增强 CT 提示：下腔静脉近右心房开口处管腔变窄内似见膈膜影，以下平面下腔静脉增宽，肝左静脉变细。下腔静脉造影术，下腔静脉上段（近右心房口处）管腔明显狭窄。诊断布加综合征明确，后行球囊扩张术＋支架置入术，术后患者症状好转。现将布加综合征相关基础知识进行介绍，以提高大家对该疾病的认识。

1. 定义　布加综合征的定义是肝静脉流出道阻塞，包括从肝小静脉一直到下腔静脉进入右心房的入口[1]，但与心脏疾病、心包疾病或肝窦阻塞综合征相关的肝流道梗阻除外。

2. 病因及发病机制　原发性布加综合征主要是由于血液高凝状态导致静脉血栓形成所致，主要病因包括遗传性血栓形成倾向和获得性血栓形成倾向两大类[1]。

遗传性血栓形成倾向主要包括凝血 V 因子莱顿突变、凝血酶原基因突变和蛋白 C 缺乏等。凝血 V 因子莱顿突变后，因为凝血 V 因子异常，无法阻断凝血功能，使凝血异常而形成血栓。凝血酶原基因突变时，机体产生的凝血酶几乎不与抗凝血酶结合，导致血栓形成。蛋白 C 是机体一种重要的生理性抗凝蛋白，蛋白 C 缺乏时同样会引起机体血栓形成。

获得性血栓形成倾向包括如骨髓增殖性肿瘤、抗磷脂抗体综合征、贝赫切特病、阵发性睡眠性血红蛋白尿、结节病、系统性红斑狼疮、炎症性肠病、高同型半胱氨酸血症、腹腔肠病、肾病综合征、恶性肿瘤和良性肿瘤、败血症、肥胖、妊娠和口服避孕药等所有导致血液高凝状态的疾病。其中，骨髓增殖性肿瘤约占布加综合征病因一半[1]。骨髓增殖性肿瘤是一种慢性克隆性造血干细胞疾病，其特征是成熟和功能性粒细胞、红细胞和（或）血小板的过量生产[2]，包括三种最常见的亚型：真性红细胞增多症、原发性血小板增多症和原发性骨髓纤维化。研究发现，骨髓增生性肿瘤导致高凝的可能机制是 JAK2 V617F 突变导致原发性血小板增多、活化蛋白 C 拮抗以及自由蛋白 S 水平的降低。

综上所述，布加综合征与各种原因导致血液高凝状态有关。

3. 组织学特征　布加综合征的组织学特征包括肝血窦的充血、出血、肝细胞坏死、纤维化、瘢痕和再生结节多种病变。典型的组织学表现为肝血窦扩张、小叶中心坏死和肝静脉周围纤维化、末梢肝小静脉血栓形成。心力衰竭和由此引起的全身静脉压升高，也会引起肝血窦扩张，但与布加综合征不同的是，心力衰竭引起的肝血窦扩张不伴有小叶中央坏死。

4. 临床表现及分型　布加综合征可以有慢性右上腹痛，黄疸（并非总是以慢性表现），肝脾肿大，进行性腹胀（由于腹水）、呕血（由于门脉高压引起的食管静脉曲张），但均无特征性。布加综合征常以急性 / 亚急性 / 暴发性发病，表现为急性腹痛、进展性腹水、肝大、黄疸和肾衰竭。爆发性发病是指黄疸发作后 8 周内发生肝性脑病。急性 / 亚急性 / 暴发性发病是由于血栓形成导致肝静脉急性闭塞，侧支静脉尚未形成引起的，但比较少见。此外，还有多达 15% 的患者可以无任何临床症状，仅在体检时发现。

根据阻塞的部位，布加综合征可分为下腔静脉阻塞型、肝静脉阻塞型和混合型[3]。下腔静脉阻塞型是指肝静脉流出道梗阻仅发生在下腔静脉，除了常见表现外，还可出现下肢水肿、腿部色素沉着、腿部溃疡等。肝静脉阻塞型是指肝静脉流出道梗阻仅发生在下腔静脉，常见的症状有腹水、腹胀、腹痛、肝大、脾大、消化道出血和厌食症等。混合型是指肝静脉流出道梗阻既发生在下腔静脉，也发生在肝静脉，临床症状兼而有之。

根据病因，布加综合征可以分为原发性和继发性。原发性是指源于静脉本身因素导致的阻塞，包括下腔静脉或肝静脉血栓形成或膜性梗阻。继发性是指源于静脉外的阻塞，如恶性肿瘤、脓肿、囊肿、大肝结节、手术操作和腹部钝性创伤所造成的机械性阻塞[2]。

5. 辅助检查　布加综合征的实验室检查结果根据梗阻的程度和部位不同而不同，梗阻程度越重，实验室检查的异常越明显，生化异常包括转氨酶、胆红素、国际标准化比值（INR）升高及人血白蛋白低。布加综合征腹水有以下特点：白蛋白水平升高（> 2g/dl）（急性发作时可不增高）、白细胞（WBC）计数降低通常 < 500g/μl。血清 / 腹水白蛋白梯度 > 1.1g/dl[4]。影像学包括超声、CT 和磁共振都可以显示布加综合征的直接或间接征象。直接征象有肝静脉或下腔静脉闭塞或受压，静脉流动停滞或倒流，静脉侧支形成。静脉侧支形成，包括肝内静脉侧支和肝外静脉侧支[5]。肝内静脉侧支，如右下副静脉、尾状静脉和几条未命名的静脉直接引流肝实质血流至下腔静脉。肝外静脉侧支包括奇静脉、半奇静脉、腹膜后静脉、腹壁静脉使血流绕过肝脏直接回流至下腔静脉[6]。布加综合征的间接征象包括：未受影响肝节段（最常见的是尾状叶）肥大和受累肝节段萎缩，并导致再生结节和门静脉高压症的发展[5]。此外，有研究显示 60% ~ 80% 的

BCS 患者出现肝结节，系灌注紊乱之故。这些结节通常是良性的，大多数病例直径小于 4cm，多灶性（经常超过 10 个病灶），血供丰富，遍及肝脏。

6. 诊断及鉴别诊断　布加综合征的诊断主要依靠的是影像学，即影像学显示的从肝小静脉一直到下腔静脉进入右心房的入口的肝静脉流出道阻塞。临床表现和体征无特征性，仅有提示作用。多普勒超声具有 75% 以上的诊断敏感性，因此是诊断的一线选择，除此还需要磁共振和 CT 进一步明确。如果诊断仍不确定或治疗前为确认解剖特征时，可行静脉造影术。如果影像学未能显示大静脉阻塞，则可以使用肝活检来评估肝小静脉阻塞情况，因为肝静脉流出道主干梗阻在影像学上可见，而肝小静脉梗阻只能在组织学上进行诊断[2]。

布加综合征常需要与缩窄性心包炎进行鉴别诊断。两者的组织学特征相似，在缩窄性心包炎中，门脉高压可导致严重的小叶中心坏死，最终引起纤维化和肝硬化。布加综合征和缩窄性心包炎临床表现相似，都会出现腹水和周围性水肿。不同的是，布加氏综合征患者偶尔出现颈静脉怒张和心尖冲动外移。缩窄性心包炎可见颈静脉脉搏快速下降及库斯摩尔征，也可出现心包叩击音和奇脉。心电图上缩窄性心包炎可表现为 QRS 波低电压和 T 波的肥大或倒置。影像学上可看到心包钙化。诊断缩窄性心包炎最主要的依据是超声心动图和心导管检查。其次需要与肝窦阻塞综合征相鉴别，后者常见于骨髓移植前接受大剂量化疗的患者，肝窦和肝小静脉内皮损伤和坏死而导致狭窄和闭塞，引起门脉高压，临床表现为黄疸、腹水和凝血功能障碍，CT 上可见肝脏呈地图样改变，影像学在鉴别上起重要作用。

7. 治疗　布加综合征的治疗方案包括抗凝、溶栓和侵入性手术如经皮腔内血管成形术（PTA）、经颈静脉肝内门静脉分流术（TIPS）、原位肝移植（OLT）等[1]。循序渐进的治疗策略（如病例 29 图 3）被国外指南所推荐[1]，即从非侵入性到侵入性治疗方法循序渐进选择治疗方法。

所有确诊患者即使无症状也应接受抗凝治疗，因为布加综合征患者存在血液高凝状态，会增加血栓形成的风险。同时，抗凝剂的使用可改善 BCS 预后。但是，抗凝剂的使用也会增加患者的出血风险。溶栓或血管成形术可对狭窄静脉进行再通，无论是否使用支架，都被认为是缓解肝脏充血和恢复肝血流的一线治疗。溶栓治疗适用于新鲜血栓形成所致的布加综合征急性发作患者，而血管成形术则适用于无新鲜血栓形成的布加综合征慢性发作患者。经颈静脉肝内门静脉分流术适用于患有急性肝衰竭，药物治疗失败患者以及先前的肝静脉支架置入失败或由于技术上难以维持静脉通畅的原因而造成弥漫性肝静脉血栓形成的患者。待行 TIPS 的布加综合征患者，若预后指数评分＞ 7 分，则应考虑肝移植[7]。原位肝移植被认为是一种抢救疗法，对于暴发型布加综合征的患者，以及慢性布加综合征伴有明确肝硬化失代偿的患者，常规治疗失败后，均应考虑原位肝移植。

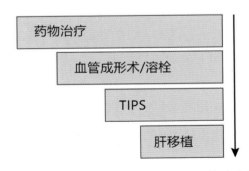

病例29图3　布加综合征推荐的循序渐进的治疗策略

8. 预后　布加综合征患者的住院总病死率估计为4.9%。与死亡率相关的因素包括男性、年龄增长、较大的心肺和代谢共病，以及存在非腹部和血液系统恶性肿瘤[8]。布加综合征患者中，肝衰竭是最常见的死亡原因，其次是恶性肿瘤（如肝细胞癌）、胃肠道出血（如静脉曲张出血）、心脏病、肺栓塞、脓毒症和多器官衰竭。布加综合征合并贝赫切特病的患者预后较差，急性肝衰竭的发生率较高，生存率较低。预测3个月死亡率最好的指标是鹿特丹评分，鹿特丹评分公式为：1.27 × 脑病 + 1.04 × 腹水 + 0.72 × 凝血酶原时间 + 0.004 × 胆红素。腹水和肝性脑病评分为 [1] 存在或 [0] 不存在，凝血酶原时间评分为 [1] 高于或 [0] 低于国际标准化比值2.3。总分在0.02 ~ 4.03。将患者分为3类：Ⅰ类（预后良好），总评分0 ~ 1.1分；Ⅱ类（中度预后）在1.1 ~ 1.5，Ⅲ类（不良预后）总分高于1.5。

四、病例点评

巴德 – 吉亚利综合征（budd–chiari syndrome，BCS），又称布加综合征，是由各种原因引起的肝静脉流出道阻塞性疾病，阻塞可发生在从肝小静脉到下腔静脉与右心房交汇处的任何部位。该病临床上较为少见，诊治相对困难，患者多死于严重的门静脉高压并发症、肝衰竭。本病例为一例布加综合征的典型病例，并从发病机制、组织学特点、检查及治疗全面地对该病进行描述，病史概括精炼，诊疗思路明确，对临床上此类疾病的发现及治疗提供了清晰思路，对于改善患者门脉高压及降低肝衰竭的发生具有重要意义。

（病例提供者：俞慧宏　重庆医科大学附属第二医院）

（点评专家：汤善宏　中国人民解放军西部战区总医院）

参考文献

[1]Simonetto Douglas A，Singal Ashwani K，Garcia-Tsao Guadalupe，et al.ACG Clinical Guideline：Disorders of the Hepatic and Mesenteric Circulation[J].Am J Gastroenterol，2020，115（1）：18-40.

[2]European Association for the Study of the Liver.Electronic address：easloffice@easloffice.eu，EASL Clinical Practice Guidelines：Vascular diseases of the liver[J].J Hepatol，2016，64（1）：179-202.

[3]中国医师协会腔内血管学专业委员会腔静脉阻塞专家委员会.布-加综合征亚型分型的专家共识[J].临床肝胆病杂志，2017，33（07）：1229-1235.

[4]Haque Lamia YK，Lim Joseph K.Budd-Chiari Syndrome：An Uncommon Cause of Chronic Liver Disease that Cannot Be Missed[J].Clin Liver Dis，2020，24（3）：453-481.

[5]Iliescu Laura，Toma Letitia，Mercan-Stanciu Adriana，et al.Budd-Chiari syndrome-various etiologies and imagistic findings.A pictorial review[J].Med Ultrason，2019，21（3）：344-348.

[6]Sharma A，Keshava SN，Eapen A，et al.An Update on the Management of Budd-Chiari Syndrome[J].Dig Dis Sci，2021，66（6）：1780-1790.

[7]agiuoli Stefano，Bruno Raffaele，Debernardi Venon Wilma，et al.Consensus conference on TIPS management：Techniques，indications，contraindications[J].Dig Liver Dis，2017，49（2）：121-137.

[8]Ageno Walter，Dentali Francesco，Pomero Fulvio，et al.Incidence rates and case fatality rates of portal vein thrombosis and Budd-Chiari Syndrome[J].Thromb Haemost，2017，117（4）：794-800.

心源性肝淤血

一、病历摘要

（一）病史简介

患者女性，63岁，因"发现胆囊结石7个月余，加重1个月"于2019年5月20日收入我院。

现病史：患者入院前7个月余进食出现上腹胀痛不适，为阵发性，程度不剧烈，可忍受，伴肩背放射痛，可自行缓解，伴恶心，偶有呕吐，呕吐物为胃内容物，无发热，无反酸，嗳气，腹胀、腹泻，无尿频、尿急、尿痛、血尿，无尿黄，无咳嗽、咳痰，无胸闷，气促，就诊当地医院，诊断为胆囊结石伴胆囊炎。予以利胆治疗后，症状可稍缓解。1个月前上述症状再次出现，伴有气促，活动后加重，就诊当地医院，肝胆彩超示：胆囊结石，胆囊炎症，予以抗感染、利胆、止痛等治疗后，症状缓解欠佳，建议上级医院就诊，现患者及家属为求进一步诊治就诊于我院，以"胆囊结石伴有急性胆囊炎"收住消化内科。自发病以来，患者精神、饮食、睡眠可，大小便正常，体重无明显减轻。

既往史：9年前确诊为"心房颤动"，平素服用"稳心通"；否认家族遗传病史。

个人史：无吸烟、饮酒史。

（二）体格检查

体温36.1℃，脉搏97次/分，呼吸18次/分，血压150/99mmHg。神志清楚，急性病容，全身皮肤及黏膜色泽正常，巩膜无黄染。浅表淋巴结未触及肿大，肝颈动脉搏动无异常；肝颈静脉回流征阴性。心律绝对不齐，第一心音强弱不等，心尖部可闻及3/6级吹风样杂音及舒张期隆隆音。腹部平坦，腹式呼吸存在，未见胃肠型及蠕动波，未见腹壁静脉曲张；腹肌柔软，未触及腹部包块，右上腹压痛，无反跳痛，墨菲征阴性，肝脏肋下可触及，移动性浊音阴性，肝区叩击痛阴性，肾区叩击痛阴性，肠鸣音约3次/分。未闻及振水音及血管杂音。双下肢轻度水肿，生理反射存在，病理反射未引出。

（三）辅助检查

血常规：白细胞9.78×10^9/L，中性粒细胞计数2.44×10^9/L，淋巴细胞计数1.16×10^9/L，中性粒细胞百分比84.8%，淋巴细胞百分比30.6%，红细胞4.93×10^{12}/L，

血红蛋白 158g/L，红细胞压积 47.1%，红细胞平均体积 95.6fl，血小板 152×10^9/L，血小板分布宽度 15.8fl。

肝肾功能＋离子：肌酸肌酶同工酶 13U/L，天门冬氨酸氨基转移酶 35U/L，丙氨酸氨基转移酶 24U/L，总胆红素 38.1μmol/L，直接胆红素 9.5μmol/L，钙 2.35mmol/L，氯 94mmol/L，葡萄糖 5,95mmol/L，尿素 2.80mmol/L，肌酐 56.0μmol/L，白蛋白 46.2g/L。

凝血六项：活化部分凝血活酶时间 36.4 秒，凝血酶原时间 13.3 秒，国际标准化比值 1.21，PT 百分活动度 74%，PT 比率 1.21，纤维蛋白原 2.72g/L，余相关检查指标均在正常范围内。

甲、乙、丙、戊型肝炎病毒标志物、HBV DNA、肝病自身抗体、AFP、CEA 检查均阴性。心脏彩超提示：①符合风湿性心脏病声像图改变—联合瓣膜损害：二尖瓣狭窄（重度）并关闭不全（中度），三尖瓣狭窄（中度）并关闭不全（中－重度）；②心包积液（少量）；③主动脉硬化；④左室收缩功能正常，左室及右室舒张功能明显降低；⑤肺动脉收缩压增高（57mmHg），舒张压增高（34mmHg）（病例 30 图 1）。

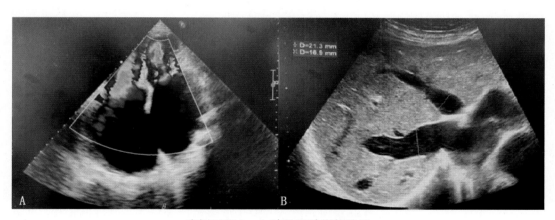

病例30图1　心脏及肝脏彩超结果

A：左房右房内径明显增大，心包腔内可见少量液性暗区，二、三尖瓣口可见大量偏心型反流信号；B：肝内静脉内径增宽，肝实质内回声增密增强，门静脉主干内径约 10mm，血流充盈良好。

腹部超声提示：肝内静脉内径增宽，肝实质回声增密增强，门静脉主干内径约 10mm，血流充盈良好，肝脏弥漫性病变（考虑淤血肝）。

磁共振扫描示：肝脏增大，肝缘清晰、规整，各叶比例协调，肝裂不宽，肝内 T_2 信号弥漫性增高，肝静脉及其分支明显扩张，肝内外胆管未见扩张；胆囊内可见多发结节样低信号影，壁增厚；脾脏形态、大小未见异常，信号均匀；胰腺形态、大小及信号未见异常；双肾形态如常，其内未见异常信号影，肾周脂肪囊清晰；腹膜后未见明显异常，扫及心脏增大，心包少量积液。MRCP 示：肝内胆管走形自然，未见明显扩张；胆总管及左右肝管显影良好，管壁光整、管腔未见狭窄及扩张、其内未见明显充盈缺损；胆囊内可见多发结节样充盈缺损；胰管如常。患者因上腹疼痛不适入院，查体可见右上腹压痛，考虑胆囊结石伴胆囊炎（病例 30 图 2）。

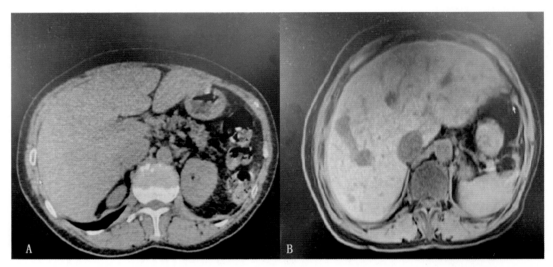

病例30图2　磁共振扫描（肝内T$_2$信号弥漫性增高，肝静脉及其分支明显扩张）

二、诊治过程

结合患者上述现病史、体征和实验室检查，并检查排除甲、乙、丙、戊型肝炎病毒感染、自身免疫性肝病、药物性肝损伤、酒精性肝病及非酒精性脂肪性肝病等疾病，临床诊断考虑为：①胆囊结石伴急性胆囊炎；②风湿性心脏病，心脏增大，二、三尖瓣狭窄伴关闭不全；③心源性肝淤血。患者入院予低流量持续吸氧（2L/min，吸入氧浓度 30%，动脉血氧饱和度 98% 左右），予以螺内酯 20mg、呋塞米 40mg 利尿，生理盐水 250ml ＋罂粟碱 60mg 改善循环，华法林抗凝治疗，同时给予山莨菪碱解痉止痛，根据三代头孢血药浓度调整药物剂量，予以头孢哌酮钠舒巴坦钠抗感染，第 2 天患者诉上腹部疼痛，双下肢水肿较前减轻，气促症状较好转；2019 年 5 月 26 日复查白细胞、中性粒细胞比值、B 型钠尿肽较入院时降低，继续予以足疗程治疗。此外使用了（盐酸氨溴索口服溶液）化痰、阿斯美（复方甲氧那明胶囊）止咳、兰索拉唑肠溶片护胃、沙库巴曲缬沙坦改善心室重构、阿托伐他汀调脂固斑、氯化钾口服液补钾维持水电解质平衡、营养支持等治疗。经治疗后患者感染指标明显下降，心力衰竭得到纠正，复查电解质、B 型钠尿肽等指标均好转。与患者及其家属沟通，病情稳定后可进行外科取石治疗，患者表示暂不予以手术治疗，后好转出院，并对其进行随访。

三、病例讨论

心脏和肝脏的功能与影响心脏和肝脏的各种急慢性疾病之间存在着相互作用，在慢性和急性心源性肝病中，由于心力衰竭，动脉灌注减少和被动充血可导致肝硬化和心源性缺氧性肝炎[1]。

肝脏的血流循环是最复杂的，总肝血流量在 800 ~ 1200ml/min，相当于每 100g 肝脏湿重 100ml/min。虽然肝脏重量只占总体重的 2.5%，肝脏接受近 25% 的心输出量[2]。慢性充血性心力衰竭可致肝脏被动灌注肝实质内血流缓慢引起肝淤血，同时心搏量降低、肺淤血，导致肝细胞供血不足而缺氧，缺血缺氧会导致线粒体氧化磷酸化受抑制，三磷腺苷生成减少，引起炎症进而导致肝小叶中央区肝细胞萎缩、变性、坏死[3]。在炎症等因素刺激下，肝星状细胞被激活，胶原合成增加、降解减少[4]，沉积于 Disse 间隙（肝细胞与血窦内皮细胞之间的间隙），将残留的肝小叶分割，形成假小叶。肝纤维化发展的同时，随着肝小叶中央区静脉压上升，压迫中央区周围的肝细胞，小叶间结构被破坏改建[5]。由于血液淤滞、缺氧引起红细胞代偿性增多导致血液黏稠等原因，患者易发生血栓形成。根据尸体解剖肝脏的研究，显示肝纤维化的分布与组织血栓形成引起的肝静脉和门静脉纤维闭塞的分布相关。有人认为，血栓在中等大小的肝静脉中传播会导致肝实质坏死，加剧肝窦的淤滞，进而促进肝窦血栓形成、成纤维细胞活化和胶原沉积[6]。在以上因素长期作用下，最终形成心源性肝硬化。

心源性肝硬化的诊断应排除其他可能导致肝硬化的疾病，如病毒性肝炎、酒精性肝病等。诊断标准有：①有器质性心脏病史，充血性心力衰竭持续半年以上；②肝脏增大质地变硬，压痛不明显，心力衰竭纠正后肝脏不能回缩至正常；③肝功能检查 A/G 倒置，γ - 球蛋白增高；④脾脏增大，脾功能亢进；⑤颈静脉怒张，肝静脉压显著增高，心脏增大；⑥B 超提示门静脉、肝静脉随心力衰竭的进展而逐渐增宽；⑦心力衰竭纠正后腹水仍不消退，腹水与下肢水肿不成比例；⑧血肝纤维化指标（包括甘胆酸、透明质酸、Ⅳ型胶原、Ⅲ型前胶原肽、层黏蛋白等）、肝脏实时组织弹性成像等影像学检查、肝脏穿刺病理检查等方法能明确肝硬化的程度。包括以上①、②两项诊断的必需条件，并同时存在③~⑧项其他表现中两项以上的临床特点[5]，即可诊断心源性肝硬化。据相关研究显示，与肝活检相比，血清学检查、放射学形态和肝硬度评估对进展期纤维化具有极好的预测价值[7]。结合病史及相关辅助检查，本例患者既往心房颤动病史，入院有上腹部不适、气促、双下肢水肿等症状，心脏超声提示风湿性心脏病声像联合瓣膜损害，二、三尖瓣狭窄伴关闭不全，腹部超声示门静脉主干内径约10mm，血流充盈良好，肝脏弥漫性病变（考虑淤血肝），排除其他导致肝脏增大的疾病，如病毒感染性疾病、胆汁淤积等，考虑风湿性心脏病心功能不全所致肝淤血可能性大，患者在初期常常无明显症状，后期则表现为心慌气短、乏力、咳嗽、肢体水肿、咳粉红色泡沫痰，直至心力衰竭而死亡，同时本例病史超声提示门静脉内径约10mm，与其门静脉压力增高有关，临床中最常见以肝硬化所致门静脉高压，但结合病史及肝功能未见明显异常，目前尚未达肝硬化阶段，故暂予以减轻心脏负荷、改善循环、抗凝、抗感染等治疗后好转出院。

1. 临床表现

（1）肝大：95%～99%的充血性心功能不全病例有肝大，且随淤血加重而增大，甚至平脐，表面光滑，质硬，伴压痛和叩痛。晚期肝脏缩小，硬度增加，边缘锐利。由三尖瓣关闭不全所致心功能不全所致心功能不全患者早期可触及与收缩相一致的肝脏搏动，因右心室血液反流入右心房，压力增高，通过下腔静脉传导至肝静脉所致[4]。

（2）肝区疼痛：多与肝大同时出现，一般呈钝痛，偶为剧痛。

（3）黄疸：多呈隐匿黄疸，约2.1%患者出现显性黄疸，一般见于冠心病和二尖瓣狭窄所致的心功能不全程度有关，心功能不全反复和迁延可使黄疸加深，引起黄疸的原因：①淤血和缺氧所致的肝细胞坏死；②并发肺、脾、肾梗死致溶血；③胆栓或静脉压增高致毛细胆管闭塞。

（4）脾大：心功能不全时多无脾大，一旦发展为心源性肝硬化时，脾脏则常见肿大，此时肝脏却比原来缩小而变硬，有助于心源性肝硬化的诊断，一般认为心源性肝硬化常无腹壁静脉曲张及食管静脉曲张，故呕血发生率较少见[8]。

（5）胸腹水：肝性胸水多继发于肝硬化腹水，是肝硬化较少见的并发症，其发病率为肝硬化患者的5%～12%[9]。被动静脉淤血和肝脏纤维化都会导致门静脉高压和窦扩张增加，导致富含蛋白质的渗出物形成腹水。

（6）水肿：50%～75%的患者可出现水肿，程度轻，多见于腰骶部和双下肢。

（7）其他：合并食管胃底静脉曲张的频率低，消化道出血少见。有时可伴有昏睡、精神异常和昏迷，但多非肝性脑病所致，与脑缺氧和电解质紊乱有关。

2. 治疗与前景　治疗目的主要为改善症状、提高生活质量，防止和延缓心肌重构发展，降低心力衰竭的病死率。各种心脏病的慢性充血性心力衰竭，使肝脏长期淤血和缺氧，导致肝细胞坏死，结缔组织增生。随着心力衰竭的好转，肝大短期内减轻，多无明显肝脏病变的临床表现。心源性肝硬化一般治疗包括去除诱因，检测体重，调整生活方式，心理、精神治疗，限制非甾体抗炎药等的应用。非药物治疗包括：ICD、CRT、

CRT-D 植入术，或心脏移植术。因心脏同步化治疗价格昂贵及其治疗无确切指标预测对患者是否受益，所以目前的药物治疗仍然是治疗终末期心力衰竭的主要措施，治疗心力衰竭时应用大剂量的利尿剂可导致低钾血症，引起洋地黄中毒。而洋地黄一部分通过肠肝循环代谢，肝功能减退均影响强心药的吸收与代谢，所以应在应用强心药的同时加用保肝药，以减少洋地黄毒副反应。

3. 传统药物治疗　常规药物包括：利尿剂、β 受体阻滞剂、血管紧张素受体拮抗剂、醛固酮受体拮抗剂、地高辛等，用洋地黄、利尿剂和血管扩张剂药治疗后，随着心力衰竭的控制，心源性肝硬化症状减轻，腹水消退，黄疸减轻，肝脏可缩小[10]。难治性心力衰竭常可造成继发性醛固酮及抗利尿激素增加、出现血液钾、镁、钠电解质紊乱，低蛋白血症，肾血流量下降，肾滤过率降低，诸多因素造成利尿剂抵抗现象，单用利尿剂效果较差。可选用两种或两种以上利尿剂联合使用，同时短期应用正性肌力药物，增加肾血流量。如多巴胺、多巴酚丁胺、米力农等。而改良利尿合剂（多巴胺、利多卡因、呋塞米、氨茶碱针加入葡萄糖注射液静脉滴注）治疗心源性肝硬化失代偿期临床效果满意，该合剂中的多巴胺可通过兴奋肾脏和肠系膜血管上的多巴胺受体而引起该部位血管扩张，从而增加肾血流量[11]；同时多巴胺可增加心机收缩力，但不明显加快心率，多巴胺是去甲肾上腺素和肾上腺素的前体，能兴奋肾血管的多巴胺受体扩张肾动脉增加肾血流量使肾小球滤过增加，同时还可强心扩血管纠正心力衰竭。改良利尿合剂的组成与传统的强心利尿合剂有较大差别，但临床疗效与文献报道的传统强心利尿合剂相当[12]；合并有淤血性肝硬化的患者，常同时存在贫血或低蛋白血症，可使用蛋白制剂增加血浆渗透压，提高肾小球滤过率，有利于腹水的消退、改善利尿效果[5]。

4. 新型药物治疗

（1）钙离子增敏剂：为具有正性肌力作用的抗心力衰竭药物。左西孟旦为代表药物之一。左孟西旦属新型正性肌力药物，也钙增敏剂，主要通过与心肌肌钙蛋白 C 结合而发挥正性肌力作用[13-15]。研究表明，左孟西旦主要通过作用于血管平滑肌细胞三磷腺苷依赖性钾通道而使血管扩张、心输出量增加，进而有效缓解心力衰竭症状[15]。与其他非洋地黄类正性肌力药相比，其优点是不增加心肌耗氧、无致心律失常作用、可有效增加心肌收缩力。越来越多的研究显示其适应证十分广泛，包括用于心力衰竭、心肌缺血、心源性休克、心肌顿抑和心脏手术[16]等治疗。

（2）脑利钠多肽类似物：脑利钠多肽是人体内分泌的一种重要的血管活性物质，在体内调节血容量平衡，其与效应受体结合后可有排钠利尿作用和扩血管作用。奈西立肽是利用重组 DNA 技术从大肠杆菌中获得的合成型人类 BNP，其作用与人类脑利肽相似。

（3）血管加压素受体拮抗药：系通过抑制血管加压素（AVP）与其 V2 受体的结合，使肾脏的远曲小管和集合管对水的重吸收减少，起到利尿作用。与利尿剂相比，AVP 受体拮抗药的优点是增加利尿，不增加排钠[5]。托伐普坦、利伐普坦是目前研究较多的 AVP 受体拮抗剂[2]。

随着医疗技术发展，心源性肝硬化的患者并不多见。大多数患者因心功能不全症状就诊，经积极予以强心、利尿、扩血管、改善循环后，病情可以得到很大控制，进而避免了肝硬化形成。对于淤血性肝硬化患者，早期通过改善心功能后，肝硬化症状可以得到较好控制效果，提高生活质量。因此，早发现、早诊断、早治疗能极大改善患者预后。

四、病例点评

心源性肝硬化（cardiogenic cirrhosis，CC）又称为淤血性肝硬化，在出现慢性心力衰竭的情况下，大量的回心血淤滞在心脏，引起下腔静脉、门静脉高压，导致长期肝淤血、缺氧，最终引起肝硬化，表现多以心脏严重衰竭症状为主，肝脏受累表现则居次要地位。该病临床上较为少见，当肝硬化病因排除病毒性肝炎、酒精性肝炎、自身免疫性肝炎、遗传代谢相关等病因外，需警惕是否存在循环功能障碍引起的肝硬化，特别是合并有器质性心脏病患者。本文阐述一例心源性肝淤血的病例，并从发病机制、临床表现、诊断要点及治疗全面地对该病进行描述，为临床上此类疾病的发现及治疗提供了清晰思路。

（病例提供者：蒲 柯 川北医学院附属医院）

（点评专家：杨国栋 川北医学院附属医院）

参考文献

[1]Mller S，Bernardi M.Interactions of the heart and the liver[J].European Heart Journal：The Journal of the European Society of Cardiology，2013，34（36）：2804-2811.

[2]Eipel C，Abshagen K，Vollmar B.Regulation of hepatic blood flow：The hepatic arterial buffer response revisited[J].世界胃肠病学杂志（英文版），2010，16（48）：6046-6057.

[3]Yang R，Dunn JF.Multiple sclerosis disease progression：Contributions from a hypoxia-inflammation cycle[J].Multiple sclerosis：clinical and laboratory research，2019，25（13）：

1715–1718.

[4]陈垦，伍灵达，崔淑兰.心源性肝硬化[J].临床荟萃，1993，8（17）：782–784.

[5]Schrier RW，Gross P，Gheorghiade M，et al.Tolvaptan，a selective oral vasopressin V2–receptor antagonist，for hyponatremia[J].The New England journal of medicine，2006，355（20）：2099–2112.

[6]Naschitz JE，Slobodin G，Lewis RJ，et al.Heart diseases affecting the liver and liver diseases affecting the heart[J].Am Heart J，2000，140（1）：111–120.

[7]于之源，张玮，诸葛宇征.心源性淤血性肝病肝纤维化进展和肝功能失代偿风险评估[J].肝脏，2019，24（1）：14–15.

[8]过晋源.肝脏病与心血管病之间的相互关系[J].临床内科杂志，1989，（3）：13–14.

[9]Garcia NJr，Mihas AA.Hepatic hydrothorax：pathophysiology，diagnosis，and management[J].Journal of clinical gastroenterology，2004，38（1）：52–58.

[10]张燕萍，刘涛.心源性肝硬化29例报道[J].宁夏医学杂志，1997，（4）：217.

[11]蔡华，张领，石振纲.改良利尿合剂用于心源性肝硬化失代偿期疗效观察[J].中国煤炭工业医学杂志，2005，8（2）：166–167.

[12]王兆沧.强心利尿合剂治疗难治性心力衰竭32例临床观察[J].临床荟萃，2002，17（5）：271.

[13]曾光豪，金杰，彭沪.不同剂量左西孟旦对慢性心力衰竭患者影响的对比研究[J].实用心脑肺血管病杂志，2017，25（7）：62–65.

[14]Nieminen MS，Cleland JG，Eha J.Oral levosimendan in patients with severe chronic heart failure ––the PERSIST study[J].European journal of heart failure：journal of the Working Group on Heart Failure of the European Society of Cardiology，2008，10（12）：1246–1254.

[15]薛祚臣.钙增敏剂对心肌钙稳态的影响[J].心血管病学进展，2014，35（6）：653–656.

[16]张文玉，刘志忠，陈绍良.心源性肝硬化的病例分析及诊疗进展[J].中国医药指南，2013，11（19）：308–310.